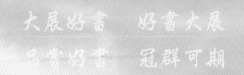
大展好書　好書大展
品嘗好書　冠群可期

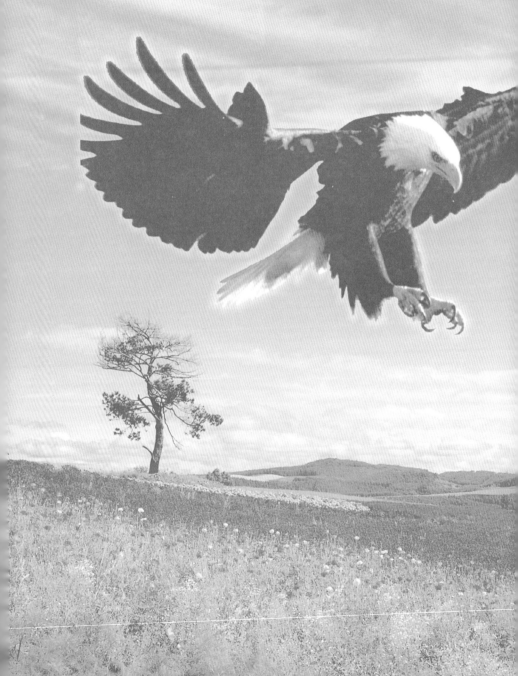

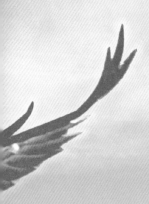

大展好書　好書大展

品嘗好書・　冠群可期

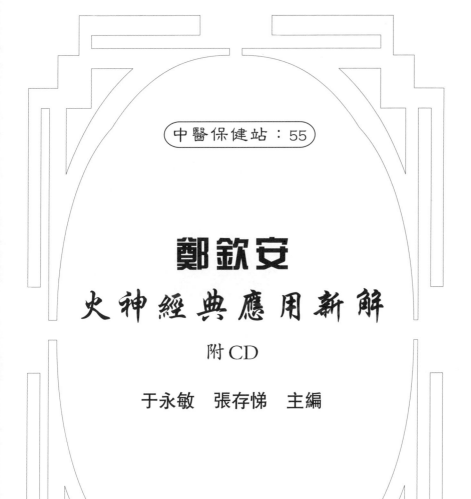

中醫保健站：55

鄭欽安
火神經典應用新解

附 CD

于永敏　張存悌　主編

大展出版社有限公司

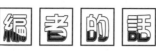編者的話

　　鄭欽安，名壽全，字欽安，係四川省邛州（今邛崍縣）東路白馬廟人。他是清代同治年間蜀地蓉城名醫，出身於入門世家，其祖父鄭守重爲清朝貢生。鄭欽安幼成庭訓，早年求師於成都名醫劉芷塘先生，博覽群書，潛心研究。中年之後，學有所悟，深明醫理，醫術日漸精湛，踵門求治者，應接不暇。由於鄭氏臨症施治善用桂、附，蜀地醫家譽稱爲「火神派」首領。晚年，鄭氏結合臨症經驗，著有醫書三種：《醫理眞傳》、《傷寒恒論》、《醫法圓通》。《醫理眞傳》（1869年刊行）共 4 卷，主要論述乾坤坎離、陰陽五行等中醫基礎理論。《傷寒恒論》（1869年刊行）共 10 卷，主要是發揮仲景原文，詳釋方義，細析脈理，頗切實際。《醫法圓通》（1874年刊行）共 4 卷，主要爲討論雜病之書，辨明內外虛實，經方、時方之要。《醫理眞傳》、《醫法圓通》常被後人統稱爲「姐妹篇」。

　　本書選取鄭欽安《醫理眞傳》、《醫法圓通》兩書，首先對其原著進行了點校。《醫理眞傳》是以同治己巳年（1869）原刻初印本爲底本，以光緒丁亥年（1887）五福堂刊本及民國丙寅年（1926）刊本爲校

本點校而成。《醫法圓通》是以同治甲戌年（1874）成都原刻初本爲底本，以光緒丁亥年（1887）五福堂刊本爲校本點校而成。在點校的同時，對其臨症治療進行了重點發揮，收集了歷代火神派驗案，附在每條疾病項下，以使讀者更好地理解和應用。需要說明的是，爲保持鄭氏原書的原貌，對原書中的藥物劑量等仍保持舊制，未作修改。

　　本書可供中醫臨床、中西醫結合工作者及廣大的中醫藥愛好者參考，尤其適用於中醫火神派研究者和愛好者。

編者

醫理真傳／17

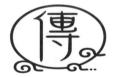

鄭欽安原敘

　　醫學一途，不難於用藥，而難於識症。亦不難於識症，而難於識陰陽。陰陽化生五行，其中消長盈虛，發爲疾病，萬變萬化，豈易窺測？診候之際，猶多似是而非之處，辨察不明，鮮有不誤人者也。

　　余蜀南臨邛人也，遷居於成都省城，學醫於芷唐劉太老夫子，指示《黃帝內經》、《周易》太極、仲景立方立法之旨。余沉潛於斯二十餘載，始知人身陰陽合一之道，仲景立方垂法之美。所覽醫書七十餘種，每多各逞己見，亦未嘗不講仲景之法，然或言病而不道其病之所以然，或言方，而不探其用方之所以妙，參差間出，使人入於其中而茫然。近閱閩省陳修園醫書一十三種，酌古準今，論深注淺，頗得仲景之微，亦且明透。其中分陰分陽之實據，用藥活潑之機關，間有略而未詳者。

　　余不揣鄙陋，以管窺之見，謹將乾坤化育，人身性命立極，與夫氣機盈縮，內因、外因，陽虛、陰虛病情實據，用方用法，活潑圓通之妙，詳言數十條，以明仲景立法垂方之苦心，亦足以補修園先生之未逮。

　　因志在活人，遂不知其言之妄也，高明諒之。

同治己巳菊月蜀南臨邛欽安鄭壽全書

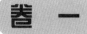

乾坤大旨

☰乾為天，屬金，純陽也。稱為老父、老陽、老子，又名曰「龍」。

☷坤為地，屬土，純陰也。稱為老母、老陰。乾坤交媾，化生六子。乾之初爻，乘於坤之初爻，而生長男，震也。乾之二爻，乘於坤之二爻，而生中男，坎也。乾之三爻，乘於坤之三爻，而生少男，艮也。故曰乾道成男。初爻、二爻、三爻，喻乾金，真精、真氣發洩之次序也。坤之初爻，乘於乾之初爻，而生長女，巽也。坤之二爻，乘於乾之二爻，而生中女，離也。坤之三爻，乘於乾之三爻，而生少女，兌（兌，原作「免」字，據文意改）也。故曰坤道成女。初爻、二爻、三爻，喻坤土，真陰流露之度數也。乾坤六子，長少皆得乾坤性情之偏，惟中男中女，獨得乾坤性情之正。人秉天地之正氣而生，此坎離所以為人生立命之根也。

坎卦詩

☵天施地潤水才通，一氣含三造化工。萬物根基從此立，生生化化沐時中。

坎卦解

坎為水，屬陰，血也，而真陽寓焉。中一爻，即天

也。天一生水，在人身為腎，一點真陽，含於二陰之中，居於至陰之地，乃人立命之根，真種子也。諸書稱為真陽。真陽二字，各處講解，字眼不同，恐初學看書，一時領悟不到，以致認症不清。今將各處字眼搜出，以便參究。

真陽二字，一名相火，一名命門火，一名龍雷火，一名無根火，一名陰火，一名虛火。發而為病，一名元氣不納，一名元陽外越，一名真火沸騰，一名腎氣不納，一名氣不歸源，一名孤陽上浮，一名虛火上沖，種種名目，皆指坎中之一陽也。一陽本先天乾金所化，故有龍之名。一陽落於二陰之中，化而為水，立水之極，是陽為陰根也。水性下流，此後天坎卦定位，不易之理也。須知此際之龍，乃初生之龍，龍指坎中一陽也。不能飛騰而興雲布雨，惟潛於淵中，以水為家，以水為性，遂安其在下之位，而俯首於下也。若虛火上沖等症，明係水盛，水即陰也。水盛一分，龍亦盛一分。龍即火也。水高一尺，龍亦高一尺，是龍之因水盛而游，非龍之不潛而反其常。故《經》云：陰盛者，陽必衰。即此可悟用藥之必扶陽抑陰也。乃市醫一見虛火上沖等症，並不察其所以然之要，開口滋陰降火，自謂得其把握，獨不思本原陰盛陰盛二字，指腎水旺。陽虛，陽虛二字，指君火弱。今不扶其陽，而更滋其陰，實不啻雪地加霜，非醫中之庸手乎？余亦每見虛火上沖等症，病人多喜飲熱湯，冷物全不受者，即此更足證滋陰之誤矣。又有稱桂附為引火歸源者，皆未識其指歸，不知桂、附、乾薑，純是一團烈火，火旺則陰自消，如日烈而片雲無。況桂、附二物，力能補坎離中之陽，其性剛烈至極，足以消盡僭上之陰氣。陰氣消盡，太空為之

廓廊，自然上下奠安，無偏盛也，豈真引火歸源哉！歷代注家，俱未將一陽潛於水中底蘊搜出，以致後學茫然無據，滋陰降火，殺人無算，真千古流弊，醫門大憾也。

離卦詩

☲地產天成號火王，陰陽互合隱維皇，神明出入真無定，個裡機關只伏藏。

離卦解

離為火，屬陽，氣也，而真陰寄焉。中二爻，即地也。地二生火，在人為心，一點真陰，藏於二陽之中，居於正南之位，有人君之象，為十二官之尊，萬神之宰，人身之主也。故曰：「心藏神。」坎中真陽，肇自乾元，一也；離中真陰，肇自坤元，二也。一而二，二而一，彼此互為其根，有夫婦之義。故子時一陽發動，起真水上交於心，午時一陰初生，降心火下交於腎。一升一降，往來不窮，性命於是乎立。

氣、血兩字作一卦解

凡天地之數，起於一。一屬陽，氣也。一生二，二屬陰，血也。

一合二而成☲，氣無形而寓於血之中是也。二合一而成☵，血有形而藏於氣之內是也。《經》云：氣能統血，即此意也。氣、血兩字，作一坎卦解之也可，即作一離卦解之也可，即作坎、離二卦解之也亦可。予恒曰：以臟腑分陰陽，論其末也。以一坎卦解之，推其極也。又曰：人

身一團血肉之軀，陰也，全賴一團真氣運於其中而立命，亦可作一坎卦以解之。

君、相二火解

按：君火，凡火也。相火，真火也。凡火即心，真火即腎中之陽。凡火居上以統乎陽，陽重而陰輕也，故居上為用。離卦二陽爻是也。真火居下以統乎陰，陰重而陽輕也，故居下為體。坎卦一陽爻是也。二火雖分，其實一氣，離卦二陽爻，坎卦一陽爻，合之而成乾。人活一口氣，即此乾元之氣也。因乾分一氣，落於坤宮，遂變出後天世界，此君、相二火之由來。誠陰陽之主宰也。如上之君火弱，即不能統上身之關竅精血，則清涕、口沫、目淚、漏睛、鼻齒出血，諸症作矣。如下之相火弱，即不能統下身之關竅精血，則遺尿、滑精、女子帶下、二便不禁，諸症作矣。顧二火不可分，而二火亦不勝合，所以一往一來，化生中氣，二火皆能生土，上者生凡土，即胃，下者生真土，即脾。二火化生中土，先後互相賴焉。遂分二氣為三氣也。故曰三元，又曰三焦。《經》云：「無先天而後天不立，無後天而先天亦不生」，此先後三元之實義也。如中宮不得二火之往來薰蒸，即不能腐熟穀水，則完穀不化，痰濕痞滿諸症作矣。上、中、下三部，可見是一團火也。如上、下二火俱不足，則在上者，有反下趨之症，如心病移於小腸，肺病移於大腸是也；在下者，有反上騰之病，如虛火牙疼，咳血喘促，面目浮腫，喉痹之類是也。其中尤有至要者，有陰氣上騰而真火不與之上騰者，有陰氣上騰而真火即與之上騰者，此處便要留心。若上脫之機

關已露，其脈浮空，氣喘促，尚未見面赤、身熱、汗出者，此陰氣上騰，而真火尚未與之俱騰也。若見面赤、身熱、汗出者，此陰氣上騰，而真火亦與之俱騰矣。病至此際，真欲脫也。凡見陰氣上騰諸症，不必延至脫時，而始用回陽，務見機於早，即以回陽鎮納諸方投之，萬不致釀成脫症之候矣。亦有陽氣下趨而君火未與之下趨者，有陽氣下趨而君火即與之下趨者，此際不可玩忽。若下脫之機關已具，其脈細微欲絕，二便血下如注，或下利清穀益甚，四肢雖冷，尚覺未寒，二便之間，尚能禁者，此陽氣下趨，而君火尚未與之俱趨也。若四肢寒甚，二便利甚，不自禁者，此陽氣下趨，而君火亦與之俱趨也，病至此際，真欲脫也。

　　凡見陽氣下趨諸症，不必定要現以上病情，而始用逆挽，務審機於先，即以逆挽益氣之法救之，自可免脫症之禍矣。蓋從下而竭於上者，為脫陽。坎中之陽，天體也，故脫從上。從上而竭於下者，為脫陰。離中之陰，地體也，故脫從下。陽欲脫者，補陰以留之，如獨參湯是也。陰欲脫者，補陽以挽之，如回陽飲是也。亦有陽欲脫者，不必養陰，陰盛而陽即滅。陰欲脫者，不必補陽，陽旺而陰立消，此皆陰陽之變也。學者務要細心體會，便得一元分合之義矣。

真龍約言

　　夫真龍者，乾為天是也。乾體屬金，渾然一團，無一毫渣滓塵垢。古人以龍喻之，言其有變化莫測之妙。乾分一氣落於坤宮，化而為水，陰陽互根，變出後天坎、離二

卦，人身賴焉。二氣往來，化生中土，萬物生焉，二氣亦賴焉。如坎宮之龍，坎中一爻，乾體所化。初生之龍也，養於坤土之中，故曰「見龍在田」，雖無飛騰之志，而有化育之功。是水也，無土而不停蓄，龍也，無土而不潛藏。故土覆水上，水在地中，水中有龍，而水不至寒極，地得龍潛，而地即能沖和，水土合德，世界大成矣。

　　竊思天開於子，子時一陽發動故也。而龍降焉。龍降於子，至巳而龍體渾全，飛騰已極。故五六月雨水多，龍亦出，皆是龍體渾全。極則生一陰，一陰始於午，至亥而龍體化為純陰已極，極則生一陽。故曰：復一。一也者，真氣也，天之體也。氣雖在下，實無時而不發於上也。若離中真陰，地體也，雖居於上，實無時而不降於下也。故《易》曰「本乎天者親上，本乎地者親下」，此陰陽升降之要，萬古不易之至理也。

　　業醫者果能細心研究，即從真龍上領悟陰陽，便得人身一付全龍也。

　　手少陽三焦決瀆之官，水道出焉。經自亥時起，無名指關衝穴，至眉毛絲竹空穴止。手厥陰包絡使臣之官，喜樂出焉。經自戌時起，乳後天池穴，至手中衝穴止。二經分配共成十二經。包絡，一名膻中。細考即護心油。

五行總括圖

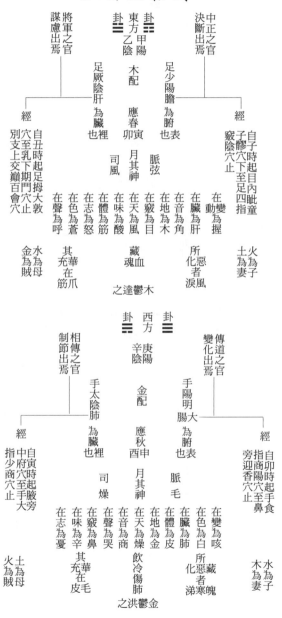

中正之官決斷出焉

卦 ☳ 東方 乙陰 甲陽
卦

木配
應春 寅卯月其神
司風

足少陽膽為腑也表
足厥陰肝為臟也裡

脈弦

子竅陰穴止 自子時起目內眥童子髎穴至足四指
經

在動變為握 在臟為肝 在地為木 在音為角 在天為風 在竅為目

火為子 土為妻

所化者淚 惡風

藏魂血 之達鬱木

將軍之官謀慮出焉

別支上交巔百會穴 自丑時起足拇大敦穴至乳下期門穴止
經

在聲為呼 在色為蒼 在志為怒 在體為筋 在味為酸

其充華在筋爪

水為母 金為賊

卦 ☱ 西方 辛陰 庚陽
卦

金配
應秋 申酉月其神
司燥

手陽明腸大為腑也表
手太陰肺為臟也裡

傳道之官變化出焉

脈毛

自卯時起手食指商陽穴至鼻旁迎香穴止
經

在變為咳 在臟為肺 在地為金 在音為商 在天為燥 在色為白

水為子 木為妻

所化者涕 惡寒

藏魄

相傳之官制節出焉

自寅時起中府穴至手腋大旁 指少商穴止
經

在志為憂 在味為辛 在聲為哭 在體為皮 在竅為鼻

其充華在毛

火為賊 土為母

飲冷傷肺 之洪鬱金

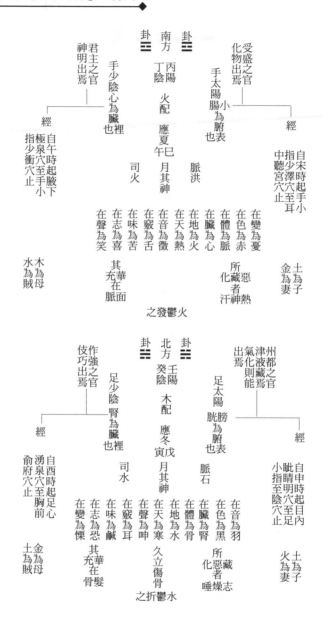

受盛之官化物出焉

手太陽小腸為腑表

卦 ☲

卦 ☲ 南方 丙陽 火配 應夏午巳 月其神 司火

君主之官神明出焉

手少陰心為臟裡

經 自宋時起手小指少澤穴至耳中聽宮穴止

經 自午時起腋下極泉穴至手小指少衝穴止

脈洪

在變為憂
在色為赤
在體為脈
在臟為心
在天為熱
在地為火
在音為徵
在竅為舌
在味為苦
在志為喜
在聲為笑

土為子金為妻

所化藏者惡者汗神熱

其華在脈面

木為母水為賊

火鬱之發

津液藏焉州都之官

氣化則能出焉

足太陽膀胱為腑表

卦 ☵

卦 ☵ 北方 壬陽 木配 應冬寅戊 月其神 司水

作強之官伎巧出焉

足少陰腎為臟裡

經 自申時起目內眥睛明穴至足小指至陰穴止

經 自酉時起足心湧泉穴至胸前俞府穴止

脈石

在音為羽
在色為黑
在臟為腎
在體為骨
在天為寒
在地為水
在聲為呻
在竅為耳
在味為鹹
在志為恐
在變為慄

土為子火為妻

所惡藏者燥者唾志

久立傷骨

其華在骨髮

金為母土為賊

水鬱之折

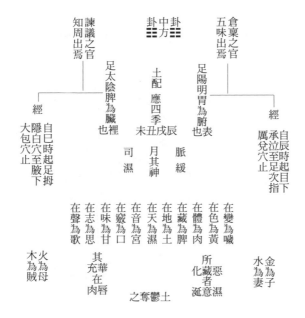

三焦部位說

　　上焦統心肺之氣，至膈膜；中焦統脾胃之氣，自膈膜下起而至臍中；下焦統肝腎之氣，自臍中起而至足。上焦天也，即上元。中焦地也，即中元。下焦水也，即下元。天氣下降於地，由地而入水，水氣上升於地，由地而至天。故曰：地也者，調和陰陽之樞機也。三焦之氣，分而為三，合而為一，乃人身最關要之府，一氣不舒，則三氣不暢，此氣機自然之理。學者即在這三焦氣上探取化機，藥品性味探取化機，便得調和陰陽之道也。

五運所化司天在泉圖

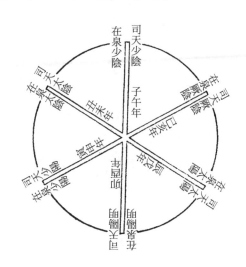

甲　己　化土
乙　庚　化金
丙　辛　化水
丁　壬　化木
戊　癸　化火
如甲己之歲以土運
統之餘同推

五行本體受病相傳為病

　　天地化生五行，其中不無偏盛也。蓋五行各秉一臟，各得一氣，各主一方，各司一令，各有所生，各有所化，各有所制，各有所害。所以東方生風木，司春令，在人為肝，肝氣不舒，則發而為病，病有盛衰。南方生熱火，司夏令，在人為心，心氣不舒，則發而為病，病有盛衰。長夏生濕土，主四季，在人為脾，脾氣不舒，則發而為病，病有盛衰。西方生燥金，司秋令，在人為肺，肺氣不舒，則發而為病，病有盛衰。北方生寒水，司冬令，在人為腎，腎氣不舒，則發而為病，病有盛衰。

　　此五行本體之為病也。而更有母病及子者，如金病而移於腎是也。子病及母者，如腎病而移於肺是也。有妻病

而乘於夫者，如土病而傳於肝是也。有夫病而及於妻者，如肝病而傳於土是也。有因相生而傳為病者，如金病傳水，水傳木，木傳火，火傳土，土傳金是也。有因相剋而傳為病者，如金病傳木，木傳土，土傳水，水傳火，火傳金是也。學者能留心於此，而治病便不難矣。

論氣血盛衰篇

人身雖云五臟六腑，總不外乎氣血兩字。學者即將氣血兩字，留心討究，可無俟他求矣。夫氣有餘便是火，火旺者陰必虧，如仲景人參白虎湯、三黃石膏湯，是滅火救陰法也。芍藥甘草湯、黃連阿膠湯，是潤燥扶陰法也。四苓滑石阿膠湯、六味地黃湯，是利水育陰法也。

氣不足便是寒，寒盛者陽必衰，如仲景四逆湯、回陽飲，是溫經救陽法也。理中湯、甘草乾薑湯，是溫中扶陽法也。附子細辛湯、真武湯，是溫腎助陽法也。後賢改用滋陰降火之法，是套人參白虎潤燥救陰諸法。而以之治氣有餘之症，法則可從；若用之於氣不足之人，則失之遠矣。

辨認一切陽虛證法

凡陽虛之人，陰氣自然必盛。陰氣二字，指水旺，水即血也。血盛則氣衰，此陽虛之所由來也。外雖現一切火證此火名虛火，與實火有別。實火本客氣入陽經，抑鬱所致。虛火即陰氣上僭，陰指水，氣即水中先天之陽，故曰虛火。水氣以下流為順，上行為逆，實由君火太弱，不能鎮納，以致上僭而為病。近似實火，俱當以此法辨之，萬無

一失。陽虛病,其人必面色唇口青白,無神,目瞑倦臥,聲低息短,少氣懶言,身重畏寒,口吐清水,飲食無味,舌青滑,或黑潤青白色,淡黃潤滑色,滿口津液,不思水飲,即飲亦喜熱湯,二便自利,脈浮空,細微無力,自汗肢冷,爪甲青,腹痛囊縮,種種病形,皆是陽虛的真面目,用藥即當扶陽抑陰。扶陽二字,包括上、中、下,如桂枝、參、耆,扶上之陽;薑、蔲、西砂,扶中之陽;天雄、附子、硫黃,扶下之陽。然亦有近似實火處,又當指陳。陽虛證,有面赤如朱而似實火者,元陽外越也,定有以上病情可憑。有脈極大勁如石者,元陽暴脫也,定有以上病情可憑。有身大熱者,此條有三:一者元陽外越,身必不痛不渴,無外感可憑;一者產婦血驟虛,陽無所附;一者吐血傷陰,元氣無依,吐則氣機發外,元氣亦因而發外也。有滿口齒縫流血者,陽氣虛不能統血,血盛故外越也。有氣喘促、咳嗽痰湧者,肺為清虛之臟,著不得一毫陰氣,今心肺之陽不足,故不能制僭上之陰氣也。陰氣指腎水、腎火,此條言內傷。有大、小便不利者,陽不足以化陰也,定有以上病形可憑。此處略具一二,再玩陽虛門問答便知。

辨認一切陰虛證法

凡陰虛之人,陽氣自然必盛。陽氣二字,指火旺。火旺則水虧,此陰虛之所由來也。外雖現一切陰象,近似陽虛證,俱當以此法辨之,萬無一失。陰虛病,其人必面目唇口紅色,精神不倦,張目不眠,聲音響亮,口臭氣粗,身輕惡熱,二便不利,口渴飲冷,舌苔乾黃或黑黃,全無

津液，芒刺滿口，煩躁譫語，或潮熱盜汗，乾咳無痰，飲水不休，六脈長大有力，種種病形，皆是陰虛的真面目，用藥即當益陰以破陽。益陰二字，包括六陰在內，照上氣血盛衰篇，論氣有餘便是火一段，存陰、救陰、化陰、育陰諸方俱備，仔細揣摩，便知陰虛之道也。然亦有近似陽虛者，歷指數端。陰虛證，有脈伏不見，或細如絲，而若陽虛極者，熱極則脈伏也，定有以上病形可憑。有四肢冷如冰，而若陽絕者，邪熱內伏，而陽氣不達於四末也，定有以上病情可憑。有忽然吐瀉，大汗如陽脫者，此熱伏於中，逼出吐瀉也，定有以上病形可憑。有欲言不能，而若氣奪者，熱痰上升蔽壅也，定有以上病形可憑。此處不過具其一二，余於陰虛證作有問答數十條，反覆推明，細玩便知。

按：陰虛證皆緣火旺，火即氣。火盛則傷血，此千古不易之理。後賢專以火立論，而陰虛證之真面目盡掩矣。仲景存陰、化陰、育陰、救陰之法俱廢，無人識矣，今特證之。

外感說

夫病而曰外感者，病邪由外而入內也。外者何？風、寒、暑、濕、燥、火六淫之氣也。人若調養失宜，陰陽偶乖，六邪即得而干之。六氣首重傷寒，因寒居正冬子令，冬至一陽生，一年之氣機，俱從子時始起，故仲景先師，首重傷寒，提出六經大綱，病氣挨次傳遞，始太陽而終厥陰，論傷寒，而暑、濕、燥、火、風俱括於內。論六日傳經，而一年之節令已寓於中。真是仙眼仙心，窺透乾坤之

秘，立方立法，實為萬世之師。學者欲入精微，即在傷寒
六經提綱病情方法上探求，不必他書上追索。

須知傷寒論陽明，而燥證之外感已寓其方，論太陰，
而濕證之外感可推其藥。他如言少陽、少陰、厥陰，而
風、火之外感，亦莫不具其法也。世之論外感者，務宜於
仲景傷寒書上求之可也。

病之淺深輕重，固是不同，總不外乎六經。六經各有
提綱病情，昭然如日月之經天，絲毫莫混。

學者只要刻刻將提綱病情，熟記胸中，再玩後之六經
定法貫解，細心領會，便得步步規矩，頭頭是道之妙，方
可以為世之良醫也。

內傷説

內傷之論多矣，諸書統以七情賅之。喜盛傷心，怒盛
傷肝，恐懼傷腎，憂思傷脾，悲哀傷肺，是就五臟之性情
而論也。而余則統以一心括之。夫心者，神之主也。凡視
聽言動，及五勞等情，莫不由心感氣。人若心體泰然，喜
怒不能役其神，憂思不能奪其柄，心陽不虧，何內傷之有
乎？凡屬內傷者，皆心氣先奪，神無所主，不能鎮定百
官，諸症於是蜂起矣。此等症，往往發熱咳嗽，少氣懶
言，身重喜臥，不思飲食，心中若有不勝其愁苦之境者，
是皆心君之陽氣弱，陽氣弱一分，陰自盛一分，此一定之
至理也。陽氣過衰，即不能制陰。陰氣過盛，勢必上干。
而陰中一線之元陽，勢必隨陰氣而上行，便有牙疼、腮
腫、耳腫、喉痛之症。粗工不識，鮮不以為陰虛火旺也。
不知病由君火之弱，不能消盡群陰，陰氣上騰，故牙疼諸

症作矣。再觀於地氣上騰，而為黑雲，遮蔽日光，雨水便降，即此可悟虛火之症，而知為陽虛陰盛無疑矣。古人有稱癆字從火者，即是內傷之主腦，惜乎言之未暢，而說之未當也。余故反覆推明虛火之由，以為將來告。

望色歌

望色無他術，專在神氣求。實證多紅豔，虛證白青浮。部位須分定，額心、頦腎、鼻脾、左腮肝、右腮肺。生剋仔細籌。吉凶都可料，陽浮記心頭。久病之人，未受外感，忽面現紅光，若無病者，乃元陽外越，旦夕死亡之徵。

聞聲歌

細聽呼與吸，呼出心肺，吸入肝腎。痰喘有無聲。呃逆分新久，微微言也。厲聲大也。判盈縮。抑鬱多長氣，腹痛定呻吟。譫語虛實異，留神仔細評。陽明實證譫語，乃熱甚神昏，熱極者，狂叫喜笑不休。少陰虛寒證，言語錯亂若譫語，其實非譫語也，乃氣虛陽脫，神無所主也。

問症歌

探病須細問，疼痛何由生。寒熱分新久，痞滿判重輕。喜飲冷和熱，二便黃與清。婦女胎產異，經信最為憑。

切脈歌

脈分上中下，浮沉遲數衡，有力與無力，虛實自然明，大小兼長短，陰陽盛衰情，二十八脈象，堪為學者

繩。脈之一途，千變萬化，總在這陰陽兩字上求之，其要不出浮、沉、遲、數，有力與無力耳。李士材之二（二，原作「三」字，據文意改）十八脈，雖說繁冗，然逐步以言病，亦大費苦心，初學原不可少，此特明其要。

附：二十八脈及主病

浮脈，輕按即見，主表實，亦主裡氣內虛。沉脈，重按乃見，主裡實，亦主裡氣內虛。遲脈，一息三至，主虛寒，亦主在臟之病。數脈，一息六至，主實熱，亦主真寒假熱。虛脈，三部無力，主諸虛，亦主素稟不足。實脈，三部有力，主諸實，亦主素稟有餘。大脈，應指洪闊，主病進，亦主正氣內虛。緩脈，應指柔和，主病退，亦主胃氣有餘。長脈，過於三指，主氣盛，亦主陽盛陰虛。短脈，不滿三指，主氣損，亦主中有窒塞。滑脈，往來流利，主血走，亦主痰飲為病。澀脈，往來艱滯，主血虛，亦主瘀血凝積。洪脈，湧沸有力，主實熱，亦主內虛不足。緊脈，勁疾無定，主寒實，亦主身體疼痛。細脈，窄小不粗，主冷氣，亦主血脈不足。微脈，模糊不顯，主陽虛，亦主元氣敗絕。芤脈，浮大中空，主亡血，亦主遺精小產。弦脈，端直中勁，主木旺，亦主痰飲內痛。革脈，浮極有力，主陰亡，亦主陽不入陰。牢脈，沉極有力，主寒實，亦主內有積聚。濡脈，浮細無力，主氣虛，亦主外受濕氣。弱脈，沉細無力，主血虛，亦主胃氣不盛。動脈，搖曳在關，主驚氣，亦主陰陽相搏。伏脈，沉潛著骨，主鬱閉，亦主陰寒在內。促脈，數中時止，主鬱熱，亦主邪氣內陷。結脈，遲中時止，主寒結，亦主氣血漸衰。代脈，止有定候，主氣絕，亦主經隧有阻。散脈，去

來繚亂，主氣散，亦主產婦之凶。

浮沉分表裡，遲數定寒熱，虛實分盛衰，大緩辨進退。長有餘而短不足，滑流利而澀艱難，寒熱緊洪俱屬實，細微血氣總為虛。芤中空而血亡故道，弦中勁而木乘脾經。革則陽氣外越，牢則陰邪內固。濡氣虛，弱血虛，虛各有別；動氣搏，伏氣閉，氣總乖和。結陰促陽，辨遲與數；代亡散絕，有去無來。

傷寒六經提綱病情

一曰太陽，以脈浮、頭痛、項強、惡寒。八字為提綱，惡寒二字為病情。

二曰陽明，以胃家實、三字為提綱。惡熱。二字為病情。

三曰少陽，以口苦、咽乾、目眩。六字為提綱。喜嘔。二字為病情。

四曰太陰，以腹滿而吐，食不下，自利益甚，時腹自痛。若下之，必胸下結鞕。二十三字為提綱，食不下三字為病情。

五曰少陰，以脈微細，但欲寐。六字為提綱，但欲寐三字為病情。

六曰厥陰，以消渴，氣上沖心，心中疼熱，饑而不欲食，食則吐蚘，下之利不止。二十四字為提綱，不欲食三字為病情。

六經定法貫解

凡病邪初入，必由太陽。太陽為寒水之區，居坎宮子

位，人身之氣機，日日俱從子時發起。子為一陽，故曰太
陽。太陽如天之日，日從東海而出，海為儲水之區，水性
主寒，故曰太陽寒水。無微不照，陽光自內而發外，一身
上下四旁，莫不畢照焉。所以主皮膚，統營衛，為一身之
綱領。然太陽底面，即是少陰腎經。相為表裡也。若太陽
病，過發汗，則傷少陰腎中之真陽，故有亡陽之虞。所以
近來醫家、病家，畏桂、麻二湯發汗等於砒毒，毫不敢
用，由其不知桂、麻二湯，非發汗之劑，乃協和營衛之方
也。營衛協和，則向之伏於皮毛肌肉間者，今皆隨汗而盡
越於外矣。邪出於外，則表氣疏，裡氣暢，病所以立解
矣。至若發汗而致亡陽者，豈真麻、桂之為害哉？不知由
其人內本先虛，復感寒邪，今得桂、麻協和陰陽，鼓邪外
出，大汗淋漓，而腎中一線之元陽，乘氣機之鼓動，而與
汗俱出，實氣機勢時之使然，非桂、麻之必使人亡陽也。
觀於氣實之人發汗，毫不為害，從可識矣。然則仲景又豈
不知內虛之人不可發汗乎？觀於食粥與不食粥，微發汗、
更發汗，中病即止諸句，仲景已於內虛之人，早為籌劃
矣。真是步步規矩，處處苦心，惜乎知之者寡耳。六經當
以一貫解之，章旨太多，恐學者易倦，仍將六經分解，參
以附解，雖知分解，還是貫解，附解不在分、貫之列，
分、貫是六經大旨，附解是補六經未發之大意。

　　附解：按六經以太陽為首，厥陰為終。經者，常道
也，先天之真陽，原寄於腎，腎與膀胱相表裡，腎為裡，
膀胱為表。真陽之氣機發動，必先行於太陽經，而後行於
諸經，晝夜循環，週而復始。然太陽四面皆水，寒氣布
護，故曰太陽之上，寒氣主之。真陽之氣，此刻初生，陽

氣甚微，若太陽經病過發汗，則傷腎中之真陽，表陽被奪，裡陽立消。故有亡陽之虞。須知太陽地界主寒，復感外寒之客氣所犯，阻其真陽運行之機，故太陽之經證作。二日陽明，陽明地界主燥，客寒之氣，自太陽而走入燥地，寒邪便化為燥邪，燥邪入陽明經，而阻其真陽運行之機，則陽明之經證作。余仿此，學者務宜留心，六經各有表裡，即有病經不病裡處，詳太陽經附解。

太陽經證解

按：太陽一經，以寒為本，太陽之上，寒氣主之，故也。少陰為中氣，腎與膀胱為表裡。太陽為標。主外，是本經之標、本、中三氣也。太陽一經為病，有經病，本經自病。有傷風證，經證中之兼證。有傷寒證，經證中之兼證。有兩感證經證中之兼證。有腑證太陽中之裡證。腑證之中，又有蓄尿證、蓄熱證、蓄血證、癃閉證，腑證中恒有之病也。不可不知也。

經證者何？脈浮、頭項強痛、惡寒，發熱是也。經病情形。兼自汗而惡風者，則為傷風證，是太陽之衛分，為風邪所傷也。主以桂枝湯，協和營衛，驅風邪外出，淺一層立法也，服此方而若解則病癒。此刻節令之氣寒，客風亦寒，故曰風寒。寒氣即是風氣，風氣即是寒氣。仲景以風寒冠旨，一示厥陰循環之意，一示風輪主持大世界之意，風字宜活看。

經證而兼無汗者，則為傷寒證，是太陽之營分為寒邪所傷也。主以麻黃湯，大開腠理，俾營分之寒邪，盡從汗出，深一層立法也。服此方而若解，則病癒。此際若不知發汗，則病進從實；若過發汗，則症變從虛；若妄下，則症

變從誤。

經證而兼壯熱、煩躁、脈浮緊者，則為兩感證，是太陽之營衛，為風邪寒邪所傷也。

主以大青龍湯，營衛兩解，風寒並驅，又深一層立法也。服此方而若解，則病癒。兩感證，又有一日太陽，而與少陽同病，亦名兩感證。三陽證與三陰證同見，亦名兩感，用藥即當解表溫經，再看表裡重輕。以上兼證三法，係本經恒有之候，非傳經之謂也。傳經法詳附解。設若不解，不傳經則必傳腑。傳經則現經證，傳腑則現腑證。腑證者何？口渴而小便不利是也。是邪由太陽之經，而轉入太陽之腑也，主以五苓散，化太陽之氣。氣化一行，小便亦利，邪亦可從此而出，病亦可從此解矣。此處便是太陽首尾界限。至於腑證之中，另有蓄尿一證。病形小腹滿，便短赤不利，口渴，蓋膀胱乃儲水之區，今為寒氣所束，太陽之氣微，不足以勝其寒邪之氣，氣機於是乎不運矣。氣機一刻不運，則所儲之水，即不能出，勢必上湧，而小腹作滿，故名之曰蓄尿，主以五苓倍桂。桂本辛溫，力能化太陽之寒氣，氣化一行，小便得出，病亦立解，此法中之法也。另有蓄熱一證，病形小腹不滿，口渴溺赤，由寒邪入腑，從太陽之標陽而化為熱。熱甚則必涸其所注之水，故小腹不滿而便不利，故名之曰蓄熱，主以五苓去桂，加滑石以清利其熱。熱邪一去，腑自立安，亦法中之法也。另有蓄血一證，病形小腹硬滿，緣由寒邪入腑，阻其太陽之氣機，而循行本經之血液，失其常度，不得歸經，流入腑中，聚而不散，少腹硬滿，故名之曰蓄血，主以五苓散中，加桃仁、紅花、當歸、萬年霜之類，從小便

以逐其瘀，即可移危為安，皆不易之法也。另有癃閉一證，與熱結膀胱不同。熱結者，尿常可出一二點，此則脹翻出竅，尿不得出，由三焦氣機不運，水道壅塞太甚，法宜升提，俾壅者立開，此下陷從上治法也。尿即得出，病亦可解，此皆不易之法也。此太陽一經，經腑證形如是，至於傳經，詳附解。

附解：太陽經，有經證初見，不傳本經之腑，而傳陽明、少陽，三陽經證同見者，名三陽並病，即以三陽之法治之，如桂枝湯加葛根、柴胡是也。有經證初見，傳陽明而不傳少陽者，名二陽為病，即以二陽之法治之，如桂枝加葛根湯是也。又有三陽經證同見，而見太陰之腹滿自利，即於三陽表藥中，合理中之法治之。有經證初見，轉瞬而見少陰之身重欲寐者，腎與膀胱為表裡，表病而及裡也，當從少陰之法治之，如麻黃附子細辛湯是也。至於當汗而不汗，表裡不通，壯熱煩躁者，大青龍是也。經證誤下遂利者，桂枝加葛根湯是也。誤下邪陷於內，故加葛根以舉之。過汗而至汗不止者，桂枝加附子湯是也。下後而至脈促胸滿者，桂枝去芍藥湯是也。

仲景之法，總在活法圓通，並無死法，方方皆有妙義，輕重大有經權，學者先將六經提綱病情熟記於心，方能見病知源。六經所主氣機乃為本，客氣所生乃為病，客氣往往隨主氣而化為病，故一經一經病形不同，雖云傷寒二字冠首，因寒在子，故也。

陽明經證解

按：陽明一經，以燥為本，陽明之上，燥氣主之，故也。太陰為中氣，脾與胃為表裡，陽明為標。主外，是本

經之標、本、中三氣也。有經證,有裡證,有腑證,不可不知也。以下承接上太陽經。太陽之寒邪未盡,勢必傳於陽明,則治陽明,必兼治太陽,若全不見太陽之經(經,原作「裡」字,據文意改)證、腑證病情,獨見陽明之經證、腑證,則專治陽明,方為合法。當知寒邪走入燥地,即從燥而化為燥邪,乃氣機勢時之使然也。寒邪化燥,乃本經病機主腦。經證者何?前額連眼眶脹痛,鼻築氣而流清,發熱不惡寒,此際寒邪初入陽明之經,寒氣尚有一線未化盡,故還見築氣流清涕之寒形,漸漸發熱不惡寒。不惡寒三字,便是寒邪俱化為熱也。邪在經尚可解肌,故用葛根湯以解肌,俾邪從肌肉而出,陽明主肌肉,故也。此本經淺一層立法也。

　　服此方而邪若解,則病癒。設若不解,有傳少陽之經,而不傳本經之腑,有傳本經之腑,而不傳少陽之經者出矣。便是分途處。若本經經證,合少陽之經證,名二陽合病,即以二陽之法治之,如葛根湯合柴胡湯是也。若本經經證,而傳入本經之裡,則現口燥心煩,汗出惡熱,渴欲飲冷,這便是裡證情形。此刻全無一點寒形,盡是一團燥熱之邪氣,盤踞胃中,兼之胃乃多氣多血之府,邪熱之氣,又合胃中之氣,二火交煽於中,則邪熱熾矣。熱甚則血虧,故口燥心煩,熱蒸於外,故汗出,內熱太甚,則乞救於外之水而欲為之撲滅,故大渴飲冷,仲景用白虎湯以救之,有不使邪熱歸腑之意,深一層立法也。服此方而若解,則病癒。設若白虎力輕,未能撲滅其邪熱,邪即入腑,便見張目不眠,聲音響亮,口臭氣粗,身輕惡熱,大便閉塞等情,此際邪已歸腑。邪至腑中,熱已過盛,熱盛

必將腸胃中之血液灼盡，即腸胃中所存宿穀糟粕中之津液，亦必灼盡。

胃中枯槁，陰氣不得上交，所以張目不眠，胃火旺極，故聲音響亮，口臭氣粗，身輕惡熱，腸胃此際，無一毫血液運其糟粕，故大便閉塞，通身上下不啻一盆烈火。若不急為撲滅，頃刻將周身血液灼盡，臟腑有立壞之勢也，主以大、小承氣湯，苦寒陡進，推蕩並行，火邪一滅，正氣庶可復生。即有痞、滿、實、燥、堅、譫語狂走等情，皆緣熱邪所致，俱當以此法為主，不可因循姑惜，釀成脫症之禍矣。陽旺極，而陰必立消。

附解：病緣是傷寒為本，至於用大黃、芒硝、石膏之藥，全不見傷寒面目，學者至此，每多茫然莫解，由其不知化機與六經所主耳。

萬病不出陰陽二字，陽極化陰，陰極化陽，自然之理。陰陽分佈六經，六經各有所主之氣，寒主太陽，燥主陽明，火主少陽，濕主太陰，熱主少陰，風主厥陰。須知寒邪至燥地，寒氣即化為燥邪，一定不易之理也。譬如一團冷物，放於熱物之中，頃刻冷物亦化為熱物。一團熱物而放於冷物之中，頃刻熱物亦化為冷物。知此化機，便得傷寒一貫之旨，庶可識仲景步步立法之苦心也。他經化機仿此。仲景以傷寒二字冠首者，寒居正冬子令，一陽初生，為一歲之首，一年分六氣，六氣配六經，一歲之氣機，可以六日括之，六日之氣機，又可以一日盡之，生生化化，循環不已，學者宜知。

少陽經證解

按：少陽一經，以火為本，少陽之上，相火主之，故

也。厥陰為中氣，肝與膽為表裡，少陽為標，主外，是本經之標、本、中三氣也。有經證，有腑證，有半表半裡證，不可不知也。以下承接陽明經。如陽明之邪未罷，勢必傳於少陽，則治少陽，必兼治陽明。如全不見陽明之經、證、腑證，而獨見少陽之經腑證者，則專治少陽，方為合法。經證者何？頭痛在側，耳聾喜嘔，不欲食，胸脅滿，往來寒熱是也。

夫寒邪之客氣，每至陽明燥地而化為燥邪，燥邪之客氣未盡，遂傳入少陽。客寒至陽明，從燥而化為燥邪，燥邪入少陽，為病機主腦。蓋少陽主樞，有樞轉陰陽之道，今因燥邪之客氣干之，阻其少陽條達之氣機，正邪相擊，故兩側頭痛作矣。耳前後兩側，俱屬少陽。膽脈入耳，燥邪干之，清竅閉塞，耳遂驟聾。木原喜乎條達，嘔則氣動，木氣稍泄，病故喜嘔；木氣不舒，上剋脾土，土畏木剋，故不欲食。胸脅者，肝膽所主之界限也，肝膽不舒，脹滿並作。即此便可悟客氣之過也。客氣詳附解。少陽與太陰接壤，係陰陽交界之區，故曰半表半裡。邪附於膽，出與陽爭則熱，入與陰爭則寒，陽指陽明，陰指太陰。故有寒熱往來也。主以柴胡湯，專舒木氣，木氣得舒，樞機復運，邪自從樞轉而出，此本經淺一層立法也。用藥未當，邪不即出，則必入腑，即現口苦、咽乾、目眩，六字乃本經腑證提綱。此際燥邪入腑，合本經標陽，燥與熱合成一家，熱甚則膽液泄，故口苦、咽乾；肝開竅於目，與膽為表裡，表病及裡，裡熱太甚，必傷肝中所藏之血液，故目眩。

主以黃芩湯，清其裡熱，裡熱一解，邪自滅亡，此本

經深一層法也。所謂半表半裡證者何？即其所處之界，分而言之也。邪在三陽，俱以表稱。邪在三陰，俱以裡論。半表者從陽分，少陽與陽明、太陽為一家也。半裡者從陰分，少陽與太陰接壤，太陰與少陰、厥陰為一家也。故諸書言瘧病不離少陽，因其寒熱之往來而決之於少陽也。表邪之為病，寒熱無定候。瘧邪之為病，寒熱有定候。以此別之。邪在少陽，不能從樞轉而出，直趨陽明地界也。陽明主燥，故病者發熱，即熱瘧也。邪苟不趨陽明，而專趨太陰。太陰主寒，故病者發寒。即寒瘧也。學者能於寒熱二字，探其輕重，則治瘧不難也。

附解：有少陽經證初見，而合三陰為病者，即合三陰之法治之。須知傷寒有傳經不傳腑，傳腑即不傳經的，更有直中太陰、少陰、厥陰，切切不可拘於一曰太陽，二曰陽明上搜尋，總在這六經提綱病情上體會，即誤治變逆，亦可知也。即本經自受之風，自受之寒，自受之熱，皆可以辨也。傷寒一書，通體就在這邪正二字。正氣乃六經之本氣也，寒為太陽之本氣，燥為陽明之本氣，火為少陽之本氣，濕為太陰之本氣，熱為少陰之本氣，風為厥陰之本氣。六經之本氣，乃一定不易之氣也。六經只受得先天之真氣，受不得外來之邪氣，邪氣即客氣也。客氣者何？風、寒、暑、濕、燥、火是也。此六客者，天地常有之客也，正氣旺者，客氣不得而乾之，正氣弱者，客氣即得而入之。六客皆能損人之氣血，戕人之性命，故仲景首以寒客立論，先提出六經本氣，後指出寒邪之客氣，或在三陽、或在三陰，或病於經、或病於腑，或病於衛、或病於營，或隨燥化、或隨熱化、或隨濕化、或從火化、或從風

化。或邪在表，誤下而入內，或邪在裡，誤汗而變逆。出入變化、往來盛衰，皆客氣流行自然之道，實因人身五臟六腑之偏盛致之也。學者務要識得六經本氣、病情、提綱，即能明客氣之所在，而用藥有據，則不惑也。

仲景雖未將六客，逐位立論，舉傷寒一端，而六客俱在也。即外之屍氣、瘴氣、疫氣、四時一切不正之氣，亦皆可仿此而推也。

太陰經證解

按：太陰一經，以濕為本，太陰之上，濕氣主之，故也。陽明為中氣，胃與脾為表裡，太陰為標，主外，是本經之標、本、中三氣也。有經證，有五飲證，有著痹、行痹證，有陽黃、陰黃證，本經恒有之病。不可不知也。以下承接少陽經。如少陽之邪未罷，勢必傳入太陰，則治太陰，必兼治少陽。若全不見少陽之經腑證，則專治太陰，方為合法。經證者何？腹滿而吐，食不下，時腹自痛，自利益甚，手足自溫是也。夫太陰主濕而惡濕，太陰為陰經，與陽經有別。寒邪由太陽、陽明、少陽，此際寒邪全化為熱，並無寒邪之形，即有寒者，皆由太陽誤下，而寒陷於內者有之。務要知得少陽火邪，傳至太陰，即從太陰濕而化為濕邪，為傳經病機主腦。少陽之熱邪入而附之，即從濕化，濕氣太甚，阻滯中脘。邪乘於上，則腹滿而吐；邪乘於下，則腹痛自利。四肢稟氣於胃，邪犯脾未犯胃，故雖有吐利，而手足尚溫也。主以理中湯，直守其中，上下自定，乃握要之道也。若桂枝倍芍藥湯，是太陽經症誤下，而寒邪陷入太陰之內也。三陰證，原不在發汗之例，不應用桂枝。若此方而用桂枝者，仍是復還太陽之表也，須知。

　　至於五飲證者何？夫飲者，水之別名也，即以一水字括之，不必另分名目。名目愈多，旨歸即晦，學者更無從下手，故仲景列於太陰。太陰主濕，濕即水也。本經是水，復得外來之客水。水盛則土衰，土衰即不能制水，以致寒水泛溢，或流於左，或流於右，或犯心下，或直下趨，或化為痰，種種不一，故有五飲之說焉。《經》云：「脾無濕不生痰。」即此一語，便得治五飲之提綱也。治法總不外健脾、溫中、除濕、行水、燥脾為主，因其勢，隨其機而導之利之，即得步步立法之道也。

　　所謂著痺、行痺者何？夫痺者，不通之謂也。《經》云：風寒濕三氣，合而為痺。風勝為行痺，寒勝為著痺，行痺流走作痛，著痺痛在一處。風為陽而主動，風行而寒濕隨之，故流走作痛。寒為陰而主靜，寒停不行，風濕附之，故痛處有定。風寒濕三氣，閉塞經絡，往往從本經中氣化為熱邪，熱盛則陰虧而火旺，濕熱薰蒸，結於經隧，往往赤熱腫痛，手不可近，法宜清熱潤燥。若忽突起，不赤不痛，則為溢飲所致，又當溫中除濕，不可不知也。

　　所謂陽黃、陰黃者何？夫黃者，土之色也，今為濕熱蒸動，土象外呈，故周身皮膚盡黃。陽者，邪從中化；中者，胃也。少陽之熱，不從太陰之濕化，而從中化，胃火與濕合，薰蒸而色黃。陰者，邪從濕化。陽主有餘，陰主不足，陽者主以茵陳五苓散，陰者主以附子理中湯加茵陳。立法總在濕熱、陰陽二字分途，外驗看病人之有神無神、脈之有力無力、聲之微厲，則二證之盛衰立決矣。

　　附解：夫人身立命，全賴這一團真氣流行於六步耳。真氣乃人立命之根，先天種子也，如天日之流行，起於子

宮。子為一，乃數之首也。六步即三陽經、三陰經也。以
六步合而觀之，即乾坤兩卦也。三陽即乾卦，三陰即坤
卦。真氣初生，行於太陽經，五日而一陽氣足。五日為一
候，又為一元，真氣行於陽明經，又五日而二陽氣足。此
際真氣漸甚，真氣行於少陽經，又五日而三陽氣足，合之
三五得十五日，陽氣盈，月亦圓滿。月本無光，借日之光以
為光，三陽氣足，故月亦圓也。此際真氣旺極，極則生一
陰，真氣行於太陰經，五日而真氣衰一分，陰氣便旺一分
也。真氣行於少陰經，又五日而真氣衰二分，陰氣便旺二
分也。真氣行於厥陰經，又五日而真氣衰極，陰氣旺極
也。三陽十五日，三陰十五日，合之共三十日，為一月。
一月為一小周天，一歲為一大周天。一日為一小候。古人積
日成月，積月成歲，乃不易之至理。一歲之中，上半歲屬三
陽，下半歲屬三陰；一月之內，上半月屬三陽，下半月屬三
陰；一日之內，上半日屬三陽，下半日屬三陰。一年之氣
機，即在一月盡之；一月之氣機，又可以一日括之。三五而
盈，三五而縮，盛衰循環不已，人身氣機亦然。陰極復生
一陽，真氣由盛而衰，由衰而復盛，乃人身一付全龍也。
人活一口氣，即此真氣也。須知天地以日月往來為功用，
人身以氣血往來為功用。氣即火也、日也，血即水也、月
也。人活天地之氣，天道有恆，故不朽。人心無恒，損傷
真氣，故病故死。

惟仲景一人，明得陰陽這點真機，指出三陰三陽界
限，提綱挈領，開創渡世法門，為群生司命之主。後代注
家，專在病形上論三陰三陽，固是究未領悟氣機，指出所
以然之故。以致後學無從下手，雖記得三陽三陰，而終莫

明其妙也。余故不憚煩，特為指出。

少陰經證解

按：少陰一經，以熱為本。少陰之上，君火主之，故也。太陽為中氣，小腸與心為表裡，少陰為標。主外，是本經之標、本、中三氣也。有經證，有協火證，有協水證，不可不知也。本經上火下水：上火，即手少陰心；下水，即足少陰腎。以下承接太陰經。太陰之客邪未罷，勢必傳於少陰，則治少陰必兼治太陰。若全不見太陰證，而專見少陰證，則專治少陰，方為合法。經證者何？脈微細，但欲寐是也。夫細微欲寐，少陰之病情悉具，元陽之虛，不交於陰，陰氣之弱，不交於陽可知也。

主以麻黃附子細辛湯，令陰陽交而水火合，非發汗之義也。世多不識。服此方而病可立解，立法之奇，無過於此。至於協火而動者何？病人真陽素旺，客邪入而附之，即從陽化而為熱。熱甚則血液必虧，故病見心煩不眠，肌膚燥熯，小便短而咽中乾，法宜養陰以配陽，主以黃連阿膠湯，分解其熱，潤澤其枯。若協水而動者何？病人真陽素弱，陽弱陰必盛。客邪入於其中，即從陰化。陰氣太盛，陽光欲絕，故病見目瞑倦臥，聲低息短，少氣懶言，身重惡寒，四肢逆冷，法宜回陽，陽旺陰自消，病庶幾可癒矣。

附解： 凡三陰證，從溫補為要。是陰盛陽必衰，故救陽為急。三陽證，以解散清涼為主，是陽盛陰必虧，故救陰為先。然陽中有陰證，陰中有陽證，彼此互和，令人每多不解處，由其未將三陽三陰各有配偶認清，遂把病機辨察不確，六經不啻塵封也。

厥陰經證解

按：厥陰一經，以風為本。厥陰之上，風氣主之，故也。少陽為中氣，膽與肝為表裡，厥陰為標。主外，是本經之標、本、中三氣也。有經證，有純陽證，有純陰證，有寒熱錯雜證，不可不知也。以下承接少陰經。少陰之客邪未罷，勢必傳於厥陰，則治厥陰，必兼治少陰。若全不見少陰經證，而獨見厥陰，則專治厥陰，方為合法。經證者何？消渴，氣上撞心，心中疼熱，饑而不欲食，食則吐蛔，下之利不止是也。夫厥陰之木氣，從下起而上合於手厥陰包絡，包絡主火，風火相合為病。風火相煽，故能消，火盛津枯故見渴。包絡為心之外垣，心包火動，故熱氣撞心而疼。木氣太盛，上凌脾土，土畏木剋，故饑而不欲食。蛔蟲稟厥陰風木所化，故吐蛔。木既剋土，土氣大虛，若更下之，故利不止，是促其生化之機也。

主以當歸四逆湯、烏梅丸兩方。當歸四逆湯是經證之主方，烏梅丸是厥陰之總方。方中寒熱並行，重在下降，立法大費苦心。細玩長沙歌括方解，便易明白。至於純陽一證，乃客邪從本經之中氣所化也，少陽主君火，客邪從火化。故見熱深厥深，上攻而為喉痹，下攻而便膿血。外現張目不眠，口臭氣粗之火象，有似陽明腑證形。在上則以黃連、二冬、阿膠、雞子清，在下則以黃連、二冬、阿膠、雞子黃治之，此潤燥救陰之意也。

若純陰證者何？原由客邪入厥陰，不從中化，而從標化，標為至陰，客邪亦陰，故病見純陰。外現必目瞑倦臥，身重懶言，四肢逆冷，爪甲青黑，腹痛拘急等形是也。法宜回陽，陽回則陰消，而病可瘳矣。至若錯雜者何？標

陰與中同病也，外現腹中急痛，吐利厥逆，心中煩熱，頻索冷飲，飲而即吐者，是也。法宜大劑回陽，少加黃連汁同服，寒熱互用，是因其錯雜，而用藥亦錯雜也。

附解：六經各有標、本、中三氣為主。客邪入於其中，便有從中化為病，有不從中化而從標化為病，有本氣為病。故入一經，初見在標，轉瞬在中。學者不能細心研究，便不知邪之出入也。余於六經定法，作為貫解，加以附解，不過明其大致。而細蘊處，猶未推明，得此一線之路，便解得三百九十七法之旨也。請細玩陳修園先生《傷寒淺注》，乃可造其精微也。

卷二

　　醫學一途，至微至精，古人立法立方，皆原探得陰陽盈虛消長，生機化機至理，始開渡世之法門，立不朽之功業，誠非易事也。全碌碌庸愚，何敢即謂知醫，敢以管見臆說，為將來告。竊念一元肇始，人身性命乃立，所有五臟六腑，九竅百脈，周身軀殼，俱是天地造成，自然之理。但有形之軀殼，皆是一團死機，全賴這一團真氣運用於中，而死機遂轉成生機。奈人事不齊，不無損傷，真氣雖存，卻借後天水穀之精氣而立。《經》云：無先天而後天不立，無後天而先天亦不生。故先天之本在腎，即真陽之寄處。後天之本在脾，即水穀之寄處。水穀之精氣與先天之真氣相依而行，周流上下四旁，真是無微不照者也。

　　蓋上下四旁，即三陰三陽六步，其中寓五行之義，各有界限。發病損傷，即有不同，總以陰、陽兩字為主。陰盛則陽必衰，陽盛則陰必弱，不易之理也。然陰虛與陽虛，俱有相似處，學者每多不識，以致殺人。全不佞，採取陽虛、陰虛證各數十條，作為問答，陰、陽二證，判若眉列，以便學者參究，知得立解之意，則不為他證所惑，非有補於醫門者哉？

陽虛證問答

問曰：頭面畏寒者，何故？

答曰：頭為諸陽之首，陽氣獨盛，故能耐寒。今不耐

寒，是陽虛也。法宜建中湯加附子，溫補其陽自癒。

建中湯：桂枝九錢　白芍六錢　甘草六錢，炙　生薑九錢　大棗十二枚　飴糖五錢　附子三錢。

用藥意解

按：桂枝辛溫，能扶心陽。生薑辛散，能散滯機。熟附子大辛大熱，足壯先天元陽。合甘草、大棗之甘，辛甘能化陽也。陽氣化行，陰邪即滅，氣機自然復盛，仍舊能耐寒也。但辛熱太過，恐傷陰血，方中芍藥苦平，飴糖味甘，合之苦甘能化陰也。此病重在陽不足一面，故辛熱之品多，而兼化陰，亦是用藥之妙也。此方乃仲景治陽虛之總方也，藥味分量，當輕當重，當減當加，得其旨者，可即此一方，而治百十餘種陽虛證候，無不立應。

問曰：畏寒與惡風有別否？

答曰：惡風者，見風始惡，非若畏寒者之不見風而亦畏寒也。惡風一證，兼發熱、頭項強痛、自汗者，仲景列於太陽風傷衛證，主桂枝湯。畏寒一證，兼發熱、頭項強痛、無汗者，仲景列於太陽寒傷營證，主麻黃湯。若久病之人，無身熱、頭痛等症，而惡風者，外體虛也。衛外之陽不足也。而畏寒者，內氣餒也。元陽衰於內，而不能充塞也。惡風者可與黃耆建中湯，畏寒者可與附子甘草湯。新病與久病，畏寒惡風，有天淵之別，學者務宜知之。

桂枝湯：桂枝九錢　白芍六錢　甘草六錢，炙　生薑九錢　大棗十二枚。

麻黃湯：麻黃六錢　桂枝三錢　杏仁二錢　甘草二錢，炙。

黃耆建中湯：桂枝湯加黃耆、飴糖。

附子甘草湯：附子一兩　甘草六線，炙。

用藥意解

按：桂枝湯一方，乃協和營衛之劑也。桂枝辛溫，能化太陽之氣。生薑辛散，能宣一切滯機。桂枝與生薑同氣相應，合甘草之甘，能調周身之陽氣，故曰辛甘化陽。陽氣既化，恐陰不與之俱化，而邪亦未必遽出也，又得芍藥之苦平，大棗之甘平，苦與甘合，足以調周身之陰液，故曰苦甘化陰。陰陽合化，協於中和，二氣流通，自然無滯機矣。故曰營衛協和，則病癒。仲景更加服粥以助之，一取水穀之精以為汗，一是壯正氣而勝邪氣也。

按：麻黃湯一方，乃發汗之峻劑也。因寒傷太陽營分，邪在膚表，肌腠淺一層，膚表深一層。表氣不通，較桂枝證更重，故以麻黃之輕清，大開皮毛為君，皮毛大開，邪有路出，恐不即出，故以杏仁利之。氣機得利，邪自不敢久停，復得甘草和中以助其正，更佐桂枝，從肌腠以達膚表。寒邪得桂枝辛溫，勢不能不散，遂從膚表達肌腠而出也。仲景不用服粥，恐助麻黃而發汗太過也。發汗二字，大有深義。汗本血液，固是養營之物，何可使之外出也。不知寒邪遏鬱，氣機血液不暢，則為病。此際之血液，不能養營，必使之外出，即是除舊佈新之意也。病家切不可畏發汗，汗出即是邪出也。醫家切不可不發汗，當知有是病，即當用是藥。總之認證貴宜清耳。

按：黃蓍建中湯一方，乃桂枝湯加飴糖、黃蓍耳。夫桂枝湯乃協和營衛之祖方也，復得黃蓍能固衛外之氣。飴糖一味有補中之能。若久病惡風之人，皆緣中氣不足，衛外氣疏。今得桂枝湯調和陰陽，黃蓍、飴糖衛外守中，而

病豈有不癒者乎？

按：附子甘草湯一方，乃先後並補之妙劑也。夫附子辛熱，能補先天真陽，甘草味甘，能補後天脾土，土得火生而中氣可復，附子補先天之火，火旺自能生脾土，故曰中氣可復。火得土覆而火可久存。火旺無土覆之易熄，有土以覆之，故可久存而不滅。若久病畏寒之人，明係先天真陽不足，不能敵其陰寒之氣，故畏寒。今得附子而先天真火復興，得甘草而後天脾土立旺，何患畏寒之病不去乎？

附：伏火說

世多不識伏火之義，即不達古人用藥之妙也。余試為之喻焉：如今之人將火扇紅，而不覆之以灰，雖焰，不久即滅，覆之以灰，火得伏即可久存。古人通造化之微，用一藥、立一方，皆有深義。若附子甘草二物，附子即火也，甘草即土也。古人云：熱不過附子，甜不過甘草。推其極也，古人以藥性之至極，即以補人身立命之至極，二物相需並用，亦寓回陽之義，亦寓先後並補之義，亦寓相生之義，亦寓伏火之義，不可不知。

問曰：頭面忽浮腫，色青白，身重欲寐，一閉目覺身飄揚無依者，何故？

答曰：此少陰之真氣發於上也。原由君火之弱，不能鎮納群陰，以致陰氣上騰，蔽塞太空，而為浮腫。所以面現青黑，陰氣太盛，逼出元陽，故閉目覺飄揚無依。此際一點真陽，為群陰阻塞，不能歸根，若欲歸根，必須蕩盡群陰，乾剛復振。況身重欲寐，少陰之真面目盡露，法宜潛陽，方用潛陽丹。

潛陽丹：西砂一兩，薑汁炒　附子八錢　龜板二錢甘草五錢。

用藥意解

按：潛陽丹一方，乃納氣歸腎之法也。夫西砂辛溫，能宣中宮一切陰邪，又能納氣歸腎。附子辛熱，能補坎中真陽，真陽為君火之種，補真火即是壯君火也。況龜板一物，堅硬，得水之精氣而生，有通陰助陽之力，世人以利水滋陰目之，悖其功也。佐以甘草補中，有伏火互根之妙，故曰潛陽。

問曰：病將瘥，一切外邪悉退，通身面目浮腫者，何故？

答曰：此中氣不足，元氣散漫也。夫病人為外邪擾亂，氣血大虧，中氣未能驟復。今外邪雖去，而下焦之陰氣，乘中土之虛，而上下四竄，故通身浮腫。雖云君火弱不足以制陰，此證實由脾土虛不能制水，而水氣汜溢，可名水腫。一者脾土太弱，不能伏火，火不潛藏，真陽之氣外越，亦周身浮腫，可名氣腫。總而言之，不必定分何者為氣腫、水腫，要知氣行一寸，水即行一寸，氣行周身，水即行周身，是元氣散漫，而陰水亦散漫也。治病者不必見腫治腫，明知其土之弱，不能制水，即大補其土以制水，明知其元陽外越，而土薄不能伏之，即大補其土以伏火。火得伏而氣潛藏，氣潛藏而水亦歸其宅，何致有浮腫之病哉！《經》云：火無土不潛藏，真知虛腫之秘訣也。而余更有喻焉：試即蒸籠上氣，而以一紙當氣之上，頃刻紙即濕也。以此而推，氣行則水行，氣伏則水伏，可以無疑矣。此證可用理中湯加砂、半、茯苓溫補其土，自癒。

理中湯：人參四錢　白朮一兩　乾薑一兩　甘草三錢，炙　西砂四錢　半夏四錢　茯苓三錢。

用藥意解

按：理中湯一方，乃溫中之劑也。以白朮為君，大補中宮之土；乾薑辛熱，能暖中宮之氣；半、茯淡燥，有行痰逐水之能，西砂辛溫，有納氣歸腎之妙。但辛燥太過，恐傷脾中之血，復得人參微寒，足以養液，剛柔相濟，陰陽庶幾不偏。然甘草與辛藥同用，便可化周身之陽氣。陽氣化行，而陰邪即滅，中州大振，而浮腫立消，自然體健而身安矣。

問曰：眼中常見五彩光華，氣喘促者，何故？

答曰：此五臟之精氣發於外也。夫目竅乃五臟精華所聚之地，今病人常見五彩光華，則五氣之外越可知，而兼氣喘，明係陰邪上乾清道，元陽將欲從目而脫，誠危候也。法宜收納陽光，仍返其宅，方用三才封髓丹。

封髓丹：黃柏一兩　砂仁七錢　甘草三錢，炙。

用藥意解

按：封髓丹一方，乃納氣歸腎之法，亦上、中、下併補之方也。夫黃柏味苦入心，稟天冬寒水之氣而入腎，色黃而入脾。脾者也，調和水火之樞也，獨此一味，三才之義已具。況西砂辛溫，能納五臟之氣而歸腎，甘草調和上下，又能伏火，真火伏藏，則人身之根蒂永固，故曰封髓。其中更有至妙者，黃柏之苦，合甘草之甘，苦甘能化陰。西砂之辛，合甘草之甘，辛甘能化陽。陰陽合化，交會中宮，則水火既濟，而三才之道，其在斯矣。此一方不可輕視，余常親身閱歷，能治一切虛火上沖，牙疼，咳

嗽，喘促，面腫，喉痹，耳腫，目赤，鼻塞，遺尿，滑精諸症，屢獲奇效，實有出人意外，令人不解者。余仔細揣摹，而始知其製方之意，重在調和水火也，至平至常，至神至妙，余經試之，願諸公亦試之。

附：七絕一首

陰雲四合日光微，轉瞬真龍便欲飛。真龍即真火，或上或下，皆能令人病。稟在上則有牙疼、喘促、耳、面腫諸症，在下則有遺尿，淋、濁、帶諸症，學者苟能識得這一點真陽出沒，以此方治之，真有百發百中之妙。識（識，前衍「知」字，據文意刪）得方名封髓意，何憂大地（地，原作「他」字，據文意改）不春歸。

問曰：兩目忽腫如桃，頭痛如裂，氣喘促，面、唇青黑者，何故？

答曰：此先天真火緣肝木而上，暴發欲從目脫也。夫先天之火，原寄於腎，病人陰盛已極，一線之元陽，即隨陰氣而上升。水為木母，母病及子，故緣肝木而上，厥（厥，原作「處」字，據文意改）陰脈會頂巔，真氣附脈絡而上行，陽氣暴發，故頭痛如裂。肝開竅於目，故腫如桃。氣喘促者，陰邪上乾清道，上下有不相接之勢也。面、唇青黑，皆係一團陰氣。元陽上脫，已在幾希之間。此際若視為陽證，而以清涼發解投之，旦夕即死也。法宜四逆湯以回陽祛陰，可癒。

四逆湯：附子一枚　生乾薑一兩五錢　甘草二兩，炙。

用藥意解

按：四逆湯一方，乃回陽之主方也。世多畏懼，由其

不知仲景立方之意也。夫此方既列於寒入少陰，病見爪甲青黑，腹痛下利，大汗淋漓，身重畏寒，脈微欲絕，四肢逆冷之候，全是一團陰氣為病，此際若不以四逆回陽，一線之陽光，即有欲絕之勢。仲景於此，專主回陽以祛陰，是的確不易之法。細思此方，既能回陽，則凡世之一切陽虛陰盛為病者，皆可服也，何必定要見以上病形，而始放膽用之，未免不知幾也。夫知幾者，一見是陽虛證，而即以此方在分兩輕重上斟酌，預為防之，萬不致釀成純陰無陽之候也。釀成純陰無陽之候，吾恐立方之意固善，而追之不及，反為庸庸者所怪也。怪者何？怪醫生之誤用薑、附，而不知用薑、附之不早也。仲景雖未一一指陳，凡屬陽虛之人，亦當以此法投之，未為不可。

所可奇者，薑、附、草三味，即能起死回生，實有令人難盡信者。余亦始怪之而終信之，信者何？信仲景之用薑、附而有深義也。考古人云：熱不過附子，可知附子是一團烈火也。凡人一身，全賴一團真火，真火欲絕，故病見純陰。仲景深通造化之微，知附子之力能補先天欲絕之火種，用之以為君。又慮群陰阻塞，不能直入根蒂，故佐以乾薑之辛溫而散，以為前驅。蕩盡陰邪，迎陽歸舍，火種復興，而性命立復，故曰回陽。陽氣既回，若無土覆之，光焰易熄，雖生不永，故繼以甘草之甘，以緩其正氣，緩者即伏之之意也。真火伏藏，命根永固，又得重生也。此方胡可忽視哉？邇來世風日下，醫者不求至理，病家專重人參。醫生入門，一見此等純陰無陽之候，開口以人參回陽，病家卻亦深信，全不思仲景為立法之祖，既能回陽，何為不重用之，既不用之，可知非回陽之品也。察

人參，性甘微寒，主補五臟，五臟為陰，是補陰之品，非回陽之品也，明甚。千古混淆，實為可慨。

問曰：病人兩耳前後忽腫起，皮色微紅，中含青色，微微疼，身大熱，兩顴鮮紅，口不渴，舌上青白苔，兩尺浮大而空者，何故？

答曰：此先天元陽外越，氣機附少陽而上也。夫兩耳前後，俱屬少陽地界，今忽腫微痛，紅色中含青色，兼之兩顴色赤，口不渴，而唇、舌青白，知非少陽之風火明矣。如係少陽之風火，則必口苦、咽乾，寒熱往來，紅腫痛甚，唇舌定不青白。今見青白苔，而陽虛陰盛無疑。身雖大熱，無頭疼、身痛之外感可據，元陽外越之候的矣。

況兩尺浮大而空，尺為水臟，水性以下流為順，故脈以沉細而濡為平。今浮大而空，則知陰氣太盛，一線之陽光，附陰氣而上騰，有欲竭之勢也。此際當以回陽袪陰，收納真氣為要。若不細心斟究，直以清涼解散投之，旦夕即亡。方宜白通湯主之，或潛陽丹亦可，解見上。

白通湯：附子一枚　生乾薑二兩　蔥白四莖。

用藥意解

按：白通湯一方，乃回陽之方，亦交水火之方也。夫生附子大熱純陽，補先天之火種，佐乾薑以溫中焦之土氣，而調和上下。蔥白一物，能引離中之陰，下交於腎。生附子又能啟水中之陽，上交於心。陰陽交媾，而水火互根矣。仲景一生學問，就在這陰、陽兩字，不可偏盛，偏於陽者則陽旺，非辛熱所宜；偏於陰者則陰旺，非苦寒所可。偏於陰者，外邪一入，即從陰化為病，陰邪盛則滅陽，故用藥宜扶陽；邪從陽化為病，陽邪盛則滅陰，故用

藥宜扶陰。此論外感從陰從陽之道也。學者苟能於陰陽上探求至理，便可入仲景之門也。

問曰：病人素緣多病，兩目忽陷下，昏迷不醒，起則欲絕，脈細微而空者，何故？

答曰：此五臟之真氣欲絕，不能上充而下陷，欲從下脫也。夫人身全賴一團真氣，真氣足則能充滿，真氣衰則下陷，此氣機自然之理。

今見昏迷，起則欲絕，脈微，明是真氣之衰，不能支持也。法宜峻補其陽，方宜四逆湯，以回其陽，陽氣復回，而精氣自然上充也。方解見上。

問曰：病後忽鼻流清涕不止，噴嚏不休，服一切外感解散藥不應而反甚者，何故？

答曰：此非外感之寒邪，乃先天真陽之氣不足於上，而不能統攝在上之津液故也。此等病近似寒邪傷肺之證，世醫不能分辨，故投解散藥不癒而反甚。不知外感之清涕噴嚏，與真氣不足之清涕噴嚏不同。外感之清涕噴嚏，則必現發燒、頭疼、身痛、畏寒、鼻塞之情形。真氣不足之清涕、噴嚏，絕無絲毫外感之情狀。況又服解散藥不癒，更為明甚。法宜大補先天之陽，先天之陽足，則心肺之陽自足。心肺之陽足，則上焦之津液，必不致外越也。人身雖云三焦，其實一焦而已。方宜大劑四逆湯，或封髓丹亦可，方解見上。即薑桂湯亦可。

薑桂湯： 生薑一兩五錢　桂枝一兩。

用藥意解

按：薑桂湯一方，乃扶上陽之方也。夫上焦之陽，原屬心肺所主，今因一元之氣不足於上，而上焦之陰氣即

旺，陰氣過盛，陽氣力薄，即不能收束津液。今得生薑之辛溫助肺，肺氣得助，而肺氣復宣，節令可行。兼有桂枝之辛熱以扶心陽。心者，氣之帥也，心陽得補，而肺氣更旺。肺居心上如蓋，心屬火，有火即生炎，炎即氣也。肺如蓋，當炎之上，炎沖蓋底；不能上，即返於下，故曰：肺氣下降，即此理也。肺氣既旺，清涕何由得出。要知扶心陽，即是補真火也。二火原本一氣。嚏本水寒所作，腎絡通於肺，腎寒，故嚏不休，方中桂枝，不獨扶心陽，又能化水中之寒氣，寒氣亦解，而嚏亦無由生。

此方功用似專在上，其實亦在下也。學者不可視為尋常，實有至理存焉。或又曰：扶心陽而肺氣更旺，夫心，火也，肺，金也，補心火，而肺不癒受其剋乎？曰：子不知五行稟二氣所生乎！五臟只受得先天之真氣，原受不得外來之客氣。今所扶者是先天之真氣，非外感之客氣，既云受剋，則肺可以不必居心上也。況此中之旨微，有不可以盡泄者。

問曰：病人兩耳心忽癢極欲死者，何故？

答曰：此腎中之陽暴浮也。夫兩耳開竅於腎，腎中之火暴發於上，故癢極欲死。或又曰，肝膽脈亦入耳，肝膽有火，亦可發癢，先生獨重腎氣，而不言肝膽之火，未免固執。曰：子言肝膽有火，必不專在耳心，別處亦可看出，必不忽癢極欲死。所來者驟然，故直斷之曰腎中之陽暴發也，法宜收納真氣為妥。方用封髓丹，解見上。

問曰：病人兩唇腫厚，色紫紅，身大熱，口渴喜熱飲，午後畏寒，小便清長，大便溏泄，日二三次，脈無力者，何故？

答曰：此脾胃之陽，竭於上也。夫兩唇屬脾胃，腫而

色紫紅，近似胃中實火，其實非實火也。實火之形，舌黃而必乾燥，口渴必喜飲冷，小便必短，大便必堅，身大熱，必不午後畏寒。此則身雖大熱，卻無外感可據。午後畏寒，明明陰盛陽衰，口渴而喜熱飲，中寒之情形悉具。兼之二便自利，又日泄三五次，已知土氣不實，況脈復無力，此際應當唇白之候，今不白而反紫紅腫厚，絕無陽證可憑，非陰盛逼出中宮之陽而何？法宜扶中宮之陽，以收納陽氣為主，方宜附子理中湯。

附子理中湯：附子一枚　白尤五錢　乾薑五錢　人參二錢，炙　甘草三錢，炙。

用藥意解

按：附子理中湯一方，乃先後並補之方也。仲景之意，原為中土太寒立法，故以薑、尤溫燥中宮之陽；又恐溫燥過盛，而以人參之微寒繼之，有剛柔相濟之意；甘草調和上下，最能緩中。本方原無附子，後人增入附子，而曰附子理中，覺偏重下焦，不可以理中名。

余謂先後並補之方，因附子之功在先天，理中之功在後天也。此病既是真氣欲竭，在中宮之界，非附子不能挽欲絕之真陽，非薑、尤不足以培中宮之土氣，用於此病，實亦妥切。考古人既分三焦，亦有至理，用藥亦不得混淆。上焦法天，以心肺立極；中焦法地，以脾胃立極；下焦法水，以肝腎立極。上陽、中陽、下陽，故曰三陽。其實下陽為上、中二陽之根，無下陽，即是無上、中二陽也。下陽本乎先天所生，中陽卻又是先天所賴，中陽不運，上下即不相交。故曰：「中也者，天下之大本也。」後天既以中土立極，三焦亦各有專司，分之為上、中、下，合

之實為一元也。用藥者，須知立極之要，而調之可也。

問曰：滿口齒縫流血不止，上下牙齒腫痛，口流清涎不止，下身畏寒，烤火亦不覺熱者，何故？

答曰：此腎中之真陽欲絕，不能統腎經之血液也。夫齒乃骨之餘，骨屬腎，腎中含一陽，立陰之極，以統乎腎經之血液。腎陽苟足，齒縫何得流血不止？齒牙腫痛，明係陰氣上攻，況口流涎不止，畏寒烤火亦不覺熱，而真陽之火種，其欲絕也明甚。此證急宜大劑四逆湯，以救欲絕之真火，方可。若謂陰虛火旺，而以滋陰降火之品投之，是速其危也。四逆湯解見上。

問曰：病人口忽極臭，舌微黃而潤滑，不思水飲，身重欲寐者，何故？

答曰：此先天真火之精氣發洩也。夫臭乃火之氣，極臭乃火之極甚也。火甚宜乎津枯，舌宜乎乾燥而黃，應思水飲，身必不重，人必不欲寐。今則不然，口雖極臭，無胃火可憑，舌雖微黃，津液不竭，無實火可據。

不思水飲，身重欲寐，明係陰盛逼出真火之精氣，有脫之之意也。或又曰：真陽上騰之症頗多，不見口臭，此獨極臭，實有不解。曰：子不觀藥中之硫黃乎！硫黃秉火之精氣所生，氣味極臭，藥品中秉火氣所生者亦多，而何不臭？可知極臭者，火之精氣也。此等症乃絕症也，十有九死，法宜收納真陽，苟能使口臭不作，方有生機。方用潛陽丹治之，解見上。

問曰：病人舌忽不能轉動，肢忽不能升舉，睡中口流涎不覺者，何故？

答曰：此陰盛而元陽不固不運也。夫人一身關節竅

道，全賴真氣布護運行。真氣健旺，則矯捷自如，出納有節，焉有舌不能轉，肢不能舉，睡中流涎不覺者乎？余故直決之曰：陰盛而元陽不固不運也。

或又曰：中風中痰，亦能使人舌不能轉，肢不能舉，先生獨重陽虛陰盛，不能無疑。曰：子不知中風、中痰之由乎？風由外入，痰因內成，總緣其人素稟陽虛，損傷已極，而外之風邪始得乘其虛隙而入之。陽衰在何處，風邪即中何處，故有中經、中腑、中臟之別。陽虛則中宮健運之力微，中宮之陰氣即盛，陰氣過盛，而轉輸失職，水穀之濕氣，與內之陰氣相聚，而為涎為痰。久久陽微，寒痰上湧，堵塞清道，遂卒倒昏迷，而曰中痰也。此病可與附子理中湯加砂半，方解見上。中風者，按陳修園《醫學三字經》法治之。中痰者，可與薑附茯半湯治之。

薑附茯半湯：生薑二兩，取汁　附子一兩　茯苓八錢半夏七錢。

用藥意解

按：薑附茯半湯一方，乃回陽降逆，行水化痰之方也。夫生薑辛散，宣散壅滯之寒；附子性烈純陽，可救先天之火種，真火復盛，陰寒之氣立消；佐茯苓健脾行水，水者痰之本也，水去而痰自不作；況又得半夏之降逆化痰，痰涎化盡，則向之壓於舌本者解矣。清道無滯，則四肢之氣機復運，而伸舉自不難矣。

問曰：平人忽喉痛甚，上身大熱，下身冰冷，人事昏沉者，何故？

答曰：此陰盛而真氣上脫，已離乎根，危之甚者也。夫喉痛一症，其在各經邪火所作，必不上熱下寒，即來亦

不驟。今來則急如奔馬，熱上寒下，明明一線之陽光，為陰氣所逼，已離乎根也。或又曰：既言平人，何得即謂之陽欲脫乎？曰：子不知人身所恃以立命者，其惟此陽氣乎？陽氣無傷，百病自然不作，陽氣若傷，群陰即起。陰氣過盛，即能逼出元陽，元陽上奔，即隨人身之臟腑經絡虛處便發。如經絡之虛通於目者，元氣即發於目；經絡之虛通於耳者，元氣即發於耳；經絡之虛通於巔者，元氣即發於巔，此元陽發洩之機。學者苟能識得一元旨歸，六合妙義，則凡一切陽虛之症，皆在掌握也。

茲雖云平人，其損傷原無人知曉，或因房勞過度，而損腎陽；或因用心太過，而損心陽；或因飲食失節，而損脾陽。然亦有積久而後發者，元氣之厚也；有一損而即發者，元氣之薄也。余常見有平人，日猶相見，而夜即亡者，毋乃元氣之薄，而元陽之脫乎？醫亦尚不知，而況不知醫者乎？此一段已將陽虛和盤托出，學者務宜留心體之可也。方宜潛陽丹主之，解見上。

問曰：咳嗽、喘促，自汗，心煩不安，大便欲出，小便不禁，畏寒者，何故？

答曰：此真陽將脫，陰氣上乾清道也。夫咳嗽、喘促一症，原有外感內傷之別。《經》云：咳不離肺。肺主呼吸，為聲音之總司，至清至虛之府，原著不得一毫客氣，古人以鐘喻之，外叩一鳴，內叩一鳴，此內外之分所由來也。外感者，由風、寒、暑、濕、燥、火六氣襲肺，阻肺經外出之氣機，氣機壅塞，呼吸錯亂，而咳嗽作，兼發熱、頭疼、身痛者居多，宜解散為主。解散之妙，看定六經，自然中肯。內傷者，因喜、怒、悲、哀、七情損傷真

陽、真陰所作，亦有發熱者，卻不頭疼、身痛，即熱亦時作時止。損傷真陽之咳者，陰氣必盛，陰盛必上乾清道，務要看損於何臟何腑，即在此處求之，用藥自有把握。

若真陰損傷之咳者，陽氣必盛，陽盛亦上乾清道，亦看損於何臟何腑，即在所發之處求之，用藥自有定見。要知真陽欲脫之咳嗽，滿腹全是純陰，陰氣上騰，蔽塞太空，猶如地氣之上騰，而為雲為霧，遂使天日無光，陰霾已極，龍乃飛騰。龍者，即坎中之一陽也，龍奔於上，而下部即寒，下部無陽，即不能統納前後二陰，故有一咳而大便欲出，小便不禁者，是皆飛龍不潛致之也。世醫每每見咳治咳，其亦聞斯語乎？法宜回陽降逆，溫中降逆，或納氣歸根。方用四逆湯、封髓丹、潛陽丹，解見上。

問曰：**胸腹痛甚，面赤如硃，不思茶水，務要重物壓定稍安，不則欲死者，何故？**

答曰：此元氣暴出而與陰爭也。夫胸腹痛一症，原有九種，總不出虛、實兩字。實證手不可近，虛證喜手揉按，此則欲重物壓定而始安，更甚於喜手揉按，非陽氣之暴出而何？或又曰：重物壓定而稍安，其理何也？曰：子不觀火之上沖乎，沖之勢烈，壓之以石，是阻其上沖之氣機也。氣機得阻，而上沖者不沖。今病人氣機上湧，面色已赤如硃，陽與陰有割離之象，故痛甚。重物壓之，亦如石之壓火也。此病非納氣歸根，回陽降逆不可，方用加味附子理中湯，或潛陽丹，解見上。

問曰：**病吐清水不止，飲食減，服一切溫中補火藥不效者，何故？**

答曰：此腎氣不藏，而腎水泛溢也。夫吐清水一症，

胃寒者亦多，今服一切溫中補火之品不效，明明非胃寒所作，故知其腎水泛溢也。或又曰：胃寒與腎水泛溢，有分別否？曰：胃寒者，關脈必遲，唇口必淡白，食物必喜辛辣熱物。腎水泛溢者，兩尺必浮滑，唇口必黑紅，不思一切食物，口間覺鹹味者多。胃寒者，可與理中湯。腎水泛溢者，可與滋腎丸，桂苓朮甘湯。

滋腎丸：黃柏一兩，炒　知母八錢　安桂三錢。

桂苓朮甘湯：桂枝八錢　茯苓二兩　白朮一兩　甘草五錢。

用藥意解

按：滋腎丸一方，乃補水之方，亦納氣歸腎之方也。夫知母、黃柏二味，氣味苦寒，苦能堅腎，寒能養陰，其至妙者，在於安桂一味，桂本辛溫，配黃柏、知母二物，合成坎卦，一陽含於二陰之中，取天一生水之義，取陽為陰根之義，水中有陽，而水自歸其宅，故曰滋腎。此病既非胃寒，而由水濫，雖曰土不制水，亦因龍奔於上，而水氣從之。今得安桂，扶心之陽，以通坎中之陽，陽氣潛藏，何致有吐水之患哉？或又曰：水既泛溢，而又以知、柏資之，水不癒旺，吐水不癒不休乎？曰：子不知龍者水之主也，龍行則雨施，龍藏則雨止，若安桂者，即水中之龍也，知、柏者，即水也。水之放縱，原在龍主之。龍既下行，而水又安得不下行乎？此方非獨治此病，凡一切陽不化陰，陰氣發騰之症，無不立應。

按：桂苓朮甘湯一方，乃化氣、行水之方也。夫桂枝辛溫，能化膀胱之氣，茯苓、白朮，健脾除濕。化者從皮膚而運行於外，除者從內行以消滅於中，甘草補土又能制

水。此病既水泛於上，雖腎氣之發騰，亦由太陽之氣化不宣，中土之濕氣亦盛。今培其土，土旺自能制水，又化其氣，氣行又分其水，水分而勢孤，便為土所制矣。余故列於此症內。但此方不惟治此症，於一切脾虛水腫，與痰飲咳嗽，更為妥切。

問曰：病後兩乳忽腫如盤，皮色如常，微痛，身重喜臥，不思一切飲食者，何故？

答曰：此陰盛而元氣發於肝胃也。夫病後之人，大抵陽氣未足，必又重傷其陽，陽衰陰盛，一線之陽光，附於肝胃之經絡而發洩，故色如常而微痛。況身重喜臥，乃陽衰陰盛之徵，乳頭屬肝，乳盤屬胃，故決之在肝胃也。若乳頭不腫，病專於胃；乳頭獨腫，病專於肝。雖兩經有分司，而病源終一。知其一元之發洩，治法終不出回陽、納氣、封髓、潛陽諸方。苟以為風寒、氣滯所作，定有寒熱往來，頭疼身痛，紅腫痛甚，口渴種種病形，方可與行氣、活血、解散諸方治之。此病當與附子理中湯加吳茱萸，方解見上。

問曰：兩脅忽腫起一埂，色赤如硃，隱隱作痛，身重，爪甲青黑者，何故？

答曰：此厥陰陰寒太盛，逼出元陽所致也。夫兩脅者，肝之部位也，今腫起一埂如硃，隱隱作痛，近似肝經風火抑鬱所作，其實不然。

若果係肝經風火，則必痛甚，身必不重，爪甲必不青黑。今純見厥陰陰寒之象，故知其元陽為陰寒逼出也。粗工不識，一見腫起，色赤如硃，鮮不以為風火抑鬱所作，而並不於身重、爪甲青黑、不痛處理會，直以清涼解散投

之，禍不旋踵。法宜回陽袪陰，方用四逆湯，重加吳茱萸。解見上。

問曰：病人頭面四肢瘦甚，少腹大如匏瓜，唇色青滑，不思食物，氣短者，何故？

答曰：此陽虛為陰所蔽也。夫四肢稟氣於胃，胃陽不足，而陰氣蔽之，陽氣不能達於四末，故頭面肌肉瘦甚，陰氣太盛，隔塞於中，而成腹脹，實不啻堅冰之在懷也。身中雖有微陽，亦將為堅冰所滅，安望能消化堅冰哉！堅冰喻陰盛也。法宜峻補其陽，陽旺而陰自消，猶日烈而片雲無。方用四逆湯，或附子理中湯加砂、半。方解見上。

或又曰：腹脹之病亦多，皆陽虛而陰蔽乎？曰：子不知人之所以立命者，在活一口氣乎？氣者，陽也。陽行一寸，陰即行一寸；陽停一刻，陰即停一刻。可知陽者，陰之主也。陽氣流通，陰氣無滯，自然脹病不作。陽氣不足，稍有阻滯，百病叢生，豈獨脹病為然乎？他如諸書所稱氣脹、血脹、風脹、寒脹、濕脹、水脹、皮膚脹，是論其外因也。如脾脹、腎脹、肺脹、肝脹、心脹，是論其內因也。外因者何？或因風寒入裡，阻其氣機，或因暑濕入裡，阻其升降，或因燥熱入裡，阻其往來，延綿日久，精血停滯。感之淺者，流於皮膚，感之深者，流於腹內，若在手足骨節各部，便成瘡瘍疔毒。阻在上焦，胸痹可決；阻在中焦，中滿證屬；阻在下焦；腹滿證作。內因者何？或因脾虛日久，而脾氣散漫；或因腎虛日久，而腎氣渙散；或因肝虛日久，而肝氣欲散；或因肺虛日久，而肺氣不斂；或因心虛日久，而心氣發洩。凡此之類，皆能令人作脹。大抵由外而入者，氣機之阻，由內而出者，氣機之

散也。阻者宜開，調氣行血，隨機斡運為要；散者宜收，回陽納氣溫補為先。然脹與腫有別，脹者從氣，按之外實而內空；腫者從血，按之內實而外亦實。治脹者，宜養氣、宜補氣、宜收氣，忌破氣、忌耗氣、忌行氣，尤貴兼養血。治腫者，宜活血、宜行血、宜破血，忌涼血、忌止血、忌斂血，尤須兼行氣。學者欲明治脹之要，就在這一氣字上判虛實可也。

問曰：前後二便不利，三五日亦不覺脹，腹痛，舌靑滑，不思飲食者，何故？

答曰：此下焦之陽虛，而不能化下焦之陰也。夫一陽居於二陰之中，為陰之主。二便開闔，全賴這點真陽之氣機運轉，方能不失其職。

今因真氣太微，而陰寒遂甚，寒甚則凝，二便所以不利也。況舌青、腹痛、不食，陰寒之實據已俱。法宜溫補下焦之陽，陽氣運行，陰寒之氣即消，而病自癒也。方用四逆湯加安桂，解見上。若熱結而二便不利者，其人煩躁異常，定見黃白舌苔，喜飲冷水，口臭氣粗可憑。

學者若知此理，用藥自不錯誤也。

問曰：病人每日交午初即寒戰，腹痛欲死，不可明狀，至半夜即癒者，何故？

答曰：此陽虛而陰盛，阻其氣機也。夫人身一點元陽，從子時起，漸漸而盛，至午則漸漸而衰，如日之運行不息。今病人每日交午初而即寒戰腹痛者，午時一陰初生，正陽氣初衰之候，又陰氣復旺之時。因之陽不足，復遇陰盛，陰氣盛而阻其陽氣運行之機，陰陽相攻，而腹痛大作，實陽衰太盛，不能敵其群陰，有以致之也。法宜扶

陽抑陰，方用附子理中湯加砂、半，方解見上。

問曰：平人覺未有病，惟小便後有精如絲不斷，甚則時滴不止者，何故？

答曰：此先天之陽衰，不能束精竅也。夫精竅與尿竅有別，尿竅易啟，只要心氣下降，即開而溺出。精竅封鎖嚴密，藏於至陰之地，非陽極不開。

今平人小便後有精不斷者，其人必素稟陽虛，過於房勞，損傷真氣，真氣日衰，封鎖不固，當心火下降，溺竅開而精竅亦與之俱開也。法宜大補元陽，交濟心腎為主。方用白通湯，解見上。

問曰：病後兩腳浮腫至膝，冷如冰者，何故？

答曰：此下焦之元陽未藏，而陰氣未斂也。夫人身上、中、下三部，全是一團真氣布護。今上、中俱平，而下部獨病。下部屬腎，腎通於兩腳心湧泉穴，先天之真陽寄焉，故曰陽者，陰之根也。陽氣充足，則陰氣全消，百病不作；陽氣散漫，則陰邪立起，浮腫如冰之症即生。古人以陽氣喻龍，陰血喻水，水之氾濫，與水之歸壑，其權操之龍也。龍升則水升，龍降則水降，此二氣互根之妙，亦盈虛消長之機關也。學者苟能識得元陽飛潛之道，何患治腫之無方哉？法宜峻補元陽，交通上下，上下相交，水火互根，而浮腫自退矣。方用白通湯主之，解見上。

問曰：少陰病吐利，手足逆冷，煩躁欲死者，以吳茱萸湯主之，其故何也？

答曰：吐則亡陽，陽指胃陽，利則亡陰，陰指脾陰，中宮之陰陽兩亡，陽氣不能達於四末，故逆冷。中宮為上下之樞機，上屬手少陰君火離也，而戊土寄焉。戊土屬

胃。下屬足少陰腎水坎也，而己土寄焉。己土屬脾。二土居中，一運精液於上而交心，一運精液於下而交腎。今因吐利過盛，二土驟虛，不能運精液而交通上下，故煩躁欲死。蓋煩出於心，躁出於腎，仲景所以列於少陰也。使吐利不至煩躁欲死，亦不得以少陰目之。主以吳茱萸湯，其旨微矣。

吳茱萸湯：吳萸一升　人參三兩　生薑六兩　大棗十二枚。

用藥意解

按：吳茱萸湯一方，乃溫中、降逆、補肝之劑也。夫吳萸辛溫，乃降逆補肝之品，逆氣降而吐自不作，即能補中。肝得補而木氣暢達，既不侮土，又與生薑之辛溫同聲相應，合大棗之甘，能調胃陽，復得人參甘寒，功專滋養脾陰。二土得補，皆具生機，轉運復行，煩躁自然立止。此方重在補肝降逆以安中，中安而上下自定，握要之法，與理中湯意同而藥不同也。理中湯淺一層，病人雖吐利，未至煩躁，故酌重在太陰。此方深一層，病人因吐利而至煩躁欲死，煩屬心，躁屬腎，故知其為少陰病。總由吐利太甚，中土失職，不能交通上下。其致吐之源，卻由肝木凌土而成，故仲景主以吳茱萸湯，溫肝降逆以安中，是的確不易之法，亦握要之法也。

問曰：病人牙齒腫痛二三日，忽皮膚大熱，而內卻冷，甚欲厚被覆體，有時外熱一退，即不畏寒者，何故？

答曰：此元氣外越，而不潛藏故也。夫病人牙齒腫痛二三日，並無陽證可憑，已知其陰盛，而元氣浮也。以後皮膚大熱，而內冷甚，明明元氣盡越於外，較牙痛更加十

倍。有時外熱一退，即不畏寒者，是陽又潛於內故也。病人若惡寒不甚，發熱身疼，即是太陽寒傷營衛之症。畏寒太甚，而至厚被覆體，外熱又甚，即不得以傷寒目之，當以元氣外浮為主，用藥切不可錯誤。此證又與上熱下寒同，但上、下、內、外稍異耳。病形雖異，總歸一元。法宜回陽，交通上下為主。方用白通湯、四逆湯，解見上。若兼頭、項、腰、背痛，惡寒，於四逆湯內稍加麻、桂、細辛亦可。醫於此地，不可猛浪，務要察透，方可主方，切切留意。

問曰：大病未癒，忽呃逆不止，昏沉者，何故？

答曰：此元氣虛極，濁陰之氣上干，脾腎欲絕之徵也。夫病人大病已久，元氣之不足可知。元氣之根在腎，培根之本在脾。脾腎欲絕，其氣渙散，上乾清道，直犯胃口，上下氣機有不相接之勢，故呃逆不止。人事昏沉，由元氣衰極，不能支持。此等病形，陰象全現，非若胃火之呃逆，而飲水亦可暫止。法宜回陽降逆為主，方用吳萸四逆湯，或理中湯加吳萸亦可，解見上。

問曰：病人腰痛，身重，轉側艱難，如有物擊，天陰雨則更甚者，何故？

答曰：此腎中之陽不足，而腎中之陰氣盛也。夫腰為腎之府，先天之元氣寄焉。元氣足則腎臟溫和，腰痛之疾不作。元氣一虧，腎臟之陰氣即盛。陰主靜，靜則寒濕叢生，元氣微而不運，氣滯不行，故痛作。因房勞過度而損傷元氣者，十居其八；因寒邪入腑，阻其流行之機者，十有二三。由房勞過度者，病人兩尺必浮空，面色必黑暗枯槁。由感寒而成者，兩尺必浮緊有根，兼發熱、頭痛、身

痛者多。凡屬身重，轉側艱難，如有物擊，天雨更甚之人，多係腎陽不足所致，寒濕所致亦同，總在脈色上求之。若陰虛所致，必潮熱口乾、脈細微、內覺熱，逢亢陽更甚。元氣虧者，可與潛陽丹；濕氣滯者，可與腎著湯；由感寒者，可與麻黃附子細辛湯；腎虛者，可與滋腎丸、封髓丹、潛陽丹。解見上。

腎著湯：白朮一兩　茯苓六錢　乾薑六錢　炙草三錢。

麻黃附子細辛湯：麻黃八錢　附子六錢　細辛三錢。

用藥意解

按：腎著湯一方，乃溫中除濕之方也。此方似非治腰痛之方，其實治寒濕腰痛之妙劑也。夫此等腰痛，由於濕成，濕乃脾所主也。因脾濕太甚，流入腰之外府，阻其流行之氣機，故痛作。方中用白朮為君，不但燥脾去濕，又能利腰臍之氣。佐以茯苓之甘淡滲濕，又能化氣行水，導水濕之氣，從膀胱而出。更得乾薑之辛溫以暖土氣，土氣暖而濕立消。復得甘草之甘以緩之，而濕邪自化為烏有矣。方中全非治腰之品，專在濕上打算。腰痛之由濕而成者，故可治也。學者切不可見腰治腰，察病之因，尋病之情，此處領略方可。

按：麻黃附子細辛湯一方，乃交陰陽之方，亦溫經散寒之方也。夫附子辛熱，能助太陽之陽，而內交於少陰。麻黃苦溫，細辛辛溫，能啟少陰之精而外交於太陽，仲景取微發汗以散邪，實以交陰陽也。陰陽相交，邪自立解，若執發汗以論此方，淺識此方也。又曰：溫經散寒，溫經者，溫太陽之經；散寒者，散太陽之寒。

　　若此病腰痛，乃由寒邪入太陽之外府，阻其少陰出外之氣機，故腰痛作。少陰與太陽為一表一裡，表病及裡，邪留於陰陽交氣之中，故流連不已。今得附子壯太陽之陽，陽旺則寒邪立消。更得麻、細二物，從陰出陽，而寒邪亦與之俱出。陰陽兩相鼓蕩，故寒邪解而腰痛亦不作矣。

　　問曰：病人先二三日發吐未癒，逐漸畏寒，又二三日逢未刻即寒冷，冷後即發熱，大汗出，至半夜乃已，日日如是，人漸不起，氣促，諸醫照瘧症治之不效者，何故？

　　答曰：此由吐傷胃陽，胃陽欲亡也。夫病初起即發吐，病根已在於太陰。太陰與胃為表裡，裡病及表，胃為表，主容受；脾為裡，主消磨。脾氣不運，非因食傷，即因氣阻。阻太過甚，則上逆而吐，吐則胃傷，過傷則亡陽。故吐。

　　吐則亡陽，故畏寒。復又大熱出汗者，亡陽之徵也。逢未而病起，至半夜而病止者，陽衰於午未，而生在子也。人事昏沉，氣促漸不起，陽將亡而未亡也。諸醫不察受病之根，專在寒熱上分辨，故照瘧法治之不癒。然瘧症有外感、內傷之別，外感者，其人必發熱、頭痛、身痛，汗、吐、下後，而邪未盡，邪附於少陽，少陽居半表半裡之間，邪出與陽爭則熱，陽指陽明，邪入與陰爭則寒，陰指太陰。寒瘧單寒無熱，熱瘧單熱無寒。即在此處攸分。亦有因飲食停滯中脘，氣機遏鬱不行，逢陽則熱，逢陰則寒，其人必飽悶，吞酸噯腐為據，即食瘧。若此病先由發嘔吐，嘔吐有因厥陰之氣上干者，有胃欲絕者。漸冷、漸發熱、出汗、氣促、人沉迷，明明吐傷胃陽，故斷之曰，胃陽欲亡也。法宜急降逆溫中回陽為主。回陽者，非回先天坎中之陽，而專回胃陽也。陽本一分而為三也。方用吳

茱萸湯，或吳萸四逆湯，或理中湯加吳萸俱可，解見上。

問曰：病人前兩月，上牙兩邊時時作疼，肝脈勁如石，脾脈亦有勁象，但不甚於肝部，後忽左邊手足軟弱，不能步履，麻木冷汗出，右邊伸縮尚利，言語飲食如常者，何故？

答曰：此先天真氣已衰，將脫而未脫之候也。近似中風，其實非中風也。夫病人上牙時時作疼，原係真氣不藏，上沖所致，肝脾脈勁如石，先天之陽，欲附肝脾而出，暴脫之機關已具。後忽左邊軟弱，不能步履，麻木冷汗出者，是先天真氣已衰於左，不復充盈。右邊伸縮尚利者，後天脾胃之陽尚充，故也。昧者若作風治，更發散以耗其中氣，中氣立衰，命即不永。此際急宜保護後天，後天健旺，其（其，原作「見」字，據文意改）人尚可復充。法宜先後並補為主，方用附子甘草湯，或加薑、桂、砂、半，緩緩調服，月餘可瘳。解見上。

以上數十條，專論陽虛，指出先天真氣上浮，反覆推明。真氣命根也，火種也，藏於腎中，立水之極，為陰之根，沉潛為順，上浮為逆。病到真氣上浮，五臟六腑之陽氣，已耗將盡，消滅削剝，已至於根也。《經》云：凡五臟之病，窮必歸腎，即此說也。然真氣上浮之病，往往多有與外感陽證同形，人多忽略，不知真氣上浮之病大象雖具外感陽證之形，仔細推究，所現定係陰象，絕無陽證之實據可驗，學者即在此處留心，不可猛浪。細將上卷辨認陽虛、陰虛秘訣熟記，君、相二火解體貼，則陽虛之病於在上、在中、在下，陰虛之病於在上、在中、在下，皆可按法治之也。陽虛篇內所備建中、理中、潛陽、回陽、封

髓、薑桂諸方，皆從仲景四逆湯一方搜出。仲景云：「三陽經病者，邪從陽化，陽盛則陰必虧，以存陰為要」，滋陰降火說所由來也；「三陰經病，邪入多從陰化，陰盛則陽必衰，以回陽為先」，益火之源以消陰翳所由起也。大凡陽虛之人，陰氣自然必盛，陰氣盛必上騰，即現牙疼、齦腫、口瘡、舌爛、齒血、喉痛、大小便不利之病，不得妄以滋陰降火之法施之。若妄施之，是助陰以滅陽也，辨察不可不慎。總在這陰象上追求，如舌青、唇青、淡白無神之類是也。千古以來，混淆莫辨，含糊不清，聰明穎悟之人，亦僅得其半而遺其半，金針雖度，若未度也。故仲景一生心法，知之者寡。茲採取數十條，匯成一冊，以便後學參究。其中一元妙義，消長機關，明明道破。至於仲景六經主方，乃有一定之至理，變方、加減方，乃是隨邪之變化而用也。三陽之方，以升散、清、涼、汗、吐、下為準。三陰之方，以溫中、收納、回陽、降逆、封固為要。陰陽界限，大有攸分。以三陽之方治三陽病，雖失不遠；以三陽之方治三陰病，則失之遠矣。世之業斯道者，書要多讀，理要細玩，人命生死，在於反掌之間，此理不明，切切不可妄主方藥，糊口事小，獲罪事大。苟能細心研究，自問無愧，方可言醫。

客疑篇

客有疑而問曰：先生論陽虛數十條，皆曰此本先天一陽所發為病也。夫人以心為主，心，火也、陽也。既曰陽虛，何不著重在上之君火，而專在以下之真火乎？余曰：大哉斯問也，子不知人身立命，其有本末乎？本者何？就

是這水中天，一句了了，奈世罕有窺其蘊者，不得不為之剖晰。嘗謂水火相依而行，水即血也，陰也；火即氣也，陽也。雖是兩物，卻是一團，有分之不可分，合之不勝合者也。即以一杯沸水為喻，沸，熱氣也，即水中無形之真火。氣何常離乎水，水何常離乎氣？

水離乎氣，便是純陰；人離乎氣，即是死鬼。二物合而為一，無一臟不行，無一腑不到，附和相依，周流不已。氣無形而寓於血之中，氣法乎上，故從陽；血有形而藏於氣之內，血法乎下，故從陰。此陰、陽、上、下之分所由來也。其實何可分也？二氣原是均平。二氣均平，自然百病不生，人不能使之和平，故有盛衰之別，水盛則火衰，火旺則水弱，此陰證、陽證所由來也。二氣大象若分，其實未分，不過彼重此輕，此重彼輕耳。

千古以來，惟仲景一人，識透一元至理，二氣盈虛消息，故病見三陰經者，即投以辛熱，是知其陽不足，而陰有餘也，故著重在回陽；病見三陽經者，即投以清涼，是知其陰不足，而陽有餘也，故著重在存陰。要知先有真火而後有君火，真火為體，體，本也，如灶心中之火種子也。君火為用，用，末也，即護鍋底之火，以腐熟水穀者也。真火存則君火亦存，真火滅則君火亦滅。觀仲景於三陰陰極之證，專以四逆湯之附子，挽先天欲絕之真火，又以乾薑之辛熱助之，即能回生起死，何不曰補木以生火，用藥以補心乎？於三陽陽極之證，專以大承氣湯之大黃，以救先天欲亡之真陰，又以芒硝之寒鹹助之，即能起死回生，何不曰補金以生水，用藥以滋陰乎？

仲景立法，只在這先天之元陰、元陽上探取盛衰，不

專在後天之五行生剋上追求，附子、大黃，誠陰陽二證之大柱腳也。世風日下，稍解一二方，得一二法者，即好醫生也。究竟仲景心法，一毫不識，開口即在這五行生剋上論盛衰，是知其末而未知其本也。余為活人計，不得不直切言之。余再不言，仲景之道，不幾幾欲滅乎？余更有解焉。人身原憑二氣充塞上下四旁：真陽或不足於上，真陰之氣即盛於上而成病，用藥即當扶上之陽以協於和平；真陽或不足於中，真陰之氣即盛於中而成病，用藥即當扶中之陽以協於和平；真陽或不足於下，真陰之氣即盛於下而成病，用藥即當扶下之陽以協於和平。此三陽不足，為病之主腦也。陰氣或不足於上，陽氣即盛於上而成病，用藥即當扶上之陰，而使之和平；陰氣或不足於中，陽氣即盛於中而成病，用藥即當扶中之陰，而使之和平；陰氣或不足於下，陽氣即盛於下而成病，用藥即當扶下之陰，而使之和平，此三陰不足，為病之主腦也。二氣之不足，無論在於何部，外之風、寒、暑、濕、燥、火六氣，皆得乘其虛而入之以為病。

　　凡外感之邪，必先犯皮膚。皮膚為外第一層，屬太陽，太陽為一身之綱領，主皮膚、統營衛故也。次肌肉，肌肉屬胃，次血脈，血脈屬心，次筋，筋屬肝，次骨，骨屬腎。乃人身之五臟，又分出五氣。五行皆本二氣所生，二氣貫通上中下，故三焦又為一經，而成六步也。外邪由淺而始深，內傷則不然。

　　七情之擾，重在何處，即傷在何處，隨其所傷而調之便了，此論外感、內傷之把握也。學者苟能體會得此篇在手，庶可工於活人，而亦可與言醫也。

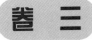

陰虛證問答

問曰：頭腦獨發熱，心煩熱，小便短赤，咽乾者，何故？

答曰：此心熱移於小腸，小腸熱移於腎也。夫腎上通於腦，腦熱由腎熱也。腎為水臟，統攝前後二陰，前陰即小腸膀胱，後陰即陽明大腸。肺與大腸為表裡，心與小腸為表裡。

今因心熱移於小腸，小腸受熱，故便短；小腸血液為熱所灼，勢必乞救於腎水，熱及於腎。腎水為邪火所擾，不能啟真水上騰，故咽乾；真水不能上交於巔，故腦熱。法宜養陰、清熱、降火為主，方用導赤散。

導赤散：生地一兩　木通五錢　甘草三錢　淡竹葉二錢。

用藥意解

按：導赤散一方，乃養陰、清熱、降火和平之方也。夫生地黃甘寒入腎，涼血而清熱，腎熱清而腦熱自解。木通甘淡，能降心火下行，導熱從小便而出，故曰導赤。竹葉甘寒，寒能勝熱。甘草味甘，最能緩正，亦能清熱。此方行氣不傷氣，涼血不傷血，中和之劑，服之無傷，功亦最宏，苟能活法圓通，發無不中也。

問曰：兩上眼皮紅腫痛甚，下眼皮如常，漸漸煩渴，飲冷者，何故？

答曰：此元陰不足於胃之上絡，胃中之火，遂發於上而津液傷也。

夫上眼皮屬陽明胃，下眼皮屬太陰脾。今病在胃而不在脾，故上腫而下不腫，胃火太盛，漸傷津液，故口渴飲冷。然未至飲冷，陰血尚未大傷；若已至飲冷，陽明之腑證悉具。苟謂風、寒之時氣所作，必有風、寒之實據可驗。此則無故而發，現於陽明地界，故知其元陰不足於胃之上絡，胃中之火，得以襲之也。法宜滅火救陰為主，方用人參白虎湯。

人參白虎湯：人參五錢　石膏八錢　知母六錢　甘草二錢　粳米一撮　如無人參，即以洋參、沙參代之。

古方分兩，石膏用至一斤，知母六兩，人參三兩，甘草二兩，米六合。

因陽明胃火燎原，盤踞中宮，周身精血，頃刻有灼盡之勢，非杯水可救，故施猛劑，取其速滅也。若此病雖屬胃火，不得照此例以施之，故改用分兩，不失經旨，可也。

用藥意解

按：人參白虎湯一方，乃滅火救陰之神劑也。夫病人所現病形，未見陽明之實據，不得妄施；若已現陽明之實據，即當急投。

今病人上眼皮紅腫痛甚，又見口渴飲冷，明明胃火已盛，津液已傷，此際若不急用人參以扶元陰，石膏以清胃熱，知母以滋化源，甘草、粳米以培中氣，勢必灼盡津

液，為害匪輕。此等目疾，不得不用此方。若視此方專為傷寒之陽明證立法，則為固執不通。不知仲景立法，方方皆是活法，凡屬陽明之燥熱為病者，皆可服也。妙處即在分兩輕重上顛倒。

今人過畏石膏不用，往往誤事，實由斯道之不明，六經之不講也。

問曰：兩耳前後紅腫痛甚，口苦者，何故？

答曰：此元陰不足於少陽之經，少陽經之陽氣旺而為病也。夫兩耳前後，俱屬少陽地界，今紅、腫、痛甚，少陽之火旺可知。如係風、寒阻滯所作，必現頭痛、身痛、寒熱往來之候；內有抑鬱所作，必有憂思不解之情；審察內外無據，則元陰之不足無疑。

元陰之不足，亦有由生。有因脾胃久傷，而生化太微；有因房勞過度，元陽不足，而轉運力微，陰血漸虛，即不能滋榮於木，木燥而木病叢生，此紅、腫、疼、痛、耳聾、口苦、脅痛、筋攣諸症作矣。茲揭出於兩耳前後，不言脅痛、筋攣，舉一隅也。其中更有至要者，人身上下四旁，全憑元陰、元陽二氣充塞，元陰不足，無論在於何部，元陽之氣即旺於元陰不足之部而成病。

元陽不足，亦無論在於何部，元陰之氣即旺於元陽不足之部而成病。然二氣寓於凡精凡氣之中，凡精氣盛，元陰元陽自盛，凡精氣衰，元陰元陽自衰，此二氣盈虛消息機關，發病主腦。論二氣，論部位，六經自在其中；驗外感，察內傷，戕伐之機關自定。

知得此理，仲景之心法可通，明澈無疵，調和水火之方有據。此病可與小柴胡湯倍人參、黃芩。

小柴胡湯：人參八錢　柴胡六錢　黃芩七錢　半夏四錢　甘草三錢　大棗四枚　生薑三錢。

古方柴胡用至半斤，黃芩三兩，人參三兩，甘草二兩，生薑三兩，半夏半升，大棗十二枚，是因寒傷太陽之氣，不能從胸出入，逆於胸脅之間，留於少陽地界，少陽居半表半裡之間，從表則熱，從裡則寒，故少陽主寒熱往來。今為太陽未解之邪所侵，中樞不運，仲景立小柴胡一法，實以伸少陽之木氣，木氣伸，而太陽未解之邪，亦可由中樞之轉運而外出矣。

用藥意解

按：小柴胡湯一方，乃表裡兩解之方，亦轉樞調和之方也。夫此方本為少陽之經氣不舒立法，實為太陽之氣逆胸脅立法。仲景以治太陽，實以之治少陽，治少陽即以治太陽也，人多不識。

余謂凡屬少陽經病，皆可服此方，不必定要寒傷太陽之氣逆於胸脅，不能外出者可服。若此病紅腫，確實已在少陽，無外感，無抑鬱，非元陰之不足而何。

將古方改用分兩，以人參之甘寒為君，扶元陰之不足，柴胡苦平為臣，舒肝木之滯機，佐黃芩之苦以瀉少陽之裡熱，佐半夏、生薑之辛散，以宣其脅聚之痰水，棗、甘為使，以培中氣。然棗、甘之甘，合苦寒之品，可化周身之陰，合辛散之品，可調周身之陽，化陽足以配陰，化陰足以配陽，陰陽合配，邪自無容，故能兩解也。

然古方重柴胡，功在轉其樞，此方倍參、芩，功在養陰以清其熱。變化在人，方原無定。總在活活潑潑天機，陰陽輕重處顛倒，不越本經界限，可也。

問曰：鼻尖紅腫，上牙齦腫痛，大便不利，煩躁譫語，口渴飲冷者，何故？

答曰：此元陰不足於胃，胃火旺盛，陰血又反傷也。夫元陰之氣，若無一臟不足，必無紅腫火證之虞，人只知為風邪、火邪所作，而不知元陰之早虧於內也。陰虛則火旺，故火證叢生。

今病人所現症形，已具陽明之裡證，此刻胃火旺極，陰血衰甚也。須知凡血之內寓元陰，凡氣之內寓元陽，病人元陰先不足而火生，火生太烈，更足以傷其凡血。故曰：「壯火食氣」，食氣者，食盡元陰之氣也。世醫以桂、附為壯火，不知桂、附補元陽之衰，陽虛人之要藥，非陽旺陰虛之所宜也。

此病法宜瀉火救陰為主，方用大承氣湯主之。

大承氣湯：芒硝六錢　大黃五錢　枳實三錢　厚朴八錢。

古方厚朴用至半斤，大黃四兩，枳實五枚，芒硝五合，是因太陽之邪流入燥地，已經化為熱邪，大實、大滿、大聚、大便不通，狂叫、腹痛，脈沉，實。陽明至此，非清涼、升散可解，惟有下奪一法。仲景故立此方，以為陽明之將壞立法。然未至裡實之盛者，亦可改分兩以施之，不失本經裡證宗旨，可也。

用藥意解

按：大承氣湯一方，乃起死回生之方，亦瀉火救陰之方也。夫病人胃已經實，元陰將亡，已在瞬息之間，苟不急用大黃、芒硝苦寒之品，以瀉其亢盛之熱，枳實、厚朴苦溫之味，以破其積滯之邪，頃刻元陰灼盡，而命即不

生。仲景立法，就在這元陰、元陽上探盛衰，陽盛極者陰必亡，存陰不可不急，故藥之分兩，不得不重。陰盛極者陽必亡，回陽不可不急，故四逆湯之分兩，亦不得不重。二方皆有起死回生之功，仲景一生學問，陰陽攸分，即在二方見之也。

他如一切方法，皆從六氣變化而出，六經主氣為本，各有提綱界限；六氣為客，各有節令不同，不得混視。至於此病，雖具陽明裡證，尚未大實之甚，而即以此方改分兩治之，不失本經裡證治法，分兩雖殊，時勢亦異，學者苟能細心體會，變化自有定據也。

問曰：兩目兩眥，赤脈縷縷，痛甚，舌腫厚，小便不利者，何故？

答曰：此元陰不足，而少陰火沸也。夫大小眼角，屬心與小腸，二經之元陰不足，元陽之氣便盛而為病，即為客邪，不必定要風寒閉塞而作，才為客氣。知得此理，便得二氣盈虛消息主客之道。況目窠乃五臟精華所聚之地，原著不得一毫客氣，著一毫客氣，則目病叢生。

客氣二字，外指風、寒、暑、濕、燥、火時氣，內指元陰、元陽偏盛所現，與風、寒、暑、濕、燥、火時氣不同。從外感來者，必有發熱、頭痛、清涕、畏寒等情；從內二氣發者，必無外形可徵。

元陰不足為病者，火必旺，即為實邪，多紅、腫、痛甚；元陽不足為病者，陰必盛，即為虛邪，多不腫痛。即有腫痛甚者，乃元陽外脫之候，必現陰象以為據。若無陰象可驗，便是實火，此認症之要也。目科雖云七十二種，總不出陰、陽、虛、實四字，目科以五臟所屬，名為五

輪。

風輪主肝，黑珠也；血輪主心，兩眥也；氣輪主肺，白睛也；水輪主腎，瞳子也；肉輪主脾，上下皮也。又分八廓，八廓即乾、坎、艮、震、巽、離、坤、兌是也，其要原不在此，學者務要在二氣偏盛上求之，六氣上求之，可也。此病兩眥與舌腫，小便不利（利，原作「列」字，據文意改）者，心與小腸皆熱也。

法宜養陰清熱為主，方用大劑導赤散，加洋參、黃連主之，解見上。

問曰：咽喉痛，乾咳無痰，五心煩熱，欲飲冷者，何故？

答曰：此元陰不足，而少陰火旺逼肺也。夫少陰之脈挾咽喉，喉之痛由於火旺，肺之咳由於火逼，無痰者，火盛而津枯，五心煩熱者，元陰虛而為邪火灼，欲飲冷者，陰欲陰以救也。法宜清熱潤燥救陰為主。方用黃連阿膠湯主之。

黃連阿膠湯：黃連四錢　黃芩四錢　芍藥二錢　阿膠二錢　雞子黃二枚。

用藥意解

按：黃連阿膠湯一方，乃交陰陽之方，實養陰、清熱之方也。夫此方本為少陰熱化症，而為心煩不得臥者立法。蓋心煩者，坎中之精不能上交於心；不得臥者，離中之陰不能下降於腎。

方中芩、連、芍藥之苦，直清其熱，又得雞子黃以補離中之氣，阿膠以補坎中之精，坎、離得補，陰、陽之氣自調，升、降不乖，而水、火互為其根矣。

今病人所現症形，全係元陰虧損，元陽變為客邪所作，故取苦寒柔潤之品，以滋其枯涸之區，俾火熄而陰可立復，病可立癒也。古方分兩，立意不同，故所用甚重，今病勢稍異，故改用之。

問曰：**產婦二三日，偶有小疾，服行瘀破滯之藥不效，延至月餘，釀成周身腫脹，又服消脹之藥，更加乳腫不食，肛門逼脹，痛欲死者，何故？**

答曰：此服藥不當，釀成血脫之候也。夫產後之人，血暴下注，每多血虛，即有瘀滯、腹痛、乳腫、血暈之症，只宜溫中、活血、行氣之品，不可大施破血、破滯之味，昧者專以破瘀滯為主，不知氣得溫而瘀滯自行，血得活而瘀滯自散。此病因誤服消導，釀成壞症，獨不思產婦血既大虛，全賴扶陽氣以生之，今不扶其陽而更耗其陽，陽氣既耗，陰血何由得生？瘀滯何由得行？今成血脫，而元氣無依，周身散漫，故腫脹叢生。此刻只宜收納元陽，猶慮不及，尚服見腫消腫之藥，更加乳腫，肛門逼脹欲死，其下脫之機已經暴露。法宜峻補其血，血得補而氣有所依，氣有依而腫脹自然不作。方用當歸補血湯，加鹿茸、黑薑、麥芽、甘草、蔥、酒。

當歸補血湯：當歸四錢　黃耆一兩　鹿茸三錢　麥芽五錢　黑薑四錢　炙草二錢　甜酒半杯　蔥頭子四個。

用藥意解

按：補血湯一方，乃活血、行氣之方，實補氣、補血之方也。夫當歸味苦，入心能補心，心者生血之源也；黃耆甘溫補肺，肺者正氣之宗也。當歸得黃耆而血有所附，黃耆得當歸而氣有所依，即名補血湯亦可，即名補氣湯亦

可。古人稱為補血湯者，取陽生陰長之義。

余謂氣血雙補，欲補氣者，當倍當歸而輕黃蓍，從陰以引陽法也；欲補血者，當倍黃蓍而輕當歸，從陽以引陰法也。此方倍黃蓍，故名補血湯。今產婦病四十餘日，既釀成血虛欲脫而未脫之際，忽得補血之品，而血虛可復，又得補氣之物，而血有統制。血既有統，而欲下者不下，則肛門逼脹之症可除。

加鹿茸者，取純陽之質，以助真陽之氣；佐薑、草者，有溫中之功，又有化陰之意；用蔥頭以降離陰而下交；用甜酒以鼓坎陽而上行，使麥芽從中以消散其壅滯之氣血，不寒不燥，故治此病易也。況當歸重用，有活血之能，黃蓍重用，有行氣之妙。前賢往往用於血虛發熱之症頗效。余謂血虛氣虛，皆可，不必固執。

問曰：**病人口臭、舌黃，飲冷，呃逆不休，水瀉不止，步履如常者，何故？**

答曰：此元陰不足，而胃火旺甚也。夫口臭有二，有先天精氣發洩者，口雖極臭，而舌滑潤微黃，人無神而陰象全現，決不飲冷。胃火旺者，口臭，舌必乾黃，口渴飲冷。呃逆者，火之上沖，瀉不止者，火之下降，步履如常者，火之助也。法宜下奪為主，方用大承氣湯主之，解見上。此條上、中、下三部俱備，學者不必定要全見，而始用此方，活法圓通，人貴於知機耳。

問曰：**平人乾咳無痰者，何故？**

答曰：此元陰不足，而肺燥也。夫肺為金，生水之源也。元陰不足，由於肺燥不能生水，肺燥實由於元陰不足而邪火生，火旺剋金，故肺燥。肺氣燥，斯乾咳作矣。法

宜苦甘化陰養血為主，方用甘草乾薑湯，合當歸補血湯，加五味子治之。

甘草乾薑湯：炙甘草二兩　乾薑五錢，炮。

用藥意解

按：甘草乾薑湯一方，乃辛甘化陽之方，亦苦甘化陰之方也。夫乾薑辛溫，辛與甘合則從陽化，乾薑炮黑，其味即苦，苦與甘合則從陰化。

仲景以此方治誤吐逆煩躁而厥者，取辛甘以化熱、守中而復陽也。又治吐血，治中寒，取辛甘以化陽。陽，氣也。氣能統血，陽能勝寒，陽能溫中也。又用以治拘急，治筋攣，治肺痿，治腸燥，取苦甘以化陰。陰血也，血能勝熱，血能潤燥，血能養筋也。

今病人既現乾咳無痰，肺氣之燥明矣。即以化陰之法，合當歸補血湯，加五味子治之，俾燥熱解而肺氣清，肅令行而乾咳自不作矣。

問曰：婦女病，忽喜忽笑，言語異常，似顛非顛，似狂非狂者，何故？

答曰：此真水不能上交於心，心熱生而神無主也。夫人一身，全賴水、火兩字，水、火相依而行，彼此互為其根，火下降則腎臟溫，水上升則心臟涼，此陰、陽顛倒之妙也。今病人所現症形，明係真陰不足，不能上交於心，則心熱生。心者，神之主也，熱甚則神昏，故喜笑言語異常，而人若顛也。

諸書稱為熱入血室，尚未窺透此理，不知心者，生血之源也，血室者，衝脈之所居也。衝為血海，即有熱入，未必即若癲狂也，當以熱甚神昏為確。法宜養陰清熱，交

濟陰、陽為主，方用梔豉湯主之。

梔豉湯：梔子一兩　豆豉二兩。

用藥意解

按：梔豉湯一方，乃坎、離交濟之方，非湧吐之方也。夫梔子色赤、味苦、性寒，能瀉心中邪熱，又能導火熱之氣下交於腎，而腎臟溫。豆形像腎，製造為豉輕浮，能引水液之氣上交於心，而心臟涼。一升一降，往來不乖，則心、腎交而此症可立瘳矣。

仲景以此方治汗、吐、下後虛煩不得眠，心中懊憹者，是取其有既濟之功。前賢以此方列於湧吐條，未免不當。獨不思仲景既列於汗、吐、下後虛煩之症，猶有復吐之理哉。

問曰：每日早飯後，即咳吐黃痰數口，五心潮熱，心煩、口渴，大熱飲冷，六脈細數者，何故？

答曰：此元陰虛極，火旺而津液欲竭也。夫大熱、口渴、飲冷、心煩、咳吐黃痰，症象白虎之形，然六脈細數，細為血虛，數為血熱，明明血虛生內熱，則又非白虎之症也。醫於此際，不可猛浪，務要審確。

余細推究病情，傷寒陽明證之煩躁、口渴、飲冷、發熱，是從外感得來，脈必長大，定有頭疼、身痛、惡寒等情。血虛之大渴、飲冷、煩躁、發熱，從內傷得來，或吐血，或久咳，或產後血暴虛，或抑鬱損傷心脾，脈必細微，甚則細數，定少頭疼、身痛、惡寒等情，切切不可輕用白虎。誤用白虎，為害匪輕。法宜峻補真陰為主，方用獨參湯，或當歸補血湯亦可，解見上。

獨參湯：人參即以洋參代之　洋參二兩。

用藥意解

按：獨參湯一方，乃補陰之第一方也。今人用為補陽、回陽，大悖經旨，由其不知水、火立極之妙，藥性功用之專。

余為活人計，不得不直切言之。夫人身所恃以立命者，惟此水、火而已，水、火即氣、血，即陰、陽，然陽之根在乎坎，天一生水，一點元陽含於二陰之中是也；陰之根在乎離，地二生火，一點元陰藏於二陽之內是也。水、火互為其根，乾、坤顛倒，各有妙用。故《經》云：善補陽者，於陰中求陽；善補陰者，於陽中求陰。今人罕明此理，一見陽虛證，用藥即著重心，而不知著重腎；一見陰虛證，用藥即著重腎，而不知著重心。

究其所用藥品，陽虛重在人參，陰虛重在熟地。熟地甘寒補陰，尚不為錯，而人參甘寒，近來所出洋參味苦，苦寒之品，皆補陰之品，非補陽之品。故仲景不用參於回陽，而用參於大熱亡陰之症以存陰，如人參白虎湯、小柴胡湯之類是也。

大凡藥品，性具苦、寒、酸、澀、鹹味者，功專在陰；具甘、溫、辛、淡、辣味者，功專在陽。今人著重在後天坎、離之陰、陽，而不知著重坎、離中立極之陰陽，故用藥多錯誤也。

仲景一生學問，即在這先天立極之元陰、元陽上探求盈虛消長，揭六經之提綱，判陰陽之界限，三陽本乾元一氣所分，三陰本坤元一氣所化，五臟六腑，皆是虛位，二氣流行，方是真機，陰陽盈縮，審於何部，何氣所乾，何邪所犯，外感由三陽而入內，六客須知，內傷由三陰而發

外，七情貴識，用藥各用實據，如六經主方是也。然補坎陽之藥，以附子為主。補離陰之藥，以人參為先，調和上下，權司中土，用藥又以甘草為歸。此皆立極藥品，奈人之不察何！

余細推世之用人參以補心，即為補陽也，不知心雖屬陽，外陽而內陰，功用在陰，周身陰血俱從火化得來，故色赤。《經》云：心生血。又曰：火味苦。以苦補心，即是補離中之陰也，而非補真陽也。千古以來，用參機關，惟仲景一人知之，而時珍《本草綱目》云：能回元氣於無何有之鄉。推斯意也，以為水火互為其根。《經》云：陽欲脫者，補陰以留之，獨參湯是也。陰欲脫者，補陽以挽之，回陽飲是也。至於陰盛逼陽於外者，用參實以速其陽亡也。陽盛灼陰將盡者，回陽實以速其陰亡也。凡用參以冀回陽，總非至當不易之理，學者宜知。

若此症所現，乃陽旺陰虛之甚，正當用參以扶立極之元陰，元陰盛而周身之陰血自盛，血盛而虛者不虛，病者不病矣。

問曰：酒客病，身大熱而喘，口渴飲冷，無頭疼、身痛、畏寒者，何故？

答曰：此積濕生熱，熱盛而傷血也。夫嗜酒之人，易生濕熱症，因酒性剛烈發散，入腹頃刻，酒氣便竄於周身皮膚，烈性一過，濕氣便留中脘。中土旺者，濕氣易去；中氣弱者，濕氣難消，久久中氣更虛，濕氣因而成疾，濕氣流注四肢，便成痰火手腳。醫生一見痰火手足，便照痰火治之，鮮有癒者。

以余主治，法宜溫中除濕，辛甘化陽之品。若此症由

濕聚日久，因而生熱，熱氣逼肺，則喘症生，熱傷津液，則口渴作。法宜清熱、燥濕、升解為主，方用葛根黃連黃芩湯。

葛根黃連黃芩湯：葛根一兩　黃連五錢　黃芩五錢甘草五錢。

古方葛根用至半斤，芩、連、草各二兩，因太陽桂枝證誤下，邪陷於中土，下利不止，脈促喘汗者，內陷之邪，尚欲從肌腠而外出不能出，湧於脈道，則脈促，湧於華蓋，則氣喘。仲景故用葛根以升騰胃氣，鼓邪仍從外出，佐以芩、連之苦，苦以堅之，堅毛竅以止汗，堅腸胃以止瀉，又以甘草調中，邪去而正立復，病自不難解矣。今改用分兩，藉以治酒客之積濕生熱，大熱而喘者，亦更妙也。

用藥意解

按：葛根黃連黃芩湯一方，乃表裡兩解之方，亦宣通經絡、燥濕、清熱之方也。夫葛根氣味甘辛，稟秋金之氣，乃陽明胃經主藥也。陽明主燥，肌肉屬陽明胃，胃熱甚故肌肉亦熱，胃絡上通心肺，熱氣上湧於肺故喘，熱傷脾中陰血故渴。

今得葛根之升騰，宣通經絡之邪熱，熱因濕積者，熱去而濕亦去矣。況得芩、連之苦，苦以清熱，苦能燥濕，復得甘草和中以培正氣，內外兩解，濕熱自化為烏有矣。此方功用尚多，學者不可執一。

問曰：老人大便艱澀不出者，何故？

答曰：此血虛甚而不能分潤溝渠也。夫年老之人，每多氣、血兩虛，氣旺則血自旺，氣衰則血自衰。然年老之

人，稟賦原有厚薄，不得概謂氣血兩虛。亦有素稟陽旺者，精神不衰，出言聲厲，飲食不減，此等多由火旺陰虧。亦有稟賦太薄，飲食不健，素多疾病，乃生機不旺，運化太微，陰血漸衰，不能澤潤腸胃，腸胃枯槁，此真血虛之候。

二條乃言老人之稟賦。亦有因外邪入陽經，變為熱邪，伏於腸胃而閉結者。亦有陰盛陽微，下焦無陽，不能化陰而閉結者，亦有肺內伏熱而閉結者，認證總宜清耳。若老人大便艱澀，無外證者，即是血枯居多，法宜苦甘化陰為主，方用當歸補血湯加蜂蜜，或甘草乾薑湯，解見上。或麻仁丸。

麻仁丸：麻仁二兩　芍藥八錢　枳實八錢　大黃一兩六錢　厚朴二錢　杏仁一兩　白蜜一兩。

用藥意解

按：麻仁丸一方，乃潤燥行滯之方，實苦甘化陰之方也。夫人身精血，俱從後天脾胃化生，脾與胃為表裡，胃主生化，脾主轉輸，上下分佈，脈絡溝渠，咸賴滋焉。今胃為伏熱所擾，生化之機不暢，伏熱日熾，胃土乾燥，漸漸傷及脾陰，脾陰虛甚，津液不行於大腸，腸、胃火旺，積糞不行，故生窮約。窮約者，血枯而無潤澤，積糞轉若羊矢也。故仲景立潤腸一法，使溝渠得潤，窮約者，自不約也。

藥用麻仁、杏仁，取多脂之物，以柔潤之，取大黃、芍藥之苦，以下降之，取厚朴、枳實之苦溫，以推蕩之，使以白蜜之甘潤，與苦合而化陰。陰得化而陽生，血得潤而枯榮，腸胃水足，流通自如，推蕩並行，其功迅速。此方宜用為丸，緩緩柔潤，以治年老血枯，實為至當之法。

今改用分兩為湯，取其功之速，亦經權之道也。

問曰：男子陽物挺而不收者，何故？

答曰：此元陰將絕，陽孤無匹也。夫陽物之舉，乃陽旺也。陽旺極宜生陰，陰生陽自痿，乃陰陽循環不易之理。今出乎至理之外，挺而不收，明明有陽無陰象也。此際法宜救陰，大補先天元陰為主，方用獨參湯主之，解見上。或六味地黃湯亦可。

六味地黃湯：熟地一兩　棗皮八錢　山藥五錢　茯苓五錢　丹皮六錢　澤瀉三錢。

用藥意解

按：地黃湯一方，乃利水育陰之方也。夫地黃甘寒，滋腎水之不足；二皮酸寒，斂木火之焰光；山藥、茯苓，健脾化氣行水，澤瀉甘寒，補養五臟，又能消濕。此病由水虛而火旺，又加木火助之，故不收。

今得地黃補水，又能滋肝，肝主宗筋，乃陽物之根也。宗筋得潤，而陽物立痿，佐二皮一斂一瀉，火光即滅。又得山、苓、澤瀉，健脾化氣以行津液，庶幾此病易瘳。古人云：補陽以配陰，乃為陽痿不舉柱腳，為一切陽虛柱腳。補陰足以配陽，乃為陽挺不收柱腳，為一切陰虛柱腳。

此條應專以滋陰為是。不應利水，利之似反傷陰，不知用利藥於地黃之內，正取其利，以行其潤之之力也。學者不可執一，分兩與古方不同，改用也。

問曰：病人每日半夜候，兩足大熱如火至膝，心煩，至午即癒者，何故？

答曰：此血虛陽旺也。夫人身以陰、陽兩字為主，陽

生於子至巳時，屬三陽用事，正陽長陰消之時，陰虛不能配陽，陽旺故發熱。至午即癒，乃陰長陽消，陽不勝陰，故熱退。世人以為午後發熱為陰虛，是未識陰、陽消長之道也。余治一易姓婦，每日午初，即面赤發熱，口渴喜熱湯，至半夜即癒，諸醫概以補陰不效，余以白通湯，一服而癒。此病法宜補陰以配陽為主，方用補血湯，或地黃湯，解見上。

問曰：秋月人忽然腹痛水瀉，日數十次，完穀不化，精神不倦者，何故？

答曰：此肺中之元陰不足，肺氣燥甚也。夫大便水瀉至完穀不化，誰不以為脾胃之敗也。不知肺氣燥極，亦有此症。肺與大腸為表裡，大腸主傳送，飲食入胃，不待消化，隨燥熱之氣下降，而直趨大腸，故日瀉數十次，腹痛飲冷不倦。若果脾敗完穀不化，精神之倦極可知，決然病久非暴也。至於水瀉一症，有瀉出色黃極者，胃火旺也。瀉出色白者，下元無火也。

瀉出色青者，厥陰之寒化也。瀉出色如醬汁者，太陰之濕化也。瀉出如溏鶩者，臟有寒也。亦有瀉出色白如涎者，肺有熱也。有瀉出淡赤色者，陽不統陰也。以上數症，臨症時再察虛、實、新、久，脈息有神、無神，用藥自有據也。此症法宜清燥為主，方用甘桔湯，加二冬、地骨、桑皮、黃芩、杏仁、白蜜治之。

甘桔湯：甘草一兩　桔梗八錢　天冬四錢　麥冬四錢　地骨三錢　桑皮三錢　黃芩二錢　杏仁二十粒　白蜜五錢。

用藥意解

按：甘桔湯一方，乃苦甘化陰之方也。此方仲景用以治少陰之咽痛症，因少陰之火上浮於咽，少陰之絡挾咽故也。得甘桔之合化，而少陰得養，故癒。今用以治太陰，取桔梗之苦以開提肺氣，而伏熱立消，取甘草之甘，大甘足以化熱，苦與甘合，又能化陰，化陰足以潤肺，又加以二冬、二皮、黃芩、杏仁、白蜜，一派甘寒、苦降之品以助之，而肺燥立止，水瀉自不作矣。

問曰：病人乾咳，周身皮膚癢者，何故？

答曰：此元陰虛不能潤肺，肺燥而不能行津液於皮膚也。夫病人乾咳，乃血虛肺燥之驗。肺主皮毛，肺氣清，則節令行而不乖，臟腑咸賴；肺氣燥，則節令失，而津液不行，百病叢生。

津液不行於內，則肺痿、臟結、腸燥、痿躄、筋攣、骨蒸等症即起；津液不行於外，則皮毛、肌膚、爪甲枯槁、燥癢之症立作。此條言血虛肺燥，有如是等症，法宜清燥、養營為主，方用補血湯，合甘草乾薑湯，加五味、白蜜治之，解見上。

業斯道者，須知人身氣血運用機關，氣血之根皆在下，培養在中，發用在上。根即此●也，培養即此◎也，發用即此⊙也。肺主氣，即發用之外圈，心主血，即發用之內圈。外圈本乾體所化，內圈本坤體所生，天包乎地，地成乎天，混然一物。地氣上騰，指坎中一陽，由下而中而上，一呼即起；天氣下降，指離中真陰，由上而中而下，一吸即入。故曰呼、吸者，陰、陽之橐籥也。呼則氣行而血隨，吸則血行而氣附。呼吸雖判乎陰陽，其實升則

二氣同升，降則二氣同降，升降循環不已，故即上、下以判陰、陽也。

先聖恐人不明，故畫卦以明陰、陽，乾坤則稱為先天，六子乃為後天，今人專在後天論陰陽生剋固是，而不在先天論陰陽盛衰，是知其末，而未知其本也。苟有知得陰陽升降之道者，庶可與共學適道矣。

問曰：筋縮不伸者，何故？

答曰：此血虛不能養筋，筋燥故也。夫筋之燥也，有由生。雖云水能生木，其實水、火之功用在心、肺，肺主氣，心主血，肺氣行於五臟，血亦行於五臟，肺氣行於六腑，血亦行於六腑。

肺氣燥極，則運行衰，津液不潤於筋，則筋燥作。筋燥甚，故縮而不伸也。法宜清燥養血為主，方用芍藥甘草湯主之，或加二冬、白蜜亦可。

芍藥甘草湯：芍藥二兩　甘草二兩，炙。

用藥意解

按：芍藥甘草湯一方，乃苦甘化陰之方也。夫芍藥苦平入肝，肝者陰也。甘草味甘入脾，脾者土也。苦與甘合，足以調周身之血，周身之血既調，則周身之筋骨得養，筋得血養而燥氣平，燥氣平則筋舒而自伸矣。然亦不必拘定此方，凡屬苦甘、酸甘之品，皆可以化陰。活法圓通之妙，即在此處也，學者須知。

問曰：年老之人多健忘，言語重複者，何故？

答曰：此元陰虛極，而神無主也。夫心生血，神藏於血之中，神者火也、氣也，即坎中一陽，而寓於血之中，氣與血相依，故別其名曰心藏神，即此可知鬼神之用也。

書曰：鬼神者，二氣之良能也。良能二字，即真陰、真陽之本性也。神稟陽之靈，天體也，位尊，故曰神；鬼稟陰之靈，地體也，位卑，故曰鬼。

人之為善，則性從陽，光明氣象；人之為惡，則性從陰，黑暗氣象。人死而為神，為鬼，即在平日修持上判也。將死之際，善氣重者，元神從天門而出，定為神道；惡氣重者，元神從地戶而入，定為鬼道。若老人氣血已衰，精神自然不足，不足故神昏也。然又非熱甚神昏之謂也，法宜養血為主，氣、血雙補亦可。方用補血湯、獨參湯，或參棗湯亦可，補血、獨參二湯，解見上。

參棗湯：洋參一兩　棗仁一兩　甘草五錢　豬心一個。

以上三味為細末，同豬心燉服，或同豬心搗為丸俱可。

用藥意解

按：參棗湯一方，乃苦甘化陰，酸甘斂陰之方也。因元陰虛極，不能養神，神無所主，故時明時昧，猶若殘燈將滅，而火光不明，苟能更添其膏，火光自然復明也。今以洋參之甘苦，棗仁之酸斂，以扶其元陰。元陰斂而真氣即斂，故曰藏神。又得豬心同氣相求，庶幾心神明而不昧。復取甘草從中合化，而真血有源源不竭之妙也。此方不獨治老年健忘，凡屬思慮損傷陰血者，皆可服也。

問曰：大腸脫出數寸，肛門如火，氣粗而喘，欲飲冷者，何故？

答曰：此元陰不足於肺，肺火旺，而大腸之火亦旺也。夫脫肛一症，原有陽虛陰虛之別。陽虛之脫肛者，由元氣衰極，不能約束也。其人必困倦無神，渴必飲熱，陰

象全見，法宜溫中。陰虛之脫肛者，由於下焦火旺，逼出
也。其人精神不衰，渴喜飲冷，熱象全見。然此二症，多
起大瀉大痢之後，治者務要認定陰、陽實據，自然獲效。
此症即陰虛火旺也，火上逼肺，故喘，火下逼腸，故肛
出。法宜滋陰瀉火，方用大黃黃連瀉心湯，或葛根黃連黃
芩湯亦可，解見上。

大黃黃連瀉心湯：大黃一兩　黃連五錢。

用藥意解

按：大黃黃連瀉心湯一方，乃瀉火之方也。仲景以此
方治心下痞滿，按之濡者。是因無形之熱邪，伏於心下，
而以此方瀉之也。

今藉以治此症，似亦未切，不知大黃、黃連苦寒，能
瀉三焦邪熱，此病既因熱上攻肺，而喘症生，熱下攻腸，
而脫肛作，得大黃、黃連之苦寒瀉火。火邪一去，上下自
安，亦握要之法也。

**問曰：小便便時痛甚，口渴飲冷，其淋證乎？非淋證
乎？**

答曰：此膀胱之元陰不足，為邪火所灼，乃太陽腑證
之甚者也。因邪犯太陽，從太陽之標陽而化為熱邪，伏於
膀胱，故口渴、飲冷而便痛，法宜化氣行水，方用五苓散
主之。其實近似淋證，淋證亦皆膀胱之證也。

前賢有血淋、氣淋、沙淋、石淋、勞淋五淋之別，總
而言之，不出陰、陽兩字。有陽衰不能化停滯之精而作
者，十有七八。推其源，多起於夢中遺精，忽覺而提其氣
以留之，不能復位，發洩不暢，當心氣下降而便溺，敗精
欲出而不能出，故小便痛甚，此受病之根也。

此病法宜大助元陽，鼓之化之，俾氣化行而精氣暢。世人一見便痛為火，不敢輕投桂、附，是未識透此中消息也。亦有精停日久，阻滯氣機，鬱而為熱，灼盡膀胱陰血，敗精為邪火所熬，故有砂、石之名，總緣火由精停起見。陽虛之人，得此者多，方宜白通湯、三才、潛陽諸方。陰虛之人，火旺太甚，宜滋腎丸、六味丸、五苓散之類，解見上。或附子瀉心湯亦可。

五苓散：白朮一兩　茯苓八錢　豬苓五錢　澤瀉五錢桂枝六錢。

附子瀉心湯：附子一枚　黃芩五錢　黃連五錢　大黃一兩。

用藥意解

按：五苓散一方，乃化氣行水之方也。因寒傷太陽之腑，氣化不宣，水道不利而生邪熱。熱傷津液，不能上升，故渴；氣化不行，尿欲出而不即出，故痛。今得二苓、朮、澤，專行其水以培中，最妙在桂枝一味，化膀胱氣機，氣機化行，自然鬱熱解而寒邪亦解。

此方重在化氣，不重在去熱一面，可知氣化行，即是去熱也，世多不識。

按：附子瀉心湯一方，乃寒、熱並用之方也。仲景以此方治心下痞，而復惡寒、汗出者，是少陰無形之熱，伏於心下而作痞，復見太陽之寒，又見汗出，有亡陽之慮，故用芩、連、大黃以瀉少陰無形之伏熱，又用附子以固根蒂而追元陽，寒熱互用，真立方之妙也。今藉以治停精而生熱為淋者，用附子以鼓先天之陽，佐芩、連、大黃以瀉伏熱，是不固之固，不利之利也。

方書多用利水清熱之品，是治熱結一法，而遺化精一法。余意方中再加安桂二三錢，以助附子之力，而又能化氣，氣化精通，熱解邪出，何病淋之患哉？如三才封髓丹加安桂，滋腎丸倍安桂，皆可酌用，切勿專以分利為主也。

問曰：五更後常夢遺精，或一月三五次，甚則七八次者，何故？

答曰：此元陽虛而神不為主也。夫遺精一症，與遺尿有些微之別。尿竅易開，精竅不易啟。然二竅之開闔，總屬心氣下降，輕重、淺深不同耳。然而夢遺之症，諸書所論紛紛，未有實據，以余細揆其理，人身以神為主，神居二氣之中，晝則寄於心，夜則寄於腎。

遺精之症，戌亥以前者，病在於腎，子時以後者，病在於心，此人神從陰、從陽之道也。人身上下關竅，總在一神字統之。神即火也，氣也，坎中之真陽也。真陽配真陰，神始有主；真陰配真陽，神始有依。夢遺之病，務審究在上半夜，或下半夜，以定神之所在。病於上半夜者，主陰盛陽衰，陽虛不能統攝精竅，而又兼邪念之心火動之，故作，法宜扶陽為主，如潛陽丹、白通湯、桂枝龍骨牡蠣湯之類是也。

病在下半夜者，主陽盛陰衰，陰虛不能配陽，陽氣既旺，而又有邪念之心火助之，神昏無主，而不能鎮靜，故作，法宜扶陰以抑陽，如封髓丹倍黃柏、參棗湯加黃連、補血湯、將軍蛋、洋參蛋之類是也。其中受病之根，由於素多淫念，或目之所見而心思，耳之所聞而慕切，念頭輾轉不斷，一片淫情，不覺已固結於神之中也。一經熟睡，

元神遊於夢幻之鄉，或有見，或有聞，或有交，邪念一動，心火下流，兼以相火助之，直沖精竅，竅開而精自泄也。此病而云血虛神無主者，是遺泄在五更後，正陽長陰消之時，故知其血虛也，法宜補陰以配陽，方用參棗湯，解見上。

問曰：平人精神不衰，飲食健旺，常口渴而欲飲冷，小便亦常覺不快，夜夜遺尿者，何故？

答曰：此元陰不足，而下焦有伏熱也。世多以遺尿屬下元無火，其實不盡然。有真下元無火者，乃陽虛不能統束關竅，其人必精神困倦，飲食減少，有陽虛之實據可憑，法宜收納元陽，補火為要。此則精神不衰，飲食如常，定是膀胱素有伏熱，亦有心移熱於小腸，肝移熱於脬而遺者，是熱動於中，關門不禁也。即在心、肝兩部脈息上求之便了。

若果心移熱而作者，導赤散可用；肝移熱於脬而作者，小柴胡倍黃芩亦可醫。再審其上半夜與下半夜，以探陰陽消長機關，而按法治之，必不失也。此症直決為膀胱伏熱，是因其人精神飲食有餘，渴常飲冷，便常不快，是以知之也。法宜滋腎、瀉火為主，方用六味地黃湯，加知、柏，解見上。

問曰：兩足冷如冰，不能步履，服桂、附、除濕藥不效，而更甚者，何故？

答曰：此非陽衰濕侵於下，實血虛肺燥，不能行津液於至下也。

夫人身上下，全賴二氣布護，真陽不足，亦有冷者，服桂、附以助之即癒。脾虛不能轉運水濕而作者，服健脾

除濕藥必效。此則不然，知非陽虛濕盛，乃由血虛肺燥也。肺乃百脈之宗，出治節者也。肺氣行，則津液流通貫注，百脈增榮；肺氣燥，則津液不行，百脈失養。今兩足冷如冰，乃水衰火極之象，人身水居其一，火居其二，火甚則津枯而骨髓失養，其實由肺之燥而津液不充，津液不充，邪火立起。火未甚時，猶覺內熱；火既極時，卻又作冷。古人云：陽極生陰，陰極生陽。病機之顛倒如是，淺見者何能一一周知。此病法宜苦甘化陰潤燥為主，方用芍藥甘草湯，或六味地黃湯，加二冬、白蜜，或黃連阿膠湯俱可，解見上。

問曰：四肢肌肉皮膚乾粗瘦削，奄奄欲絕，常思冷飲，人俱以爲痰病也，不知是否？

答曰：此胃有伏熱，而食盡脾陰之血液也。夫周身肌肉，統於脾胃，脾氣充則肉盈，脾陰足則肉活，周身肌肉紅活充盈，乃後天健旺之徵。脾與胃為表裡，彼此皆不可偏，偏則病作。

今病人四肢乾枯飲冷，乾枯乃火之象，亦不足之象，飲冷是病之情，亦陰枯乞救之情，以此推求，知其胃有伏熱未解，食盡脾陰所致。此等病症，小兒居多，由飲食損傷脾胃，久久元氣日落，或食生冷鮮物，停滯於內，邪熱叢生，服藥未當，漸漸而成者，十居其八。婦女憂鬱，損傷肝脾，漸漸而成者亦多。

世醫一見枯槁，便以痰症目之，而立五痰之名，總非至當。此症法宜甘潤養陰為主，方用甘草黑薑湯，加五味，解見上。如因內有積熱者，審輕重治之。

問曰：病赤白痢日數十次，腹痛拘急者，何故？

答曰：此元陰不足以致肺燥，復感客燥而移燥於大腸也。諸書俱稱赤白為濕熱病，以白屬濕，以赤屬熱，照方施治，應效者少。

余細推此理，人身以坎、離立極，運用機關全在心、肺，心屬火，化血而居肺下；肺屬金，化氣而居心上。肺位最尊，氣機運轉，外充皮膚肌肉，內充筋骨臟腑，有天包乎地之義。肺氣一行，心血隨之，下而復上，上而復下，循環不已，二氣調和，百節無傷；肺氣、血氣偶乖，諸症蜂起，豈獨痢疾為然。查痢疾多生於秋，乃燥金主氣之時，復感外來之燥邪，客於肺金，閉塞清道，轉輸失職，津液不行於大腸，大腸亦生燥熱，故曰肺移燥於大腸也。肺氣壅則大腸之氣壅，而血亦與之俱壅，故痢症作。白者重在氣之滯，赤者重在血之澀，赤、白相兼，心、肺俱受燥也。治痢者當在心、肺二處求之，切勿惑於夏傷於暑，秋必成痢。推是說也，以為夏日炎天，暑濕大行，交秋之際，暑濕未盡，膠固大腸，欲出不出而成痢。

余謂人之腸胃糟粕，有一二日換一次者，有三五日換一次者，豈盡濕熱之膠固大腸耶？以白為濕，濕甚宜瀉；以赤為熱，熱甚宜閉。今則不瀉不閉，而欲出不出，其為肺氣之滯，心血之澀也明甚，何得即以濕、熱蘊釀加之？此說亦近理，但濕、熱合病亦多，何不成痢？獨於秋月乃痢，明明燥邪客於肺。要知白者，氣也、火也，亦大腸之精也；赤者，血也、水也，亦大腸之液也。赤色雖似火象，其實周身血液，俱從火化得來，故曰血為陰，又曰血雖陰類，運從陽，指肺氣行而血隨之也。

余謂治痢當著重肺燥為主，雖赤、白有淺深之分，其源總歸於燥之一字，但治其燥，則二臟之氣即舒，不治痢而痢自止，不治赤白而赤白自消，握要之法也。

舒馳遠以痢為四綱，其說亦可從，但未將受病根處明明指出，概謂白屬濕成，赤屬血因，紛紛聚訟，愈出愈奇，總非確論，惟有調氣、行血一語，略可遵從。法宜清燥、救肺為主，方用杏、冬二皮白蜜甘桔湯主之。至於似痢非痢，亦不可不辨。痢之為病，腹痛拘急，逼脹異常，欲出不出，出亦無多，日數十次。似痢非痢者，腹雖痛而不甚，便雖逼脹而所出尚多，日三五次，甚七八次，一痛即瀉，四時皆有，多得於大病久病之後。乃由中氣大衰，大腸失職，腸、胃稍有存積，氣虛不能載之，故似痢而實非痢也。法宜大健中土，中土氣足，自能載之，而不失節也。方用附子理中湯，加吳茱萸、安桂最妙。

治痢諸書，皆云調氣、行血，余亦立一方，亦可酌用，名大黃木香湯。

杏冬二皮甘桔白蜜湯：杏仁五錢　天冬四錢　麥冬四錢地骨皮三錢　桑皮五錢　桔梗四錢　甘草三錢　白蜂蜜半杯。

大黃木香湯：大黃六錢　木香六錢　當歸五錢　蘇葉三錢　甘草三錢　白蜜半杯。

用藥意解

按：杏冬二皮湯一方，乃清燥、潤肺之方也。因燥邪客肺，肺氣壅塞，津液不行於大腸，以致氣機滯澀，故取杏仁之苦以降之利之，又佐二冬、二皮、甘、桔、白蜜以開之、潤之，俾燥邪去而肺氣清，肅令行而氣機暢，何痢

之有哉？

按：大黃木香湯一方，乃調氣、行血之方也。大黃同當歸、甘草，能瀉血分之燥熱而化陰，木香、蘇葉、白蜜，能調氣分之滯而化陽，氣、血兩化，陰、陽不偏，自然痢疾不作矣。

問曰：**病人每日早飯後心煩，兩手、足心痛癢異常，至午初即癒者，何故？**

答曰：此元陰不足，心陽氣有餘也。夫人身上下四旁，莫非二氣充塞，二氣皆不可偏，偏於陽則陰虛，偏於陰則陽弱。今病人兩手心癢，兩足心癢，陰虛、陽虛皆有此候，不得概謂血虛。此病而斷為陰虛者，見其病之在上半日也。人身就是這一團真氣，出陰入陽，出陽入陰，一日之內，上半日屬三陽，陽有餘，陰即不足，故《易》曰：君子道長，小人道消。下半日屬三陰，陰有餘，陽即不足，故《易》曰：小人道長，君子道消。君子、小人，即陰、陽之謂也。其實推其至極，還是這一團真氣，由盛而衰，由衰而盛也，故聖人云：老子其猶龍乎！反之吾身，不亦有猶龍之老子乎！

此病法宜補陰以配陽，方用黃連雞子阿膠湯，或補血湯，解見上。查陰虛發癢，外形手、足心肉必乾枯，起粗白皮。陽虛發癢者，手、足心肉柔潤不枯，無白皮乾粗色，但癢極而欲重按重壓，以此定之，再參看各部氣色便了。陽虛宜收納回陽為主，方用潛陽丹、四逆湯、封髓丹之類，解見陽虛門。

問曰：**吐血後，頭眩暈不止者，何故？**

答曰：此血虛而不能榮於上也。夫頭暈一症，有上實

下虛者，有上虛下實者，有清陽不升者，有濁陰上乾者，有挾虛風者，有挾虛火者，有臟腑偏盛而致者，種種不一，括其旨歸，總不出陰、陽兩字。

凡治此病，察其人面白無神，飲食減少，二便自利，困倦欲臥，喜熱畏冷，或氣短而心悸不寧，或飽悶而腹痛泄瀉，或遺尿不禁而自汗頻添，脈浮無力而空，諸如此類，都屬陽虛，清氣不充所作，法宜辛甘扶陽之品，按定上、中、下病情消息以斟酌之便了。察其人精神不衰，舌黃、喜冷，飲食易消，二便短少，或心煩熱而咳吐黃痰，或飽食而即刻昏暈，或暈數刻而依舊如常，脈實有力而長，諸如此類，都屬陰虛火旺，上乾所作，法宜苦甘化陰之品，按定上、中、下病情消息以酌量之便了。

此病既由吐血而後眩暈，明明陰血暴虛，不能上榮於巔，血虛亦能風生，故作眩，法宜養血為主。方用補血湯主之，加味隨機而施。如外感六淫之氣，只作痛不作眩，學者須知。

問曰：女病血崩後，忽頂巔痛甚者，何故？

答曰：此血虛甚而陽無所附，暴浮於上也。夫氣、血兩字，彼此互為其根，不可稍有缺陷，陽氣暴虛，陰血即無所主，陰血暴虛，陽氣即無所托。

今病人血驟下奔，海底枯涸，龍無水養，飛騰於上，故頂巔痛甚。此際若不細察受病之因，而見痛治痛，則既竭於上之陽，傾刻即滅也。法宜峻補其水，海中有水，龍即能返於淵，此真陰、真陽互根之妙用也。方用補血湯主之，解見上。或補水湯也可。

補水湯：洋參二兩，貧者以沙參易洋參　黃柏一兩

白蜜一兩。

用藥意解

按：補水湯一方，乃苦甘化陰之方也。夫洋參色白味苦，苦能補心，心者、生血之源也；黃柏味苦，苦能堅腎，腎者，注水之區也；又得白蜜之甘，能潤肺而生金，金者、水之母也。況苦與甘合，足以化陰，陰得化生，而源不竭，龍雖屬陽而性喜水，既有其水，則龍潛於淵，太空廓朗，而上、下咸安矣，何頂痛之有哉？

以上數十條，專論陰虛，指出元陰不足一句，反覆推明。要知元陰即血也、水也，真火寓於其中，則為太極，則為氣、血相依，又為水、火互根，又為心藏神。凡血虛之症，所現純是一派枯槁、憔悴、燥熯，乾粗之火形，何也？血中寓火，火旺自然陰虧，陰虛自然火旺，以此推求，便得陰虛之主腦也。三陰與三陽，病形各殊，三陽不足之症，所現純是陰色，為其陽不足，而陰有餘也；三陰不足之症，所現全是陽色，為其陰不足，而陽有餘也，此辨認陰虛、陽虛之切法也。

歷代以來，著作者數十餘家，皆含糊不清，並未將陰、陽底蘊明明指出，一味在後天五行生剋上論，鋪張滿紙，究竟人身立極，一元妙義，二氣消長機關，全未說透，宗旨不明，源頭不澈，故知斯道之精者寡矣。

可惜仲景一生心法，無一人道破，定六經之旨歸，罕能了了。甚至有著瘟疫，著痢症，自詡專家，欲與仲景並駕，不知立法之祖，定六經早已判乾坤之界限，明六氣業已括萬病之攸歸。六氣即是六經之體，外感六氣，便是六經之客。三百九十七法，法法神奇；一百一十三方，方方

絕妙。全是活活潑潑天機，絕無一毫礙法。知其妙者，以四逆湯、白通湯、理中、建中諸方，治一切陽虛症候，決不有差；以黃連雞子阿膠、導赤散、補血、獨參諸方，治一切陰虛症候，定不能誤。

雖然陰虛所備諸方，尤貴圓通，有當柔潤以扶陰者，獨參、黃連、當歸補血之類是也；有當清涼以扶陰者，導赤、人參白虎之類是也；有當苦寒以扶陰者，大、小承氣、三黃石膏之類是也。此皆救陰、補陰之要訣也。補陽亦然，有當輕清以扶陽者，大、小建中之類是也；有當溫養以扶陽者，甘草乾薑湯、理中湯之類是也；有當辛溫、辛熱以扶陽者，四逆、白通之類是也。此皆治陽虛之要訣也。他如外感六氣，按節令，摯提綱，隨邪變化，細詳六經貫解。

須知仲景傷寒之六經，並非專為傷寒說法，而六步之法已經說明。即以太陰一經而論，太陰主濕而惡濕，主濕是本經之氣，惡濕即外之客氣，濕土旺於長夏，故六月末，土旺而濕令大行，人之本氣弱者，感外來之濕邪，每多腹痛、吐、瀉。

仲景故立理中湯一法，後賢改用香砂、四君、六君，以調脾土一切諸症，皆是套理中湯一方出來也，又何嘗不可用哉？千百年來，名賢迭出，立方亦多，而仲景之法，遂晦而不明，不得不宣揚之也。

卷 四

雜　問

問曰：吐血一症，其陽虛乎？其陰虛乎？

答曰：吐血一症，其要有三：有陽虛者，有陰虛者，有因外邪阻滯者，不可不知，亦不可不辨也。夫人身不外氣、血兩字，氣為陽，天也、夫也；血為陰，地也、妻也。男正位乎外，女正位乎內，陰、陽自然之定理，氣、血相依而行，氣法乎上，血法乎下，流通無滯，均平不偏，何吐血之有乎？

至於吐血，乃氣機之逆也。陽虛之逆血者，緣由陽氣衰弱，不能統血，陰氣太旺，勢必上僭，漸乾清道，以致外越，如今之懦弱丈夫，不能約束其妻也。陰虛之逆血者，由於陽氣獨旺，陽氣過旺，勢必上沖，沖之過節，血亦因而外越，如今人之丈夫酷烈，而妻不敢安其室也。外邪阻滯之逆血者，或因風、寒之邪，阻其升、降之氣機，而循行經絡之血液，失其常度，或留胸膈，或停胃口，一觸即發，血故外越。

如溝渠之水，流行自如，忽從中閘定，上流欲下之水，勢必逆行上湧，亦氣機自然之理也。

又曰：吐血三要，已得聞矣，敢問三要之症，如何辨認？如何施治？曰：凡陽虛吐血之人，言語無神，脈息無神，面色無神，氣衰力竭，困倦喜臥，不思飲食，咳多清

痰，又須審察上、中、下三部，何處病情獨見，便可按法治之也。法宜辛甘化陽之品，調其中土，扶其元陽，如甘草乾薑湯、理中、建中之類。

陰虛吐血之人，言語有神，面色有神，脈息有神，吐雖多不覺其病，咳多膠黏之痰，又貴察其上、中、下三部，何處病形獨現，便可識其臟腑之偏，而用藥自有據也。法宜苦甘化陰之品，如瀉心湯、導赤散、雞子湯之類。風寒阻滯而吐者，必現發熱、頭疼、身痛，脈浮或緊，看定提綱，按法治之。法宜升散清涼為主，如桂枝湯、麻黃湯、葛根湯之類。桂、麻、建中、理中、甘草諸方，見陽虛門；瀉心、導赤、雞子諸方，見陰虛門。

葛根湯：葛根四錢　麻黃三錢　甘草二錢　芍藥一錢　桂枝二錢　生薑三錢　大棗三枚。

古方分兩太重，取其直達太陽膀胱之經輸，而祛邪早出也。若用以治吐血，務要果真有太陽病，項背幾幾，無汗惡風，與陽明合病，下利方可，不然未可輕試也。今改用分兩，從俗之意，亦當察病輕重，再為酌量。

用藥意解

按：葛根湯一方，乃肌、表兩解之方，亦太陽、陽明合解之方也。

夫風寒之邪，一從肌腠而入，則為桂枝湯證，一從膚表而入，則為麻黃湯證，今以桂枝湯加麻黃、葛根，是從肌腠以達膚表，俾邪直出。

太陽與陽明接壤，太陽之邪已在經輸，逼近陽明，此刻陽明不病亦病也。去太陽之邪，即所以救陽明也。師取葛根，乃三路進剿之法，葛根為陽明之主藥，用之以截陽

明之路，而邪不敢入，又能鼓胃氣上騰，足以助桂、麻發散祛邪之力，是以攻無不勝、戰無不克也。

吐血門中，罕用此方，此方原不治此病，設有因風、寒閉塞，以致吐血，兼見項背幾幾，自汗惡寒者，此方亦未始不可用也。

問曰：大便下血如注，其有要乎？

答曰：下血之症，論因則多，論要則二。二者何？即陰、陽兩字也。陰、陽即氣、血，夫血固以下行為順，是順行其經絡之謂，非妄行之謂也。陽虛之人，下血如注，是下焦之陽不足，而不能統攝也；陰虛之人，下血如注，是下焦之陰不足，陰虛則火旺，火旺遂逼血外溢也。陽虛陰虛，察脈察色，與上辨吐血法同。陽虛之下血，宜培中下之陽，方用四逆湯、理中湯，見陽虛門。陰虛之下血，宜培中下之陰，方用瀉心湯、六味、補血湯（即六味地黃湯、當歸補血湯），見陰虛門。

或又曰：糞前血、糞後血，何謂也？曰：糞前血者，循行大腸之血失度也；糞後血者，脾胃之陰失度也。亦不必細分，總在這糞之硬、溏，以判腸胃之虛、實，又要察其人平日起居，外形之有神無神，而虛、實自判也。

先血而糞硬者，胃火旺而致也，人參白虎、麻仁丸可用；先血而糞溏者，脾不攝血也，理中、建中可用；糞硬而血後來者，心火旺也，導赤散可用；糞溏而血後來者，心血之虛也，補血湯、參棗湯可醫。

仲景以先便後血為遠血，主以黃土湯；先血後便為近血，主以赤小豆當歸散。

黃土湯：地黃八錢　　白朮一兩　　附片一兩　　阿膠八錢

黃芩五錢　甘草八錢　黃土二兩。

赤小豆當歸散：赤小豆三升　當歸十兩。

用藥意解

按：黃土湯一方，乃先、後並補之方也。夫先便後血，是脾陽之衰，補脾必先助火，故用附子以壯元陽而補脾陽，又以白朮、甘草、黃土，專助脾中之氣，最妙在地黃、阿膠、黃芩，甘寒苦寒，以滋脾中之陰，水土合德，火土生成，不寒不燥，乃溫和之妙方，可使脾陰立復，而無漏血之虞，何憂此病之不除哉！

按：赤小豆當歸散一方，乃解毒清熱之方也。病人既先血後便，是濕熱蘊釀已在大腸，而不在脾胃，大腸血液為熱所傷，失其常度。當大便欲出，氣機下行，而腸中之血，不啻若溝渠之水，得一團土草以趕之，而流行不已也。此方重在赤小豆，以清腸中之濕熱，又佐以當歸活血行氣之品，自然病可立瘳。仲景又立此方於狐惑門，詳《金匱要略》。

問曰：小便下血者，何故？

答曰：小便下血，其要有二，有痛與不痛之分，痛則為血淋，照上治淋法治之，不痛則為尿血，多由脾中之陽不能攝脾中之陰血，流注闌門泌清別濁之處，與水穀之濕氣，同滲入膀胱，而與尿俱出，故曰尿血。飲食定然減少，人困無神，法宜理中湯加桂圓，或甘草乾薑湯加五味，以復脾中陰陽，自然尿血不作。若渴喜飲冷，善消食者，則為胃中風火妄動，逼血下行，法宜清胃，如人參白虎湯之類。亦有心移熱於小腸，而致血下行者，法宜清心，如導赤散之類。

亦有衝、任有伏熱，逼血而致者，法宜清熱，如赤小豆當歸散，小柴胡加芩、連之類是也。學者即在上下四旁搜求病情，便可識也。

問曰：反胃之病，起於何因？

答曰：反胃者，胃中之氣，逆而不下也。

有因胃火上沖，阻其下行之機者，法宜下奪，如大、小承氣等湯之類是也。有因胃陽不足，中寒頓起，蔽其下行之機者，法宜溫中降逆，如理中湯加吳萸、半夏之類是也。有衝、任氣逆，挾肝氣而致食上逆者，法宜疏肝、降逆，如大半夏湯、小柴胡湯加吳萸、半夏之類是也。有朝食而暮吐者，下元無火不能薰蒸脾胃也，法宜補火，如吳茱萸湯、吳萸四逆湯之類是也。有食而即吐者，胃氣不降，因火上沖也，法宜清胃、降逆，如人參白虎重加半夏之類是也。有為胃槁而作，賁門不展者，法宜柔潤，如啟膈飲之類是也。

總而言之，反胃是一個逆字，雖十二經皆能致逆，不出陰陽兩法，用藥之妙，在人變通。

問曰：自汗、盜汗，其由何也？

答曰：自汗、盜汗者，陰、陽兩虛之候也。其說有二，諸書稱自汗為陽虛，盜汗為陰虛，總未暢言其旨，余特為解之。夫陽虛自汗者，是衛外之陽不足，而不能統衛外之血液也，大象從☲；盜汗為陰虛，是陰不足，而陰中之火浮於外，血亦隨之外出，大象從☵。人身立命，就是這二物。

凡人晝起目張從☲，則真氣行於陽分，陰在內而陽在外，陽不足則不能統內之陰，故自汗出；夜臥目瞑從☵，

則真氣行於陰分，陰在外而陽在內，陰不足，則真氣上浮，而液隨之，故盜汗作，此二汗之實據也。

自汗者法宜補陽，如建中加附子湯、蓍附湯之類是也；盜汗者法宜補陰，如參棗湯、補血湯之類是也。亦有陽盛而逼陰於外者，如陽明之白虎症是也；亦有陰盛逼陽於外者，如厥陰之四逆回陽是也。汗證雖多，不出此列。

問曰：三消證起於何因？

答曰：消證生於厥陰，風木主氣，蓋以厥陰下木而上火，風火相煽，故生消渴諸症。消者化之速，如風前之燭，易於化燼。

諸書稱渴而多飲者為上消，為心包之火挾肝風而上刑於肺，肺金受剋，不能資其化源，海枯水涸，不能上升，欲乞外水為援，故渴而多飲，古人用人參白虎湯以救之。心包之火挾肝風而刑於胃，胃中風火相煽，食入猶如轉輪，食而易饑，故為中消，以調胃承氣湯治之。心包之火挾肝風而攪動海水，腎氣不能收攝，遂飲一溲二而為下消，以大劑麥味地黃湯治之。

此皆對症之方，法可遵從。更有先天真火浮游於上，而成上消，浮游於中，而成中消，浮游於下，而成下消，即以辨陽虛訣辨之，法宜導龍歸海，如潛陽、封髓二丹，或四逆、白通，皆可酌用。

查此病緣因風、火為本，厥陰風木在下，厥陰心包在上，風借火勢，火借風威，澈上澈下，而消證從此生矣。但治其火，火熄而風亦熄；治其風，風散而火亦亡。推其至極，風即是氣，氣即是火，以一火字統之便了，即以一風字括之亦可。

風字宜活看，一年六氣，即是六風，佛家以風輪主持大世界，人之一呼一吸，便是風，離風人即死，人活風猶魚之活水，魚離水頃刻即死，學者須知。

問曰：吐蚘之證，起於何因？

答曰：吐蚘之證，生於濕熱，化於厥陰。蓋以厥陰者，生生化化之首也。胎卵濕化四生，形體固屬不同，推其旨歸，俱從一片春風鼓蕩，萬物賴以化生。仲景列蚘蟲於厥陰，雖道一個蟲字，隱隱將天地化生萬物機關，露其圭角也。

要知人即百蟲之長，天地包羅萬物，人身一小天地，卻含天地之至理。故孟子云：萬物皆備於我，豈特化生一蟲而已哉。故病有千端，漫雲易為窺測，苟能識得陰、陽兩字，而萬變萬化之機，亦可由此而推也。

仲景剖晰三陰、三陽，配六經以明乾坤之功用，各部發病不同。此證小兒居多，由於過食生冷，損傷脾胃，脾胃受傷，不能傳運水穀之濕氣，積濕生熱，得肝風鼓舞，而蚘蟲食蟲遂生矣。故曰蚘蟲稟風木之氣所化也。仲景立烏梅丸一方以主之。

烏梅丸：烏梅三百枚　細辛六兩　乾薑十兩　黃連一斤川椒四兩　當歸四兩　桂枝六兩　附子六兩　人參六兩黃柏六兩。

用藥意解

按：烏梅丸一方，乃寒熱互用，補肝燥濕殺蟲之方也。夫手厥陰居上主心包，足厥陰居下主肝木，其為病消渴，氣上沖心，心中疼熱，饑而不欲食，食則吐蚘，下之利不止，此本經手足全體為病提綱。至於蟲證，論其一端

也。推其生蟲之源，由於風木所化，仲景立烏梅丸一方，並非專為蟲設，凡屬厥陰之為病，皆可服也。

然蟲多因內有濕熱，挾肝木之氣而化生，木曰曲直，曲直作酸，酸乃木之味，木性喜酸，木為至陰之臟，一陽在下。木氣不舒，一陽之氣上浮，而與濕熱混合，上撞則心疼，侮土則不食，吐蚘尚輕，下利為重。

仲景著重烏梅，取大酸之氣，以順木之性，佐以桂、附、辛、薑、川椒，一派辛熱之品，導一陽之氣下降，又能溫中殺蟲。復得連柏瀉心包無形之熱，更兼燥濕，苦寒藥品，惟此二味，能清能燥。繼以參歸，滋養脾陰，庶幾蟲去而中土立復，厥陰之氣暢達而無滯機矣。

問曰：癲癇起於何因？

答曰：癲癇二證，緣由先天真陽不運，寒痰阻塞也。夫癲者，神之亂也，癇者，痰之阻也。二證大同小異，癲者言語重複不止，癇者不言不語若癡。按人身立命，無非活一口真氣，真氣一足，萬竅流通，一切陰邪，無從發起，真氣一衰，寒濕痰邪頓生，陽虛為痰所擾，則神志不清，頑痰流入心宮，則癇呆並起。

古人立五癇之名，因其有作羊犬豬牛馬聲之情形，以決癇之由來也。以余所論，真氣衰為二病之本，痰阻是二病之因，治二證貴宜峻補元陽，元陽鼓動，陰邪痰濕立消，何癲癇之有乎？

問曰：病有關有格，何也？

答曰：關格者，氣之有升無降也。前賢云：上不得入為格，下不得出為關，為中樞不運所致。又云：食不得入，是有火也；下不得出，是有寒也。喻嘉言先生之進退

黃連湯，即可用於此病。余謂上不得入，胸有逆也；下不得出，火不降也。人身以氣血兩字為主，氣機運轉，百脈流通，關竅開闔有節。今病人氣機有升無降，全是一個逆字為主。食不得入，未必盡皆是火；下不得出，未必盡皆是寒，務要審察的確。

若唇口紅活，舌黃喜冷，脈息有神，精神不倦，則是陽旺火逆，以致氣之有升無降也，但去其火之逆，則氣機自然下降，氣機降而下竅自開也。若病人唇口面舌青白無神，則為陰氣上乾為逆，陰盛則陽衰，即不能化下焦之陰，故下竅閉而不開也。火逆而致者，法宜瀉火，以大承氣湯主之。陰寒上逆而致者，法宜溫中降逆，以吳萸四逆湯主之。

問曰：怔忡起於何因？

答曰：此心陽不足，為陰邪所乾也。夫心者，神之主也，心君氣足，則百魅潛蹤，心君氣衰，則群陰並起。今病人心內怔忡，怔忡者，不安之象也。陽虛之人，心陽日虧，易為陰邪所侮，上侮故心不安，覺有忡之者，忡乃自下而上之謂，明明陰邪自下而上為殃，非大補心陽不可，方用桂枝龍骨牡蠣湯，再重加附子。

亦有水停心下而作悸者，悸亦心動不安之貌，與怔忡相同，怔忡重在心陽不足，悸則重在水停心下，必有水聲為據。水停甚者，心下痛峻，仲景主以十棗湯，悸而不痛，芩桂朮甘湯，悸而兼喘咳者，小青龍湯。芩桂朮甘湯見陽虛門。

桂枝龍骨牡蠣湯：桂枝一兩　白芍六錢　龍骨四錢牡蠣四錢　甘草二錢　生薑五錢　大棗六枚　附子四錢。

十棗湯：芫花二錢　甘遂一錢　大戟一錢　大棗十枚。

小青龍湯：麻黃六錢　白芍六錢　細辛六錢　乾薑六錢甘草六錢　桂枝六錢　半夏半升　五味半升。

用藥意解

按：桂枝龍骨牡蠣湯一方，乃調和陰陽，交通上下之方也。夫此方乃桂枝湯加龍骨、牡蠣耳。桂枝本方，乃調和陰陽之第一方，凡氣血不調之人，外感易生，內傷亦易生，仲景立此方內外通治，不專重在發汗一節也。果有外邪傷及太陽營、衛，閉其氣、血外出之機，遏鬱而為熱為疼，取此方協和陰陽，鼓動運行之機，俾外入者，仍從外出，故一汗而病可立解。

若無外邪，而用桂枝湯，必不出汗，何也？氣機原未閉塞，血液暢流，何汗之有？此方本意，非專為太陽而設，實為陰陽不調而設，要知陰陽調和之人，六邪不侵，七情不損。陽不調之人，必有陽不調之實據，以辨陽虛法辨之；陰不調之人，必有陰不調之實據，以辨陰虛法辨之。陽不調之人，用此方，桂、甘、薑、棗宜重，稍加白芍以斂陰；陰不調之人，芍藥、甘、棗宜重以調陰，少加桂以宣陽。陰陽兩不足之人，分兩平用，彼此不偏，此立法之苦心，亦變通之道。如大、小建中與此方，皆桂枝湯之變局也。識得陰陽至理者，始信余非妄說也。

今加龍、牡二物，又加附子，以治怔忡，取龍、牡有情之物，龍稟陽之靈，牡稟陰之靈，二物合而為一，取陰、陽互根之意，加附子者，取其助真火以壯君火也。君火壯而陰邪立消，怔忡自然不作矣。

此方功用最多，治遺精更妙，世人謂龍、牡澀精，失二物之性，並失立方之意也。

按：十棗湯一方，乃決堤行水第一方也。本方原因風寒傷及太陽之氣，太陽主寒水，氣機閉塞，水道不利，逆行於上，聚於心下，水火相搏，故作疼，非五苓散可治。

蓋五苓之功獨重在下，此刻非直決其水，為害匪輕，故取芫花、大戟、甘遂三味苦寒辛散之品，功專瀉水行痰。又慮行之太烈而傷中。欲用甘草以守中，甘草與甘遂相反，用之恐為害。仲景故不用甘草，而擇取與甘草相同而不與甘遂相反者，莫如大棗。大棗味甘，力能補中，用於此方，行水而不傷中，逐水而不損正，立法苦心，真是絲絲入殼之方也。

按：小青龍一方，乃發汗、行水之方也。因太陽表邪未解，以致水氣不行，聚於心下，為咳、為喘、為悸，是皆水氣上逆之咎也。今得麻、桂、細辛，發太陽之表，行少陰之水，乾薑、半夏、五味，降上逆之水下行，甘草補土，白芍斂陰，最為妥切。此方重在解表，表解而水自不聚，以龍名湯。是取麻黃輕清發汗行水，如龍之得雨水而飛騰變化莫測也。豈果若龍哉？

問曰：婦女另列一科，何也？

答曰：男子稟乾之體，女子稟坤之質，乾主施化，坤主生成，以其有胎前、產後、經期之殊耳。餘病皆同，惟此三者，動關生死，不可不知，不可不亟講也。

先以經期言之。經期者何？經者常也，期者信也，女子二七而天癸至，經脈始通，經血一月下行一次，以象月之盈而缺，缺而復盈，循環不已。

　　但人之稟賦不齊，盛衰損傷不一，故有先期而血即下行者，氣之有餘也，氣有餘便是火，法宜清熱。有後期而血始下行者，氣之不足也，氣不足便是寒，法宜溫中。中也者，生化精血之所也，言調經之大主腦也。

　　他如經水來而色淡者，火化不足也，法宜補火；經水來而黑紫塊者，火化太過也，法宜清熱；經來過多而心煩者，血驟虛也，法宜養血；經來少而腹痛者，氣之滯也，法宜調氣；經行衍期，淋漓不斷者，氣衰脾弱，不能統約也，法宜甘溫扶陽；經過後而腹空痛者，氣血之驟虛也，法宜調和氣血；當期過月而不行者，有妊有不妊也，妊者不必治，不妊者經之閉也。

　　閉者宜開，因氣而閉者，法宜行氣；因寒而閉者，法宜散寒；因熱而閉者，法宜清熱；因血枯而閉者，法宜補血。病原不一，審其因而治之。

　　至於帶下、崩、漏，婦女之大症也，十有八九。帶分五色，不出陰陽，照陰陽辨法治之。凡帶症之脈，余閱之甚多，往往兩寸浮大無力。兩關、兩尺細微甚者，是陽竭於上，而下元無火也，以溫中回陽法治之多效。有兩寸大實有力，兩關滑而兩尺細者，心肺移熱於下，脾濕下注也，以除濕、清熱法治之甚效。

　　崩症與漏症有別，漏者病之淺也，亦將崩之兆也，崩者勢大而來如決堤，漏則勢小而淋漓不止，二症俱當照陽虛、陰虛辨法治之，便得有餘不足之機關也。至於逆經而吐血者，照上吐血條法辨之，治法自在其中矣。

　　胎前者何？以其夫婦交媾，精血凝聚，二五合一，具生生化化之道，人之性命有始基矣，故曰胎。

俗語云：胎前不宜熱。此語舉世信之，而不知非確論也。夫坤厚載物，全賴二氣維持，一動一靜，陰陽互相化育，元陰化生五臟，合包絡則為六也，元陽化生六腑，合之則為十二官也，故曰陽六六，陰六六。陽六六，即乾為天卦，陰六六，即坤為地卦。乾坤化生五行，五行不出二氣之中，二氣不出五行之內，故曰天數五，地數五。

嬰兒在母腹中，母呼亦呼，母吸亦吸，十月功圓，性與命立，打破一元，坎、離立極。未生以前，寒、熱各別。胎寒不溫，胎亦易損；胎熱不清，胎亦易墮。以此為準，經旨方暢。

前賢有逐月養胎之說，其實在可從、不可從之間。以余細推，陰、陽合一，養於坤宮，此刻十二經經血，無時無刻不在，真不啻北辰居所而眾星拱之也。其中有惡阻者，胎初凝結，養於坤宮，土氣卒然不舒，故生嘔吐等情，法宜溫中而行脾氣。

有子眩者，胎氣之上逼也，法宜平氣。有子滿者，氣之壅也，法宜破滯行氣。有子瘖者，胞胎壓少陰連舌本之脈絡也，法宜升舉胎氣，如不應，生娩自能言。有子鳴者，因卒伸手取物，母之呼吸，驟不與嬰兒接也，法宜掬身片刻以就之。有腹痛小便點滴不出者，胞胎下壓膀胱之腑也，法宜升舉。有胎尚漏下血者，審是火逼而下行者，法宜清火；審是元陽不足而不能收束者，法宜補陽。有子腫者，水停而不行也，法宜化氣行水。有子嗽者，肺氣為胎火所逼也，法宜清胎熱。有胎不長者，母之氣血不足也，法宜大補氣血。有挾食而吞酸者，法宜消食。有因外邪閉塞而大熱身痛者，照外感六經法治之。有吐瀉交作而

胎不安者，法宜溫中。有大渴飲冷，譫語、大熱、汗出、便閉者，法宜攻下。有身冷汗出，人事昏沉，精神困倦，喜極熱湯者，法宜回陽。胎前諸症，略舉數端，學者宜留心討究。

產後者何？以其嬰兒下地，周身百脈開張，努力送出，十二經護胎之血，一齊下注，此刻氣血兩虛，與常不同，用藥不可錯誤。嬰兒下地，即有昏暈而人事不省者，血瘀之不下行而反上也，法宜行瘀。

有腹硬而痛劇者，血瘀滯而無陽以運化也，法宜溫中行滯。有空疼而腹不硬者，氣血之驟虛也，法宜大補氣血。有冷汗出而昏暈甚者，陽欲脫也，法宜回陽。有大熱、大渴而思冷飲者，血虛陽無所附，而外越也，法宜峻補其血。有頂巔痛頭如火焚者，血驟虛，陽無所依，而暴浮於上也，法宜大補其血。有氣喘息高，寒戰汗出，身冷者，陰陽不交，陽欲脫也，法宜回陽。

有胎未全而即產者，俗名小產，較正產更甚。正產乃瓜熟自落，得陰陽之正，調養貴乎得宜。小產如生果摘下，損傷太甚，一切諸症，治法與正產同，而調養更宜周密。愚夫愚婦，視為尋常，不知保養，而致死亡者，不勝慨歎也。

亦有胎兒死腹中而不下者，必有所傷也，法宜下之。病症亦多，何能盡述？舉其大綱，不越規矩，學者再為廣覽。至於方藥，《濟陰綱目》甚詳，亦可參看。

問曰：小兒另列一科，何也？

答曰：小兒初生下地，不能言語，食則母之精血，即有病症，醫家全是猜想，並無幾個一見便知。未食五穀

者，外感尚多，內傷即少；食五穀者，外感內傷俱有。更有痘、麻，動關生死，所以小兒科之外，又有痘科也。俗云啞科，真是不謬。

最可怪者，小兒初生下地，世俗皆用大黃、銀花、鉤藤、甘草之類，以下胎毒、血糞，余深為不然。

凡人皆稟二氣所生，有自然之理，小兒初生，猶若瓜果初出土之萌芽，以冷水灌之不可，以熱湯灌之亦不可，生機原是自然，換肚換腸亦是自然，何待大黃、銀花之類，以催之毒之？只要小兒不偏於寒、熱兩字，即不可妄施藥品，以種病根。

苟有胎中受熱者，小兒必面赤、唇紅、氣粗、口熱，以苦甘一二味投之便了。有胎中受寒者，小兒必面青，唇、口淡白，氣微、口冷，以辛甘一二味投之便了。至於外感一切，務察時令，小兒雖不能言，而發熱之有汗、無汗，口熱、不熱，二便之利、不利，只此數端，亦可以知其病矣。其至要者，太陽主皮膚，統營衛，為第一層，六客中人，必先犯此，學者須知。切勿惑於小兒？陽之體，原無傷寒之說，不知小兒氣輕力薄，正易傷寒也。

傷寒二字，四時皆有，蓋所謂傷寒者，傷及太陽地界也。太陽本氣主寒，六氣從太陽而入內，故皆可以名傷寒也。其中有稱為驚風者，有稱為慢脾風者，是皆不經之論也。余為活人計，不得不直切言之。

所謂驚風者，因小兒發熱抽掣，角弓反張，項強、搖頭、吐舌，有時卒然掣動，若驚之狀，前人不按經旨，見其驚狀，即以驚風名之，而不知是外邪客於太陽之經絡也。太陽之經絡為外邪蔽束，氣機不暢，抑鬱為熱，熱甚

則風生，而抽掣角弓等情所以有也。此際正當用桂、麻二湯，或麻杏石膏等湯，以解太陽之邪，邪氣解而風熱即不生，何抽掣等症之有乎？

市醫遵守驚風一語，更立無數名目，以訛傳訛，妄擬一派鎮驚祛風逐痰之方，小兒屈死於此者，不知幾百億兆矣。況人身皮膚第一層，屬太陽主事，豈有外邪入內，而不傷及者乎？業斯道者，何不於此經三致意也！

至於慢脾風者，因小兒素病，調養失宜，飲食不健，自汗、盜汗不覺，嘔、吐、瀉、利不覺，積之久久，元氣日薄，釀成虛極之候，元氣虛極，則神無主，不能支持上下四旁，故有戰動、發熱、汗出不止，似驚之狀，其實非驚風也。外驗人必無神，面青、唇白，困倦、目瞑，此刻正當大補元陽，元陽氣足，則神安而體泰，何動搖之有乎？若以驚風治之，是速其亡也。

前人稱曰慢脾，因其來之非驟也。論驚多在三陽，乃有餘之疴，論慢脾屬三陰，乃不足之候。驚風從外感得來，六氣須知，氣即風也，風字宜活看。慢脾由內傷所積，吐瀉汗出，停滯食少，釀久生端，分陰分陽，察之辨之，不可不密，用方用藥，補之瀉之宜清。此乃活人之業，性命生死攸關之際，學者毋忽視之。

更有痘、麻，動關生死，《幼幼集成》、《活幼心法》二書，講說最詳，宜閱。以余拙見，和平、有餘、不足，三法盡之矣。

但痘出於臟，麻出於腑，痘喜溫和，麻喜清解。痘本胎毒，藏於命根，初起由太陽真機鼓動，運毒外出，法宜用桂枝湯調和陰陽，以助太陽外出之氣機，使無一毫毒邪

之滯於內；次歸陽明，血水化為膿漿，未出透時，法宜用升麻葛根湯以解肌，而使毒氣發透；已出透時，法宜用理中湯以培中氣；中氣健旺，易於化血為膿，熟透結疤，欲結疤時，法宜用回陽、封髓等方，使這一點真氣復還於內。此四法者，乃順其陰陽氣機出入之道，為治痘用藥不易之法也。至於和平之痘，二便、飲食如常，微燒而精神不倦，瘡根紅活，頂潤充盈，顆顆分明，粒粒精光，乃和平第一等痘，勿藥有喜。

最可憂者，有餘不足兩證，有偏餘於氣而不足於血者，如氣至而血不至之白泡無紅根是也；有偏餘於血而不足於氣者，如血至而氣不至之紅泡無膿是也。偏於氣而不足於血者，法宜養陰以配陽；偏於血而不足於氣者，法宜補陽以配陰。蓋有餘者氣之盈，如暴出，一齊湧出，紫紅頂乾，焦枯、便閉、煩躁、飲冷，譫語之類，法宜清火養陰，甚極者宜下。不足者氣之縮，如慢出，下陷平塌，色嫩、二便自利，飲熱、目瞑，困倦已極之類，法宜補火。火即氣，補火一字，人多忽略，一味在後天肺氣上用藥，而不知在人身立命之火種上用藥。

故近來痘科，一見下陷不足之症，用藥總在這參、耆、鹿茸、歸、芍，以為大補氣血，究竟致死者多，深為可慨也，由其未得仲景之心法耳。觀於仲景之用四逆湯，薑、附、草三味，起死回生，易如反掌，非專補立極之火種，何能如斯之速乎？

世醫不求至理，以為四逆湯乃傷寒之方，非痘科之方，不知此方正平塌下陷痘症之方，實補火種之第一方也。今人亦有知得此方者，信之不真，認之不定，即用四

逆，而又加以參、歸、熟地，羈絆附子回陽之力，亦不見
效，病家待斃，醫生束手，自以為用藥無差，不知用藥之
未當甚矣。

麻疹一條，較痘症稍異，麻疹往往兼時氣傳染而成，
為病發熱、咳嗽，目如醉人，鼻流清涕，乃將出之候也。
太過色紫紅，不及則色淡，始終治法，只宜升解清涼發透
為主，所有一切變症，總以陰、陽、虛、實四字括之。
《幼幼集成》說最妥，茲不贅。

附：不解說

俗傳出痘一事，余甚不解，沿古及今，俱稱痘為胎
毒，人人俱要出痘，方可無憂，未出痘者，務要借出痘之
苗，以引之外出，取其知是出痘，按痘法治之有準，以免
用藥錯誤。此說一開，而嬰兒之夭亡者，不啻恒河沙數
矣。余深謂不然，人俱要出痘，何以有不放而終身不出
者？有放而亦不出者？又何得遽謂人人俱要出痘？即要出
痘，亦當聽其自然，何必定要用痘以引之哉？

竊念人稟二氣以立命，風、寒、飲食，一切俱要謹
慎，惟恐疏虞，以致外邪深入，有戕生命，獨於此痘，何
不避之，而偏要使之從鼻竅以入內，明明叫出痘，何嘗是
痘一定要出哉？人之一身，如一穴空地，種麻即麻，種豆
即豆，此理之常，但種瘡痘一法，仲景尚且不具，而獨於
六氣立法，蓋六氣即是六經，主一年之事，循環不已，人
身二氣不調，六邪始能入內為病，故法可立而病可窮，方
可定也。今之痘、麻，又列一科，以其知得痘、麻之始
終，如人之種瓜果，而知其結實時也，法雖可從，而陋習
不可不急正也。

嗟乎！俗染成風，牢不可破，猶人之愚而甘於愚也。余目見鄰里小兒，康健嬉嬉，以痘瘡之毒苗種之，十數日而即死者，不勝屈指矣。想來不種痘苗，未必即死，雖曰天命，又豈非人事哉！

問曰：外科工專金、瘡諸症，其故何也？

答曰：凡一切瘡症，皆起於二氣不調，氣、血偏盛，壅滯流行不暢之過，病原從內出外，以其有金、瘡、折骨，化腐生肌一事，稍不同耳。然瘡形已具，即當分辨陰、陽，不可忽略。陽證，瘡色紅腫痛甚，高凸發熱，口渴心煩，小便短赤，大便閉結，喜冷，用藥重在活血行氣，養陰清火為主。陰證，瘡色不紅活，皮色如常，慢起不痛，或微痛，二便自利，精神短少，用藥大補元陽為主。大凡瘡症，《內經》云：皆屬於火。

人身立命，就是這一個火字，火即氣，氣有餘便是火，氣不足便是寒。氣有餘之瘡，即陽證，必由阻滯而成，用藥故要清火養陰，活血行氣，方用桂枝湯倍白芍，加麥芽、香附、枝子主之。氣不足之瘡，即陰證，必由陽不化陰而成，法當大補元陽，方用桂枝湯倍桂，加麥芽、附子、香附主之。此乃調和氣血之妙法，原不在芩、連、銀花、山甲、大黃之類，專以清火。

要知氣血壅滯，方得成瘡，調氣即是行氣，調血即是行血，桂枝重在調陽，白芍重在調陰，氣有餘則陰易虧，故倍芍藥加枝子，氣不足則陰更盛，而陽愈弱，故倍桂而加附子。學者切勿以此方為傷寒之方，非瘡科之方。仲景以此方，冠一百一十三方之首，而曰調和陰陽，試問人身陰陽調和，尚可得生病也否？尚可得生瘡也否？

若刀傷、折骨，跌打、閃挫，另有治法，又有手法，不與內因同治，故曰外科。

問曰：目病皆原內起，何以另列一科也？

答曰：醫門一十三科，皆內科之恒事，不獨眼科為然也。目病一切，皆從五臟、六腑發出，豈有能治內證，而不能治眼證者。然目之為病，亦千變萬化，有工於此者，取其專於此，而辨證清，用藥有據，無奈今之眼科主，有眼科之名，無眼科之實者多矣。

目證有云七十二症，有云三百六十種，名目愈多，旨歸即晦。今為之總其大綱，括以陰、陽兩字為主，餘不足錄。陽證兩目紅腫，羞明，眵翳障霧，赤脈貫睛，目淚、痛甚，小便短，大便結，喜冷飲者是也。陰證兩目微紅，而不羞明，即紅絲縷縷，翳霧障生，而不覺痛甚，二便如常，喜飲熱湯者是也。

務看先從何部發起，即在此處求之便了。部位亦不可

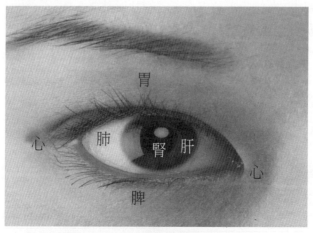

目五臟對應圖

不知，上眼皮屬胃，下眼皮屬脾，白睛屬肺，黑睛屬肝，瞳子屬腎，兩眥屬心。再審係外感時氣傳染者，照外感發散、升解、清涼法治之，亦必有發熱、頭疼、身痛可憑。審是內傷，以致清氣不升，濁陰不降而作者，看何部之病情獨現，即在此求之，或宜甘溫，或宜辛溫，或宜收納，或宜降逆，如法施之，便可盡目之事矣。

切脈約言

切脈一事，前賢無非借寸口動脈，以決人身氣血之盛衰耳。盛者氣之盈，脈動有力，如洪、大、長、實、浮、緊、數之類，皆為太過、為有餘、為火旺，火旺則陰必虧，用藥即當平其有餘之氣，以協於和平。衰者氣之縮，如遲、微、沉、細、濡、弱、短、小之類，皆為不及、為不足、為火虛，火虛則水必盛，用藥即當助其不足之氣，以協於和平。只此兩法，為切脈用藥至簡至便至當不易之總口訣也。

後人未解得人活一口氣之至理，未明得千萬病形，都是這一個氣字之盛衰為之，一味在後天五行生剋上講究，二十八脈上揣摹，究竟源頭這一點氣機盈、縮的宗旨，漸為諸脈所掩矣。

三指說

前人於寸口之動脈，以三指按之，分出上、中、下，是將一氣分為三氣，三氣即天、地、水，分而為三，合而為一。又於三部，而分出浮、中、沉，合三三如九之數，亦有至理，法亦可從，不得為錯。

　　其意欲借此以窮人身在上、在中、在下之臟腑、經絡，以決人之疾病，可按法而治之，實屬大費苦心。但理愈多，而旨愈晦，且紛紛聚訟。

　　有云左心、小腸、肝、膽、腎，右肺、大腸、脾、胃、命；有云左心、膻中、肝、膽、腎，右肺，胸中、脾、胃、命；有謂小腸當候於左尺，大腸當候於右尺；有云左尺候腎之元陰，右尺候腎之元陽；互相矛盾，教後人果何遵從，余更不能無疑也。

　　疑者何？疑分配之未當也。後天以子午立極，左寸候心火，左關候肝木，左尺候腎水，是子午對針，不為錯，肝布於左，居左關，合法，肺布於右，何不居右關，而居右寸，是子午對針，而卯酉不對針也。又可疑者，左尺候腎之元陰，右尺候腎之元陽，查人身二氣合一，充塞上下四旁，陰、陽打成一片，何嘗定要分左、右之陰、陽乎？既分左為陽，元陽應在左尺候之。右為陰，元陰應在右尺候之。何左右候之不相符也？

　　總而言之，陰陽氣機出入之道不明也，千古混淆，不

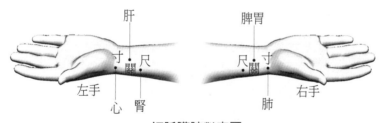

切脈臟腑對應圖

得不急正之。

拙見解

夫人身立命，本乾元一氣，落於坤宮，二氣合一，化生六子，分佈上、中、下，雖有定位，卻是死機，全憑這一團真氣運行，周流不已。天開於子，人身這一團真氣，即從子時發動，自下而中而上，上極復返於下，由上而中而下，循環出入，人之性命賴焉。切脈一事，無非定這一點氣盛衰耳。查後賢分配臟腑脈圖，與一元真氣出入之機不符。余意當以仲景六經次序排之，方與一元真氣出入之

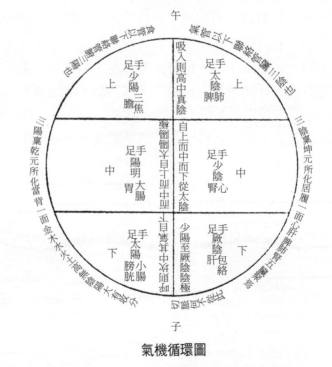

氣機循環圖

機相符。

然仲景雖未論脈，而六經流行之氣機，即脈也。今人不識一元之義，以兩手寸口動脈，將陰陽分作兩道看，不知左右固有陰陽之分，其實二氣渾為一氣，何嘗分為二道也？不過真氣運行，先從左而後及於右，從右而復及於左。左手屬三陽，三陽用事，陽在外，而陰在內，當以立極之☰卦形之。右手屬三陰，三陰用事，以陰在上而陽在下，當以立極之☷卦喻之。脈體左手當以浮分取三陽，沉分取三陰，右手當以浮分取三陰，沉分取三陽，庶與氣機出陰入陽，出陽入陰之理相合，亦不致將一元分作二道看也。是否有當，高明斧正之。附氣機循環圖於上頁。

再解古脈說

古來聖聖相傳，原不專在切脈一事，其要在望而知之，聞而知之，稱為聖、神，為上一等說法也。問而知之，切而知之，稱為工、巧，為下一等說法也。然考分配脈圖，卻不與六經氣機相合。若與六經氣機相合，則醫家治傷寒方有實據，余甚不解何以不如斯也。

再三追索，以為心肺居膈膜上，法天，故配之於寸，以為上者上也，胸喉中事也；脾胃居膈膜下，至臍，法地，故配之於中，中也者，上下之樞機也；肝腎居臍下，法水，故配之於下，以為下者下也，少腹、腰、股、膝、脛、足中事也。此是就後天生成之定位言之，理實的確可從，即以仲景六經排之，差錯不遠。

余按後天生成定位，乃是死機，全憑這二五合一，這一團真氣，呼吸運用，方是真機。五行充塞二氣之中，二

氣即在五行之內。二氣盛，則五行之氣即盛；二氣衰，則五行之氣即衰；二氣亡，則五行之氣即亡。

溯治病之要，望色以有神無神，定氣之盛衰；聞聲以微厲，判氣之盈縮；問病以飲熱飲冷，知氣之偏盛；切脈以有力無力，知氣之虛實。以此推求，萬病都是一個氣字，以盛、衰兩字判之便了，即以一氣分為三氣，以定上、中、下之盛衰，亦可。

諸脈紛紛摹揣，試問天下醫生，幾人將二十八脈明晰？以余拙見，有力無力盡之矣。不必多求。論分配臟腑，《內經》不差；論氣機出入，一定法則，仲景六經為最。從《內經》也可，從仲景也可，余不敢以己見臆說為即是，姑存之，以與來者共商。

五行說

天地化生五行，故有青、黃、赤、白、黑之說焉。肝青像木，主東方春令；肺白像金，主西方秋令；心赤像火，主南方夏令；腎黑像水，主北方冬令；脾黃像土，主中央濕令。五行各司一氣，各主一經，《內經》云：望而知之謂之神，聞而知之謂之聖，此處「神」、「聖」二字疑次序顛倒，各有生剋制化。《內經》云：「肝布於左，肺布於右，心布於表，腎布於裡，脾為四方之使。」歷代注家，俱在方位上論，而不在一氣上論，五行之實義，漸不明矣，余特直解之。

夫人身與天地無異，天地以五行之氣，塞滿乾坤，人身以五臟之氣，塞滿周身，何也？骨本屬腎，而周身無處非骨；筋本屬肝，而周身無處非筋；血本屬心，而周身無

處非血；肌肉本屬脾，而周身無處非肌肉；皮毛本屬肺，而周身無處非皮毛。以此推之，五行原是一塊，並非專以左肝、右肺、心表、腎裡、脾中為主。蓋以左肝、右肺、心表、腎裡、脾中者，是就五行立極之處言之也。

若執五方以求五行，而五行之義便失，以五行作一塊論五行，而五行之義即彰。五行不出二氣之中，二氣即在五行之內，二氣乃人身立極主宰，既生五行，又以五行為歸。然五行之要在中土，火無土不潛藏，木無土不植立，金無土不化生，水無土不停蓄。故曰：土為萬物之母，後天之四象咸賴焉。不獨後天之四象賴之，而先天立極之二氣，實賴之也。故《經》云：無先天而後天不立，無後天而先天亦不生，後天專重脾胃。

人日飲食水穀入脾胃，化生精血，長養神氣，以助先天之二氣，二氣旺，脾胃運行之機即旺，二氣衰，脾胃運行之機即衰。然脾胃旺，二氣始能旺，脾胃衰，二氣亦立衰，先後互賴，有分之無可分，合之不勝合者也。

至於用藥機關，即在這後天脾土上，仲景故立建中、理中二法。因外邪閉其營衛，傷及中氣者，建中湯為最；因內寒濕氣，傷及中氣者，理中湯如神。內、外兩法，真千古治病金針，醫家準則，惜人之不解耳。況一切甘溫苦寒之品，下喉一刻，即入中宮，甘溫從陽者，賴之以行，苦寒從陰者，賴之以運，故曰：中也者，上下之樞機也。後賢李東垣立補中湯，以治勞役傷脾，是套建中湯之法也，亦可遵從。俗語云：百病從口入，是傷中之意也。

余謂凡治一切陰虛、陽虛，務在中宮上用力。以上三法，皆可變通，但陰虛、陽虛，辨認不可不澈，上卷辨認

法，切切熟記。

問曰：《內經》言「冬傷於寒，春必病溫」，可另有說乎？

答曰：冬月既傷於寒，豈有延至春月始發之理？然亦有說焉。以為天地閉塞，陽氣潛藏，人身之氣機亦潛藏，感之輕者，隨氣機而潛藏，不即為病，至春日春風和暢，氣機發洩於外，這點寒邪種子亦向外，故病作。如春日布種，而夏日收割，夏日布種，而秋日收割，病溫之說，其意如斯也。推之「春傷於風，夏生飧泄，夏傷於暑，秋必痎瘧，秋傷於濕，冬必咳嗽」，理無二義也。

余亦有說焉。夫冬月寒令，天地之氣寒，人身之氣亦寒，潛藏是天地自然之機，人身同然，此正氣也。客寒乃外之賊邪，邪正原不兩立，無論一絲一毫客邪，著於人身，未有不即病者。感之即輕，不能閉塞氣機，遇經氣旺時，邪亦可以默化，感之若重，邪氣即能蔽束氣機，未有不即病者。況冬月傷寒而死者亦多，以此推之，此說殊不盡然。余再三追索，疑是內傷於生冷之寒濕，不能閉其衛外氣機，故不即病，伏於其中，感天地閉塞，潛藏之氣機裏束，不能發洩，延至春月，寒氣化為熱邪，隨氣機發洩而外出，春月溫和，故名之曰溫病。如此推求，方得冬傷於寒，春必病溫實據。

諸書紛紛言溫，而曰風溫、寒溫、溫熱、濕溫、溫燥，更立大頭、楊梅、捻頸、軟腳諸瘟，難以盡舉。各家之說，以春為風溫，夏為溫熱，長夏為濕溫，俱在六氣節候上論之。余意春月溫和節令，而加以溫之名方妥，外此候而名溫，即屬不當。

所謂寒溫者，指發病之來脈說也。所謂風溫者，指發病之時令言之也。所謂溫熱者，指寒變為熱言之也。所謂濕溫者，指挾內濕言之也。所謂溫燥者，指邪入陽明燥地，伏而不出言之也。如此言溫，而溫之名始不錯，捨此而在六氣節候上言溫，而溫之名即誣，六氣各有發病，試問又當何名？

再按溫病初起，先憎寒而後發熱，以後但熱而不惡寒，明明是春月溫和節中不正之氣則為溫邪，溫字即熱字看，先犯太陽，太陽為寒水之區，熱不勝寒，故直趨陽明，伏於膈間，陽明主燥，燥亦熱也，此刻溫燥混為一家，故但熱不憎寒，乃為陽明的確不易之症。

仲景立麻杏石膏甘草湯，早已為此等症候具法也。按麻黃開腠理，杏仁利氣機，石膏清陽明之肌熱，甘草和中，俾邪之從太陽而入者，仍從太陽而出，真絲絲入彀之方也。後人立升降散一法，解表清裡，而曰此為風溫設也，不知此刻氣機，氣即是溫，溫即是氣，氣即是風也，何必多方立名？後人不得其旨歸，即以此方為風溫設，而不知與麻杏石甘湯同一法也。他如白虎湯、人參白虎湯、蒼朮白虎湯，因其所兼而用之也。

溫病總是一熱病，是二陽之正病也。他書紛紛講解，愈出愈奇，不可為法，學者須知。

認病捷要總訣

辨發熱

發熱而身疼者，外感也。自汗桂枝湯，無汗麻黃湯。發熱而身不疼，飽悶吞酸者，內傷於食也。平胃散加消食

行氣之藥。發熱身疼，不惡寒，舌黃而飲冷者，熱傷於裡也。白虎湯加桂枝、乾葛。發熱身疼，惡寒，口不渴者，邪入少陰也。麻黃附子細辛湯。素稟不足，無故身大熱，舌青欲飲極熱者，元陽外越也，亦有口不渴者，皆同。吳茱四逆湯。小兒發熱，氣粗口熱者，表裡俱病，內有熱也。人參敗毒散加芩、連、梔子。發熱出氣微溫，而口不熱，小便清長，大便不實，素有疾者，元氣不固也。理中湯、六君子湯之類。

病案舉例：

1. 感冒——桂枝新加湯加附子／附子湯加味（摘自《中醫火神派醫案新解》）

朱君，中學教員。體羸弱，素有遺精病，又不自愛惜，喜酒多嗜好，復多斫喪。平日惡寒特甚，稍勞即喘促氣上，其陽氣虛微腎元虧損明甚。冬季赴宴鄰村，醉酒飽食，深夜始歸，不免風寒侵襲。次日感覺不適，不惡寒，微熱汗出，身脹，頭隱痛。自服蔥豉生薑湯，病未除，精神不振，口淡不思食，乘轎來診。

切脈微細乏力，參之前證，則屬陽虛感冒，極似《傷寒論》太陽少陰兩感證。其麻黃附子細辛湯、麻黃附子甘草湯兩方，殊不宜陽虛有汗之本證。以麻黃宣發，細辛溫竄，如再發汗則足以損其陰津，病轉惡化，此所當忌。遂改用桂枝加芍藥生薑人參新加湯，又增附子，並損益分量，期於恰合證情：

黨參15克，桂枝、芍藥、甘草各9克，生薑4.5克，大棗5枚，附子9克，囑服3帖再論。

複診，諸證悉已，食亦略思，精神尚屬委頓，脈仍微

弱。陽氣未復，猶宜溫補，處以附子湯加巴戟天、枸杞子、鹿膠、胡盧巴補腎諸品，調理善後。

【點評】本案雖然「極似《傷寒論》太陽少陰兩感證，其麻黃附子細辛湯、麻黃附子甘草湯兩方，殊不宜陽虛有汗之本證」。因此，選用桂枝加芍藥生薑人參新加湯再加附子，3劑而「諸證悉已」，值得玩味。

2. 發熱（太少兩感）──麻黃附子細辛湯加味（摘自《中醫火神派醫案新解》）

宋某，女，6歲。2008年10月8日其父背來應診，素體虛弱，感冒常作，現感冒發熱3天，到某醫院求治，體溫39℃，扁桃體Ⅲ度腫大，白細胞計數21.8×10^9／升，中性粒細胞89.6%。刻診：全身發燙，肢冷而掌心發熱，面白無神，倦怠，似睡非睡，無汗，脈沉緊，舌淡紅苔白膩。以麻辛附子湯加味溫經散寒解表，扶正驅邪：

附子50克，麻黃6克，北細辛5克，杏仁7克，桂枝12克，法半夏、茯苓各10克，桔梗5克，通草4克，薏苡仁10克，羌活6克，甘草5克，生薑3片。

囑其服藥後睡臥。隔日其父來告，當晚服藥一次，即汗出熱退，盡劑而癒。

【點評】《傷寒論》：「少陰病，使得之，反發熱，脈沉者，麻黃附子細辛湯主之。」少陰與太陽為表裡，經脈相連而其氣相通，寒邪侵襲，外連太陽，內繫少陰。「反發熱，脈沉者」是屬太陽、少陰表裡俱病。臨床中此證多見，不分男女老少，當溫經散寒，表裡兼顧，扶正而驅邪，往往一汗而解，脈靜身涼。

3. 發熱——四逆湯加肉桂（摘自《中醫火神派醫案新解》）

黃某，女，9歲。2006年1月1日就診，放學小跑回家，汗出濕衣，洗澡水涼，至半夜發燒。現症見：體溫39.8℃，臉色白稍紅，額頭不甚熱，手心稍熱，大腿燙，足溫，輕咳，舌質淡胖苔白。證屬陽虛感寒，治宜溫陽散寒，方用四逆湯加味：

附子6克，乾薑5克，炙甘草10克，肉桂6克。水煎服，3劑。隔1個半小時服藥1次。

二診：服藥後體溫降至38.7℃，調整處方：

附子6克，乾薑5克，炙甘草10克。5劑，每隔2～3小時服藥1次，1劑煎3次。

1月3日：體溫降至37.7℃。繼服前方，日服4次。

1月4日：體溫降至36.9℃，一夜安眠，仍未排便。改用附子理中丸，早晚各1丸，連服5天，大便順暢。

4. 長期發熱——麻黃附子細辛湯（摘自《中醫火神派醫案新解》）

李某，女，18歲。感寒後發熱40餘日不退，曾經中西醫治療，症狀如故。現症見：胸滿，食少，日晡發熱，惡寒踡臥，不思水飲，二便自利。面色晦暗而黑，舌潤滑，脈沉細如絲。證屬傷寒太陽、少陰兩感之重症。治宜溫經解表，方用麻黃附子細辛湯：

附子60克，麻黃6克，細辛3克。附子先煎煨透，無麻味後再下餘藥，1劑。

服藥之後，發熱竟退，餘症亦減。仍宜扶陽抑陰，交通心腎陰陽，處以下兩方：

（1）附子60克，乾薑12克，甘草6克。3劑。

（2）附子60克，乾薑15克，蔥白3莖。3劑。

以上兩方交替服用後，精神大佳，飲食增進而癒。

【原按】發熱40餘天，查前所服處方，有按陽虛治者，用四逆湯、白通湯；有按陰虛治者，用青蒿、地骨皮、鱉甲之類及甘露飲等，均無效果。按脈症分析，四逆扶陽而不能解表散寒；白通交心腎之陰陽而不能交表裡。用麻黃附子細辛湯交通表裡，令表裡陰陽相和，再投四逆扶腎陽以治本，白通交心腎之陰陽，表裡內外陰陽皆和，故病得癒。太少兩感之症，方用麻黃附子細辛湯較之單用四逆湯多瞭解表之功，正邪兼顧，故而收效。善後以四逆、白通兩方交替服用，亦有新意。

瘧　疾

寒熱往來而有定候者，真瘧也。一日一發而在上半日者，邪在三陽為病也。宜小柴胡加桂、葛。一日一發而在下半日者，邪在三陰為病也。宜理中湯加柴、桂。二日一發者，病深一層也。按寒熱輕重治之。單熱無寒，渴飲冷不休者，病在陽明也。宜白虎湯。單寒無熱，欲飲熱者，病在太陰也。宜理中湯。飽悶不舒，而發寒熱者，食瘧也。平胃散加查麴、柴胡。先吐清水，而後發寒熱，欲飲極熱湯者，脾陽外越，似瘧而實非瘧也。宜吳萸四逆湯。

病案舉例：

陽虛寒濕——理中湯加味／枳實梔子豉湯／薑桂苓半湯（摘自《中醫火神派醫案新解》）

胡某，男，51歲。因惡寒發熱，不思飲食，經服發汗藥後，熱仍不退。某中醫斷為暑熱，用梔子、滑石、黃芩、黃連之類，服後寒熱似瘧。改用西藥治瘧之針劑，又

覺四肢酸軟無力，手足厥冷，眼神發呆，徹夜不眠；改服中藥附子、乾薑、參、蓍等益氣回陽之劑，服後變為神昏、譫語、發痙，又改投麥冬、黃連、黃蓍、厚朴、瓜蔞殼、枳殼、石菖蒲等藥，症現嘔逆不止、頭目眩暈、心神恍惚，手足厥冷至肘膝，已四日未大便，病已半月，症勢垂危。來診時除上症外，且見面容慘白，雙目無神，舌心黑而乾燥，切其脈沉而細微。此乃寒濕不化，元氣不收所致。然從其嘔逆不止，神氣困頓觀之，惟恐元氣虛脫而莫救。急用下方：

公丁香4克，肉桂6克，柿蒂5克，蘇條參15克，白朮9克，乾薑12克，法半夏9克，茯苓15克，砂仁6克，甘草6克。

此方乃理中湯加味而成。因病已半月，藥石亂投，致中陽大虛，嘔逆不止，此為胃氣欲絕之候。先後天本屬一氣，胃氣欲絕，腎氣亦將敗越。理中湯以中焦虛寒立法：薑、朮溫運中宮之陽，條參、甘草甘緩益脾。如此組合，有剛柔相濟之妙；加丁香、桂子以溫中降逆，柿蒂苦溫下氣；半夏辛溫化痰。四藥合用，更顯降逆之功，茯苓健脾利濕，砂仁扶氣調中。諸藥與理中湯相配，既祛痰不耗氣，又降逆而不滯氣。

服藥後至晚8時，嘔逆輕減，突然腹痛便急，解下黑色糞便甚多，至夜半嘔逆全止。次日來診，肢倦身軟，胸悶，脈轉滑大，舌膩而乾。此胃濁不化，前方加附子60克以助命火。此所謂「益火之源，以消陰翳」者也，合理中湯則先後天之陽均得兼扶，而胃濁自降矣。

服後胸悶全消，神形轉佳，但覺心煩不安，腮腫及牙

齦隱痛。處以枳實梔子豉湯加蘇條參：炒枳實6克，焦梔子9克，淡豆豉9克，蘇條參15克。

枳實梔子豉湯為仲景寬中下氣，交心腎、除虛煩之方，加蘇條參以顧護元氣。服後心煩大減，但腮腫未全消，牙略痛，用自擬方薑桂苓半湯化裁：乾薑12克，桂枝12克，茯苓15克，膽炒半夏9克。方以乾薑除寒散結，桂枝溫經通脈，茯苓利水行痰，半夏膽汁炒更能化痰降逆，引浮越之陰火得以潛藏。

服方1劑，腮腫消，牙痛止，天明時又現兩腿疼痛且浮腫，舌白膩。此因上方之散寒降逆，寒趨於下，故腿現浮腫，總由寒濕未盡，陽不宣達所致。

續處下方：麻黃6克，杏仁9克，桂枝9克，白朮15克，薏苡仁15克，甘草6克。

此為麻黃加朮湯和麻杏苡甘湯之合方。有使蘊積之寒濕由尿、汗兩解之妙，服後腿痛即減，浮腫未全消，繼以苓桂朮甘湯加附子及四逆湯加苓、朮調理而癒。

【原按】此病初起，雜亂投藥，導致症變多端，脾腎欲絕，出現嘔逆不止，實係陽虛、寒濕不化之證。至於舌黑而乾，乃陽虛而津液不能上承，并非熱象。陽虛乃病之本，寒濕乃病之標。自始至終抓住這一關鍵用藥，無論其陰邪上越為牙疼腮腫，下泄為腿腫痹痛，症狀雖異，而致病之本源則同。從扶陽氣、祛寒濕出發，步步為營，竟收全功。

鼓　脹

單腹脹而四肢不脹，舌青欲飲熱者，陰邪伏於中而閉塞清道也。宜理中湯或吳萸四逆湯。單四肢脹，而腹不脹者，脾陽不固，發散於四末也。宜理中湯加西砂。有周身

鼓脹，不渴不欲食者，元氣渙散也。宜收納，切忌消腫，如理中、回陽之類。有脹而皮色如血者，陰乘於上而作也。宜補陽以消陰，如陽旦湯、潛陽丹。有脹而皮色如水晶，內無他病者，水氣散於皮膚也。宜五皮飲。脹病亦多，握定陰、陽辨訣治之，決然不錯。

病案舉例：

鼓脹——真武湯合理中湯減白芍加澤瀉、大腹皮（摘自《中醫火神派醫案新解》）

陳某，男，54歲。因嗜酒過度，生活不調而致發腹脹。初起腹部脹大，按之柔軟，繼則病勢加重，按之堅硬，不能飲食，多醫診治無效而就診。

症見面色薰黑，神采困憊，呼吸喘促，腹大如鼓，捫之堅硬，臍心突出，脈絡顯露，四肢消瘦，肌膚乾燥，大便溏薄，色呈灰黑，小便短少，胸院脹悶，不能飲食，四肢厥冷，舌苔白膩，脈弦大無力。此陽虛濕停，治宜溫陽祛濕，處方：

炮附子（先煎）、乾薑、黨參、澤瀉、白朮各30克，茯苓60克，大腹皮45克，甘草12克，生薑15克。

上方服5劑，陽復足溫，小便通利。增利水之藥茯苓、桂枝等，繼服20餘劑，諸症好轉，後以益氣養血、健脾疏肝藥物調治，5個月後隨訪，已能作輕微勞動。

【原按】脾陽不振，水蓄不行，則腹大脹滿。中陽不運，故胸悶腹脹。寒濕困脾，傷及腎陽，不能溫陽化氣，則小便少而大便溏，肢厥脈大。治脾宜燥濕，補腎當溫陽。腎暖脾燥，功能健運。此時最慮腎陽之敗，當扶陽為主，利濕為輔，故用溫陽扶正，燥脾祛濕，兼以通利之

品，使陽壯而水去，病自向癒矣。

【點評】所用之藥含真武湯合理中湯之意，但去掉白芍防其斂陰，加澤瀉利水，大腹皮消脹治標。

積　聚

腹中有塊，無拘左右，痛而始有形，不痛而即無形者，瘕證也。宜活血行氣，如當歸補血湯，加桂、麥芽。不痛而亦有形，按之不移者，癥病也。宜三物厚朴七氣湯。有噯腐，大便極臭，而腹中有塊者，宿食積聚也。平胃散加大黃，莪朮。有痰涎不止，腹中累累覺痛，作水聲者，痰濕積聚也。宜桂苓朮甘湯、理中湯加砂、半。有小腹硬滿，小便不利者，血積聚於下焦也。宜五苓加桃仁、紅花。總之喜揉按者，陰之積聚，由於陽不化陰也。宜溫解。手不可近者，陽之積聚。由於氣不活而血壅甚也。宜攻破。治積聚亦不出陰、陽兩法。

痰　飲

痰飲者，水濕之別名也。脾無濕不生痰，水道清則飲不作。痰清而不膠者，胃陽不足以行水也。宜溫中、理中湯。痰黃而膠，喜生冷者，火旺而津枯也。宜雞子黃連湯。痰白、痰青、痰鹹，皆由於陽不足。宜溫、宜補。痰臭、痰吐如絲不斷，痰結如砂石者，皆由於陰虧火旺。宜五味子湯養血湯。

《金匱要略》列五飲之名，亦當熟看。

咳　嗽

咳而兼發熱身疼者，外感也。小青龍、麻黃湯之類。咳而不發熱身痛，飽悶噯腐臭者，飲食為病也，亦間有發熱者。宜平胃散加麥、麴。咳而身大熱，喜極熱湯，唇舌

青白者，元陽外越，陰氣上乾清道也。宜吳萸四逆湯。咳而身如甕中，欲飲熱者，肺為寒痰閉塞也。宜苓桂朮甘湯加細辛、乾薑、五味子。咳而口乾喜冷飲，二便不利者，肺為火逼也。宜瀉白散中加蘇葉、梔子。乾咳而無痰者，肺燥血虛也。宜補血湯合黑薑甘草湯，加五味子。

咳而痰水如泉湧者，脾陽不運也。宜理中加砂、半、吳萸、茯苓。咳症雖多，總以陰、陽兩法辨之即可。

病案舉例：

1. 咳喘——新訂麻黃附子細辛湯／附子理中湯去參加茯苓／薑桂苓夏湯（摘自《中醫火神派醫案新解》）

劉某，女，58歲，農民。素有咳喘病，每次發病嚴重，晚上不能平臥。此次發病，飲食減少，心慌心跳，咳嗽氣緊，吐白泡沫清痰，整夜不能安眠，全身強痛，背上及兩腳冰冷，面容微紅而現浮腫，嘴唇烏白。舌苔黃膩，脈浮緊而細。此乃肺陽虛弱，復受寒邪侵襲。宜表裡兼顧，溫肺散寒以利咳喘，新訂麻黃附子細辛湯加味治之，重用薑、桂溫補肺氣：

麻黃9克，製附子31克，細辛3克，桂枝、乾薑各31克，生薑62克，甘草31克。

服藥1劑後，痛證悉除，咳喘減輕，已能平臥，繼續用附子理中湯去人參加茯苓治之：製附子、白朮、乾薑各31克，茯苓24克，炙甘草31克。

連進2劑，不復怕冷，咳喘大減。咳時右脅微脹痛，面容蒼白無神，此肺陽偏虛。薑桂湯加味扶肺陽，肺陽旺而咳自癒：生薑62克，桂枝31克，茯苓24克，半夏18克。盡劑後而咳嗽癒。

2. 咳喘——新訂麻黃附子細辛湯／四逆湯加麻黃湯／甘草乾薑湯／附子理中湯／附子生薑羊肉湯（摘自《中醫火神派醫案新解》）

高某，女，28歲，工人。自幼出麻疹後，即得氣喘病，迄今20餘年。平時怕冷，雖暑熱炎天亦穿長袖衣，晚上蓋棉被，冬季通夜睡不暖，兩腳冰冷。飲食不多，隨時腹瀉，有時嘔吐清水。如氣候變化則咳嗽而兼喘息，診為慢性支氣管炎，服中、西藥治療，只能暫時減輕，稍隔幾日，氣緊喘息如故。身體瘦弱，蒼白無血色，言語聲音細小，困倦無神。此次發病，頭暈，一身痛，特別怕冷，兩膝以下雖白天亦冷如冰，口雖乾而不渴，尤其腰背酸痛，咳嗽兼喘促，吐風泡沫痰。舌苔白滑微黃，脈浮緊而細。

此乃肺脾腎三臟俱虛，復受寒邪侵襲。先當治其標病，後扶肺、脾、腎之陽以治本，新訂麻黃附子細辛湯治之：

麻黃9克，製附子31克，細辛3克，桂枝18克，生薑31克，甘草24克。

服藥1劑後，無不良反映。此病重藥輕，上方加重分量，並加乾薑治之：

麻黃12克，製附子62克，細辛3克，桂枝18克，生薑62克，乾薑31克，甘草31克。連服2劑後，咳嗽、喘促有所減輕，身痛大減，以新訂四逆加麻黃湯治之：

製附子62克，乾薑、炙甘草各31克，麻黃12克。又盡2劑，雖不咳嗽而仍喘促，飲食很少，甚至不思食，用甘草乾薑湯溫其脾胃：

炙甘草、炮薑各62克。服1劑後，改大劑附子理中湯去參扶腎陽而平喘：

製附子62克，白朮、乾薑、炙甘草各31克。連服2劑，喘又減輕。仍惡寒，上方加桂、炮薑：

製附子62克，白朮、乾薑、炮薑、炙甘草各31克，桂子12克。

又服2劑，不復怕冷，微喘，以附子理中湯補之：

製附子62克，黨參、白朮、乾薑、炙甘草各31克。連服3劑，飲食增多而精神轉佳。囑其用附子、生薑燉羊肉湯調理：

製附子62克，生薑124克，羊肉500克。先後燉服羊肉湯兩次。自病癒後，已不怕冷，夏天與常人一樣穿短袖衣，冬天能睡暖，不像從前發病，影響工作。即偶爾受涼，咳嗽喘促，服藥一二次即告癒。

喘

喘而發熱、身疼者，寒邪閉塞肺竅也。宜麻黃湯倍麻。喘而不發熱、身疼，舌青、二便自利者，元氣上騰也。宜潛陽丹。喘而身大熱，面赤如硃，口不渴，唇、舌青、白者，元陽外越也。宜吳萸四逆湯。

病案舉例：

1. 咳喘──小青龍湯／四逆加麻黃湯／新訂麻黃附子細辛湯／附子理中湯加丁香（摘自《中醫火神派醫案新解》）

鐘某，男，63歲，農民。咳嗽痰多，喘不能臥，心累心跳，微熱不渴，一身重痛，早晨咳吐清痰更多。舌苔薄白，脈浮而微弦。此內挾水飲，外受寒邪之侵，小青龍湯治之：

麻黃9克，桂枝18克，白芍12克，甘草18克，乾薑31克，五味子6克，細辛3克，半夏18克。服藥2劑後，

清痰減少，喘咳亦輕。但仍寒冷，面色青黯，脈轉沉遲，是陽虛寒邪入裡，新訂四逆加麻黃湯以溫隔上之飲，利肺氣而止咳平喘：

製附子62克，乾薑、炙甘草各31克，麻黃9克。又盡2劑，病現平穩，此是病重藥輕，原方加重劑量治之：

製附子124克，乾薑、炙甘草各62克，麻黃15克。服1劑後，精神轉好，心慌心跳及咳喘均減輕，但清晨仍多清稀痰沫，微惡風寒，脈仍沉遲，是內外之寒皆未祛盡，新訂麻黃附子細辛湯治之：

麻黃9克，製附子62克，細辛3克，桂桂15克，乾薑、甘草各31克。又盡1劑，諸證悉減，惟胃納不佳，法當溫建中宮，處以附子理中湯去參加丁香，健脾胃以復元氣：

製附子、白朮、炮薑、炙甘草各31克，公丁香15克。連盡2劑，元氣復而咳止。

【點評】老年慢性支氣管炎，表現為病人反覆咳喘，急性發作，是臨床常見症情。此案治療套路頗具典型性：先予小青龍湯或麻黃湯。解表治標為主，次以四逆加麻黃湯溫陽治本，再以新訂麻黃附子細辛湯溫陽解表兼顧，終以附子理中湯扶正固本善後，思路清晰，層次分明。此老治這類病症，多係這種套路。

嘔　吐

嘔吐水穀，尚欲飲冷者，熱隔於中也。宜黃連生薑湯。嘔吐而欲飲極熱者，寒隔於中也。宜理中加吳萸。嘔吐身熱頭痛者，挾外感也。宜桂枝湯倍生薑、加吳萸。嘔吐身大熱而無外感，尚欲飲熱者，脾陽外越也。宜附子理

中加吳萸。凡吐症發熱者多，因吐氣機向外，故身亦發熱，以身不痛為據。

霍　亂

腹痛，吐瀉交加，而欲飲水者，熱隔於中，阻其陰、陽交通之機也。宜五苓加炒梔。

吐、瀉交加而欲飲熱者，寒隔於中，阻其陰、陽交通之機也。宜理中湯。

呃　逆

呃逆來飲水即止者，胃火上沖也。宜大承氣湯主之。呃逆來而欲極熱飲者，陰邪上乾清道也。宜吳萸四逆湯。

痢　症

痢症不拘赤、白，舌黃、脈有神者，燥熱為病也。宜大黃木香湯。

痢症紅、白，脈無神而口不渴者，下焦陽衰，不能化下焦之精血也。宜附子理中加小茴、安桂。痢症紅、白，身大熱而渴飲極熱，或不渴而舌青滑者，元陽外越，而內無陽以化腸胃中之精血也。宜吳萸四逆湯。若大熱、舌黃，飲冷不休，日數十次者，胃熱極也。宜白虎湯加柴、葛。痢疾初起，發熱身疼脈浮者，外感也。宜人參敗毒散。

頭　痛

頭痛如裂，身無他苦，舌青、不渴，或身大熱，或脈勁者，此皆元陽外越，暴脫之候，切忌發散，法宜收納。宜四逆湯，或潛陽丹。頭痛、身熱、頸、背強痛者，風寒襲於太陽也。宜桂枝湯。六經各有頭痛，須按法治之，此不過明其危險者。

耳、目、口、鼻、唇、齒、喉

各部腫痛，或發熱，或不發熱，脈息有神，舌黃、飲冷，二便短赤，精神飲食一切不衰者，氣有餘之症也。宜清涼、升解、攻下，如小柴胡、甘桔、白虎、涼膈、導赤之類。各部腫痛，或發熱，或不發熱，脈息無神，脈浮大而空，或堅勁如石，唇、口、舌青白，津液滿口，喜極熱湯，二便自利，間有小便赤者，此皆為氣不足之症，雖現腫痛火形，皆為陰盛逼陽之候。

市醫往往稱為陰虛火旺，而用滋陰降火之藥者極多，試問有陰虛火旺，而反見津液滿口，唇、舌青滑，脈息無神，二便自利者乎？吾願天下醫生，切切不可見頭治頭，見腫治腫，凡遇一症，務將陰、陽、虛、實辨清，用藥方不錯誤。

心 痛

心中氣痛，面青、肢冷、舌滑、不渴者，寒邪直犯於心君，由君火衰極也。宜四逆湯。心中氣痛，面赤、舌黃、欲飲冷者，熱邪犯於心包也。宜梔子大黃湯。

胸、腹、脅、背、腰、肘、胯、膝，痛、腫

各部腫與痛，而不喜手按者，或發熱，或不發熱，惡寒喜熱，舌黃、便赤、脈息有神，乃為氣血壅滯，皆有餘之候。宜活血、行氣清涼之品。各部或腫或痛，而喜手按者，或發熱，或不發熱，舌青喜熱飲，二便清長，脈息無神，人困極者，乃陽衰不能運行，皆為不足之候。宜溫中、行氣之品。

二便病

二便不利，腹脹、煩躁、舌黃、飲冷，脈息有神者，

乃陽邪閉結也。宜清涼分利、攻下之品。二便不利，腹不滿，人安靜，口不渴，喜臥，脈息無神，舌青滑者，陰邪閉於下，由陽不足，不能化陰也。宜溫補、回陽之品。

辨認脈法

氣有餘：所現脈浮、洪、長、大、實、數、緊之類。倘病現陰色不合脈，捨脈從病。

氣不足：所現脈沉、遲、細、微、虛、短、澀之類。倘病現陽色不合脈，捨脈從病。

辨認諸症法

氣有餘：所現脈息、聲音、面色、飲食、起居，一切有神。

氣不足：所現脈息、聲音、面色、飲食、起居，一切無神。

辨認瘡法

氣有餘：所現紅腫、高凸、痛甚、煩躁，人有神者，癰也。

氣不足：所現皮色如常漫腫，不痛，人無神者，疽也。

辨認痘法

氣有餘：所現痘色紫紅，或夾斑疹，頂焦、唇紅、便閉之類。

氣不足：所現痘瘡灰陷、平塌、寒戰、唇口青白、便利之類。

辨認目疾法

氣有餘：所現紅腫、痛脹、眵翳、障霧、赤脈、淚多、煩躁之類。

氣不足：所現痛脹不甚，翳霧障膜雖多，不覺大苦之

類。

辨色法

氣有餘：所現色紫紅，口唇如朱，煩躁不寧。色不合病，捨色從病。

氣不足：所現色滯暗，青白無神，唇口嘿青。病不合色，卒閉須知。

辨舌法

氣有餘：所現舌黃、乾白、紫紅、黑黃、純乾黑，煩躁，飲冷。

氣不足：所現舌青滑，潤黃、黑潤、乾黑色或青中帶黃，或黃中帶白，黑而潤，津液滿口，其人安靜，而喜熱飲之類。

辨口氣

氣有餘：所現氣粗，氣出蒸手，出言厲壯之類。

氣不足：所現氣微、氣短、氣冷，出言微細之類。

辨口流涎水

氣有餘：所現流涎不止，口熱，思水飲者，胃火也。

氣不足：所現流涎不止，口冷，思熱湯者，胃寒也。

辨二便

氣有餘：所現尿短赤、黃、紅、糞硬、羊矢、極臭、極黃之類。

氣不足：所現尿清長，間有黃者，糞溏、色白、色青之類。

辨皮毛肌膚

氣有餘：所現皮乾枯、皮粗、毛乾枯、肌膚燥癢之類。

氣不足：所現皮肉光潤、毛澤，肌膚雖瘦，無燥癢之形。

辨飲食

氣有餘：所現食多易消，善饑，喜飲湯水。

氣不足：所現食少難消，反飽，喜硬食物。

辨起居性情

氣有餘：所現身輕，喜動遊，怒罵，喜笑、狂叫之類。

氣不足：所現身重，嗜臥，不言不語，愁悶憂思之類。

欽安用藥金針

余考究多年，用藥有一點真機，與眾不同。無論一切上、中、下部諸病，不問男、婦、老、幼，但見舌青，滿口津液，脈息無神，其人安靜，唇口淡白，口不渴，即渴而喜熱飲，二便自利者，即外現大熱、身疼、頭痛、目腫、口瘡，一切諸症，一概不究，用藥專在這先天立極真種子上治之，百發百中。

若見舌苔乾黃，津液枯槁，口渴飲冷，脈息有神，其人煩躁，即身冷如冰，一概不究，專在這先天立極之元陰上求之，百發百中。後列二圖，學者細心參究。

寒邪外入圖

今以一圈白色，喻人身一團正氣，黑色喻外入之寒邪。邪犯皮膚第一層，乃太陽所主，病現頭項腰背疼痛，發熱惡寒，邪既入於皮膚，如盜賊之入牆垣也。看其何處空虛有隙，便得而乘之，故不必拘定一日二日之說，或入於手足之陽明，或入於手足之少陽，或入於手足之太陰，或入於手足之少陰，或入於手足之厥陰。

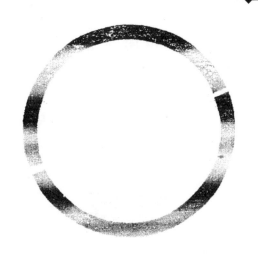

　　仲景以太陽一經，包括三百九十七法，一百一十三方，論傳經，是六步流行之定理，論圓通，是六步之化機，仲景恐人不知賊之去向，故標出六經提綱病情，與夫誤汗、誤吐、誤下、當汗不汗、當下不下、當吐不吐、用藥失宜、變逆匡救之道，俱在一百一十三方之中，學者務宜留心，不必執定傷寒邪入如是，須知六客亦如是也。

　　更要明得外邪入內，閉束皮毛氣機，遏鬱而為身熱疼痛，故發汗散邪，為治外邪初入第一要著。苟外邪從陽經而入內，寒邪亦化為熱邪，熱甚則傷陰，輕淺者，仲景有人參白虎、小柴胡之類以存陰，最重者，仲景有大、小承氣之類以救陰。

　　苟外邪從陰經而入內，陰寒混為一家，陰盛則陽衰，輕淺者，仲景有大、小建中、理中之類以扶陽，最重者，仲景有四逆、白通之類以回陽。

　　余謂此即仲景治外邪入內之子午針也。

寒邪內生圖

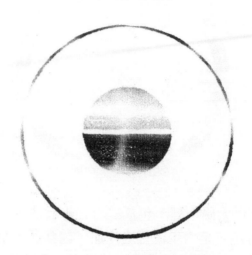

　　今以一圈白色，喻人身一團正氣。正氣旺者，外寒不入，內寒不生。夫內寒之生，由於內之正氣不足，正氣不足一分，身內之陰寒便生一分。故《經》云：氣不足便是寒。究不足之原，因房勞過度者，則損腎陽；因飲食不節者，則損脾陽；因用心過度者，則損心陽。陽者氣也，陽氣損於何處，陰寒便生於何處，積陰日久，元陽便為陰所滅也。

　　在上者，仲景用桂枝以扶心陽；在中者，仲景用建中、理中以扶脾陽；在下者，仲景用四逆、白通以救腎陽。陽虛日久，不能化生真陰，陰液日虧，積之久久，血枯而虛陽又熾，反為客邪，此真可謂陰虛也，法宜甘寒養陰，切切不可妄用苦寒，故仲景有炙甘草湯、桂枝龍骨牡蠣湯、甘草黑薑湯之法，從陽以引陰，滋陰、化陰。余謂

此即仲景治內傷之子午針也。

　　諸書稱癆字從火，皆是從損陽一語悟出也，惜乎解理未暢，後學無從下手，遂使由癆症而斃者多多矣。學者務要明得損陽而陰象症形足徵者，照上卷陽虛門法治之。損陽不能化陰，陰液枯竭，肌膚枯槁，神氣短少，吐痰膠黏，有火形可驗者，照仲景炙甘草、龍骨、黑薑湯之法治之，陰虛門方，亦可擇取。

　　又要識得外邪從陽經入內，以致熱傷血者，亦可謂陰虛，若此而論者，是謂之真陰虛。從外而致者，苦寒、清涼、升解俱可治之，若此論者，只宜甘溫微寒，從陽養陰以調之，內外之法，至此詳矣。

　　余於上卷將陽虛陰虛症形實據列出，乃辨症認症之子午針也；辛甘化陽，苦甘化陰，乃用藥之子午針也；氣有餘便是火，氣不足便是寒，乃猶是一元中之子午針也。學者務宜潛心默會，期於明白了然，幸甚幸甚。

鄭欽安火神經典應用新解

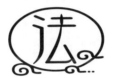

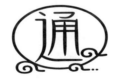

序一

　　余向就刑幕，歷膺牛廉訪王爵令楊明府之聘，恐久而造孽，退樂性餘，酷嗜醫，然不欲行。人知，邀必赴。依仲景六經，平脈辨症，處方輒去。不知其貧富，亦無貴賤，遷徙恒無定雅，不作門市想。閒居，讀《靈》、《素》、《難經》，心知其意必解出，多不成帙，任其零星，亦無意收束。秋得臨邛欽安鄭子《醫理眞傳》一書，點讀再過，知有所得於性理而涵養者深，藉醫爲發明耳。發於醫，則救醫也切。救醫切，則濟世也宏。殆樂善而自好者，與神交，久之冬乃晤，一見如故，稱快事焉。適《醫法圓通》又成，及門議復鋟，欽安謙謙君子，出草索摘疵。噫，無瑕矣。何虛心若是耶。特以醫關人性命，書留傳久遠，不得不愼，抑又仁慈之心也。余粗知醫，故知欽安之醫高，高必傳，傳仲景，非傳欽安。欽安傳仲景六經之法，仲景之六經顯，而欽安亦與之俱傳。是欽安因傳仲景之六經而傳，而欽安之所學，先於仲景之六經而有所得者，亦賴仲景而共傳。由是推之，書之傳與不傳，恒視其人之學爲何如耳。余愛欽安之書，實愛欽安之學。欽安之學，漸臻圓通之境，故名其書曰《圓通》。因識其圓通，慕其圓通，爰樂爲《圓通》之評。夫著《醫法圓通》者，欽安也。而評圓通醫法者，爲麻城知非敬氏。

　　時在清之同治十三年甲戌中秋序於　　錦城廬山仙館

序二

聞之醫者，意也。謂以我之意，消息病人之氣機，審其盈縮，相其陰陽，定其中外，各守其鄉，以施攻補。證有千變，藥亦千變，而其收效則如一。《素問‧八正神明論》曰：合人形於陰陽四時，虛實之應，冥冥之期，視之無形，嘗之無味，故謂冥冥，若神彷彿。又曰：觀於冥冥者，言形氣營衛之不形於外。而工不知之，以日之寒溫，月之虛盛，四時氣之浮沉，參伍相合而調之，工常先見之。然而不形於外，故曰觀於冥冥焉。通於無窮者，可以傳於後世也。是故工之所異也，故俱不能見也。夫不能見而工常先見之，若神彷彿，上合昭昭，下合冥冥，通於無窮，傳於後世，此之謂圓通。至圓者，莫如珠。醫之意，珠是也。惟其能圓，是以能通。所通為何？通神明也，通造化也。

夫神明造化，乾坤定位，主宰者理，流行者氣，對待者數。理、氣、數三者，渾為太極，判為兩儀四相，成乎八卦。三才立而五運分，六氣變而四時行，百物生而八風動，於是乎，苛疾起而莫能逃，此之謂法。法天效地，法陰則陽，知升知降，知潛知浮，知迎知拒，皆通以意而成為法。法，即意珠也，即智囊也，皆性花也。然之言也，必醫者先得弄丸（丸，原作「九」，據文意改）心法，從河圖洛書，一順一逆，先後八卦，能顛能倒，默而識之，學而不厭。有諸己而後能驗諸人。

以圓通之心法，著圓通之醫法，豈易易哉？余於醫道，究心有年，求其識此意者或寡矣。不意友人鄭欽安者，有《醫法圓通》之書焉。余回環讀誦，見其篇中，如論乾坤、論坎離、論五行、論六步、論氣血、論水火、論外感、論內因、論陽虛、論陰虛，總其要曰：陰陽而已。又曰：有餘不足盡之矣。又曰：人活一口氣，皆根柢之談，不同泛常之論，又非杜撰，悉推本於《靈》、《素》、《難經》，及仲景《傷寒》、《金匱》之義。所載各方盡是經方，所引時方，出不得已，非其本懷。作之謂聖，述之謂賢，欽安之書，吾無間然矣。

非洞明乎一身之氣機，圓乎三才之理數，而先得醫之意者，其能之乎？其言又皆數十年來臨症效驗，及與二三及門，互相質疑辨難，所匯而集者，精核不移，萬舉萬當，誠度世世之金針，醫學之標準也。余既珍而寶之，復慫恿授梓，以公諸世。欽安之造福，奚有量耶！吾知其克昌闕後矣。不揣固陋，因以頌爲序。

時清之同治十三年蒲節月郵筒沈古齋化三敬題

敘

　　嘗聞各家著作，皆有精義，獨嫌者，大海茫茫，無從問津。予亦粗知醫，每閒暇必細檢閱，隨地隨時，窮究天地，生人生物，盈虛消長。這個道理，思之日久，偶悟得天地一陰陽耳。分之為億萬陰陽，合之為一陰陽。於是以病參究，一病有一病之虛實，一病有一病之陰陽。知此，始明仲景之六經還是一經，人身之五氣還是一氣，三焦還是一焦，萬病總是在陰陽之中。

　　仲景分配六經，亦不過將一氣分佈上下、左右四旁之意，探客邪之伏匿耳。捨陰陽外，豈另有法哉！予不揣鄙陋，採取雜症數十條，辨明內外，判以陰陽，經方時方，皆納於內，俾學者易於進步，有戶可入，雖非萬舉萬當，亦可為醫林之一助云爾。

同治甲戌季夏月蜀南臨邛鄭壽全欽安撰

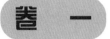

用藥弊端說

　　用藥一道,關係生死。原不可以執方,亦不可以執藥,貴在認證之有實據耳。實據者何?陰陽虛實而已。陰陽二字,萬變萬化。在上有在上之陰陽實據,在中有在中之陰陽實據,在下有在下之陰陽實據。無奈仲景而後,自唐宋元明以逮本朝,識此者固有,不識此者最多。〔眉批〕醫不執方藥,在平日求至理而探玄奧。一得上中下陰陽實據,用藥即不誤人。病家知此理法,延醫入門,以此審其高下,決其從違,《萬病回春》立說之功不淺。此先醫醫,而後醫病家。具見良工心苦。其在不識者,徒記幾個湯頭,幾味藥品,不求至理,不探玄奧,自謂知醫。一遇危症,大海茫茫,陰陽莫曉,虛實莫辯,吉凶莫分。一味見頭治頭,見腳治腳。幸而獲效,自誇高手。若不獲效,延綿歲月。平日見識用盡,方法使完,則又藉口曰:病入膏肓,藥所難療。殊不知其藝之有未精也。

　　更有一等病家,略看過幾本醫書,記得幾個湯歌藥性,家人稍有疾病,又不敢自己主張,請醫入門開方去後,又或自逞才能,謂某味不宜,某味太散,某味太涼,某味太熱,某味或不知性,忙將《本草備要》翻閱,看此藥能治此病否。如治與病合則不言,不與病合則極言不是,從中添減分兩,偶然獲效,自矜其功,設或增病,咎

歸醫士。此等不求至理，自作聰明，每每釀成脫絕危候。雖盧緩當前，亦莫能治，良可悲也。

更有一等富貴之家，過於把細些小一病，藥才入口，稍有變動，添病減病，不自知也，又忙換一醫，甚至月延六七位，每每誤事。〔眉批〕學養兼到之醫，方能識此火候，太非易易。不知藥與病有相攻者，病與藥有相拒者，豈即謂藥不對證乎？何不多延數時，以盡藥力之長哉。

予觀古人稱用藥如用兵。有君臣，有佐使，有嚮導；用緩攻，有急攻，有偷關；有上取，有下取，有旁取；有寒因寒用，熱因熱用，塞因塞用，通因通用諸法。豈非知得藥與病有相拒相鬥者乎？予願富貴之家，不可性急，要知病係外感，服一三道發散藥，有立見鬆減些者。氣滯、食滯、腹痛、卒閉之症，服行氣消導開竅之品，有片刻見效者。若係內傷空虛損日久，誤服宣散、清涼、破氣、滋陰等藥，釀成咳嗽白痰、子午潮熱、盜汗骨蒸、腹脹、面腫、氣喘等症，又非三五劑可見大功。所以古人治病，有七日來復之說，或三十劑、五十劑，甚至七八十劑，始收全功者矣。

最可怪者，近之病家，好貴惡賤，以高麗參、枸杞、龜、鹿、虎膠、阿膠、久製地黃、鹿茸等品，奉為至寶。以桂、麻、薑、附、細辛、大黃、芒硝、石膏等味，畏若砒毒。由其不知陰陽虛實至理，病之當服與不當服耳。〔眉批〕捫虱而談，其言侃侃，有旁若無人之概。病之當服，附子、大黃、砒霜，皆是至寶。病之不當服，參、蓍、鹿茸、枸杞，都是砒霜。無奈今人之不講理何，故諺云：參、蓍、歸、地，治死人無過；桂、附、大黃，治好

人無功。溯本窮源，實由於不讀仲景書，徒記幾個幸中方子，略記得些各品藥性，懸壺於市，外著幾件好衣服，轎馬往來，目空一世。並不虛心求理，自謂金針在握。仔細追究，書且點不過兩篇，字且畫不清幾個，試問尚能知得陰陽之至理乎？東家被他桂、附治死，西家被他硝、黃送命。相沿日久，釀成此風。〔眉批〕淋漓盡致。所以病家甘死於參、耆、歸、地之流，怕亡於薑、附、硝、黃之輩。此皆醫門之不幸，亦當世之通弊也。

予願業斯道者，務將《內經》、《難經》、仲景《傷寒》、《金匱》、孫真人的《千金》、《翼》諸書，與唐、宋、金、元，朱、張、劉、李並各後賢醫書，彼此較量，孰是孰非。更將予所著《醫理真傳》並此《醫法圓通》，留心討究。陰陽務求實據，不可一味見頭治頭，見咳治咳，總要探求陰陽盈縮機關，與夫用藥之從陰從陽變化法竅，〔眉批〕醫學骨髓，盡此一語，學者潛心。而能明白了然，經方、時方，俱無拘執。久之，法活圓通，理精藝熟，頭頭是道，隨拈二三味，皆是妙法奇方。

觀陳修園先生《三字經》，列病數十條，俱言先以時方治之，不效，再求之《金匱》，明是知道近日醫生之胸中也。然時方如四君、六君、四物、八珍、十全、歸脾、補中、六味、九味、陰八、陽八、左歸、右歸、參蘇、五積、平胃、柴苓、逍遙、敗毒等方，從中隨證加減，亦多獲效。大抵利於輕淺之疾，而病之深重者，萬難獲效。修園所以刻《三字經》與《從眾錄》之意。不遽揭其非，待其先將此等方法用盡，束手無策，而後明示曰，再求《金匱》，是教人由淺而深，探求至理之意也。

竊以《金匱》文理幽深，詞句奧古，閱之未必即解其至理，誠不若將各證外感內傷陰陽實據，與市習用藥認證雜亂處搜出，以便參究。予豈好辨哉？予實推誠相與，願與後世醫生同入仲景之門，共用仲景之法，〔眉批〕一片婆心。普濟生靈，同登壽域，是所切望也。

各症辨認陰陽用藥法眼

心病不安俗云：心跳心慌

按：心病不安一證，有心血不足為病者，有心氣不足為病者。

心血不足為病者，血不足則火必旺。其人多煩，小便短赤而咽中乾，肌膚枯槁憔悴，而神不大衰，甚則狂妄喜笑，脈必細數，或洪大，喜食甘涼、清淡、油潤之品者是也。

心氣不足為病者，氣，陽也。氣衰則血必旺。其人少神，喜臥懶言，小便清長，或多言多勞力、多用心一刻，心中便潮熱而自汗出。言者，心之聲也。汗者，血之液也。多言、勞力及用心太過，則心氣耗。氣耗則不能統血，故自汗出。〔眉批〕心氣即心陽，所謂神也。神傷則精散，精散則不能統血，氣液脫而為潮熱、自汗，此是陽不能統陰，陰無所制。陰證蜂起，正本澄源，立法親切，於治此病乎何有？甚至發嘔欲吐，心陽一衰，陰氣上僭，故發嘔。脈必細微，抑或浮空，喜食辛辣煎炒極熱之品者是也。

目下市習，不辨陰陽，聽說心不安寧，一味重在心血不足一邊，故治之有效，有不效。其所用藥品，無非人參、酸棗、茯神、遠志、琥珀、龍骨、朱砂、地黃、當

歸、龍眼肉之類，與夫天王補心，定志寧神諸方。然此等方藥，全在養血，果系心血不足則甚宜。若係心陽衰敗則不當，此屬當世混淆莫察之弊，不忍坐視不言，姑酌一治心陽虛方，以補市習之漏。

補坎益離丹　附子八錢　桂心八錢　蛤粉五錢　炙甘草四錢　生薑五片。

用藥意解

夫曰：補坎益離者，補先天之火，以壯君火也。真火與君火本同一氣，真火旺則君火始能旺，真火衰則君火亦即（即，原作「鄉」，據文意改）衰。真火藏於水中，二氣渾為一團，故曰一元。〔眉批〕造化機械，陰陽根柢，露於腕下，作一幅活太極圖觀之，便得醫之真實際也。真火上騰，真火，天體也。其性發，用故在上。必載真水上升，以交於心，故曰離中含陰。

又曰：氣行血隨，水既上升，又必復降下。水，地體也。隨氣而至離宮。則水氣旺極，極則復降下也。水下降，君火即與之下降，故曰陰中含陽。又曰：血行氣附，主宰神明，即寓於渾然一氣之中，晝則出而聽政以從陽。陽在上也，曰離。夜則入而休息以從陰，陰在下也，曰坎。此人身立命指歸，醫家宜亟講也。今病人心不安寧，既服養血之品而不癒者，明是心陽不足也。心陽不足，固宜直補其心陽。而又曰補坎者，蓋以火之根在下也。予意心血不足與心陽不足，皆宜專在下求之，何也？水火互為其根，其實皆在坎也。真火旺則君火自旺，心陽不足自可癒，真氣升則真水亦升，心血不足亦能療。其所以服參、棗等味而不癒者，是未知得火衰（衰，原作「哀」，據文

意改）而水不上升也。

方用附、桂之大辛大熱為君，以補坎中之真陽。細查坎陽，乃先天乾金真氣所化，故曰金生水。後人見不及此，一味補土生金，補金生水，著重在後天脾肺，不知坎無真氣上騰，五臟六腑皆是死物。前賢叫人補脾者，先天賴後天以輔也，先天為體，後天為用。故《經》云：無先天而後天不立，無後天而先天亦不生。教人補金，是教人補先天真金所化之真氣也。道家稱取坎填離，即是盜取坎中一點金氣也。予恒曰：人活一口氣，即此。考桂、附大辛大熱，辛即金之味，熱即純陽之性也。仲景深通造化，知桂、附能回陽，故立白通、四逆回陽諸方，起死回生，其功迅速，實非淺見可測。〔眉批〕乾分一氣，落於坤中而成坎，乾即金也，坎即水也。坤中得陽即是火，火曰炎上，故能啟示上升而交於心。心屬火為離，離中得水，水曰潤下，又燃火而下降，全是一金為之斡旋。桂、附、辛歸金而熱歸火，大能升水降火，交接心腎。先生獨得仲景之秘，不惜金針暗度，知非再表而彰之，俾醫門悉知仲景之微理，大阻用附、桂以起死回生，病家放心，服桂、附以療生而救死，熟謂病風不可挽。復取蛤粉之鹹以補腎，腎得補而陽有所依，自然合一矣。附、桂補坎中之陽。陽，氣也。蛤粉補坎中之陰。陰，血也。氣行血隨，血行氣附，陰陽合一，升降不乖，何心病之能治乎。此方功用最多，凡一切陽虛諸症，皆能奏功，不獨此耳。況又加薑、草調中，最能交通上下，故曰中也者，調和上下之樞機也。

此方藥品雖少，而三氣同調，學者務在藥之性味與人身之氣機，何品從陽，何品從陰，從陰、從陽，旨歸不

一，有從元陰、元陽者，坎離之說也。有從太陽、太陰、少陽、少陰、陽期、厥陰者，六步之謂也。其中之淺淺深深，藥性各有專主，須要明白。如何為順，如何為逆，順者，是順其氣機之流行。逆者，逆其氣機之欲往。把這病之陰陽實據，與夫藥性之陰陽實據，握之在手，隨拈一二味，皆能獲效。匪彝彝，通「夷」字，常理。所思，子閱之久矣。〔眉批〕從陰從陽，順往逆來，是用藥調氣機之手眼，亦醫門講理法治病之權衡。夫人自出母腹，元陰元陽變為坎離，其根落在坤中，由是氣傳子母，應天度而化生，六經上下往來，表裡雌雄相輸應，二六不停。水火者，氣液也，隨呼吸而升降，布五行而有部分，醫能明此，號曰上工。欽安酌此一方，名曰補坎益離丹，以治心陽虛證，深得太陽與少（少，原作「必」字，據文意改）陰為表裡之機關，窺見岐黃根柢，從桂枝湯變化而出，直透仲景之心法，且不憚煩勞，於辨證用藥中，剖明陰陽大旨。學者入理深談已有把握。知非更拈出仲景治少陰、太陰兩大法門，真武何以用附子而不用乾薑，理中何以用乾薑而不用附子，其四逆附子、乾薑並用，何以又獨稱為救裡，而治無專經。此間陰陽奧妙，進退出入，包含氣機不少，如何用藥認證，以合氣機。此皆六步之中，亦有從陰從陽之淺深，藥性亦各有專主，均可變化推衍，增減隨宜。知非不能明辯，願以俟學者之深參而有得焉。

奈世人沉溺莫挽，深為可慨，茲特再即此方之理推之，與仲景之白通湯同法也；桂枝龍骨牡蠣湯同法也；大、小建中湯同法也；即與後賢之參附湯、封髓丹、陽八味皆同法也。古人立方，皆是握定上、中、下三部之陰

陽，而知藥性之淺深功用，故隨手輒效，得以名方。今人只徒口湧心記，而不識至理攸關，無怪乎為方藥所囿矣。更可鄙者，甘草僅用數分，全不知古人立法立方，其方皆有升降，皆用甘草，誠以陰陽之妙，交會中宮，調燮之機，專推國老。何今之不察，而此風之莫轉也。

病案舉例：

1. 心動過緩──補坎益離丹加減（摘自《中醫火神派醫案新選》）

孔某，女，57歲，退休職工。患病實綜合徵，經治數年未能緩解，近幾年隨著更年期停經，病情加劇。曾求治於各級醫院，未有顯著改善。心電圖報告：心率45次／分鐘。現症見：心悸胸悶，畏寒肢冷，時有烘熱汗出，煩躁不安，失眠多夢，氣短懶言，不耐勞作，舌胖大邊有齒痕，脈沉遲無力。證屬心腎陽虧，虛陽上越，治宜溫腎助心，鎮潛活血，方用鄭欽安補坎益離丹加減：

附子30克（先煎2小時），肉桂、炙甘草、紅參各10克，生龍骨、生牡蠣各30克，三七10克，靈磁石、紫石英、乾薑各30克。6劑，水煎服，每天1劑。

複診之時，病人稱近10年未有之好轉，心慌胸悶消失，體質增加，烘熱汗出消失，失眠好轉，睡眠質量仍較差，心電圖報告：心率62次／分。原方有效，再服6劑，鞏固治療。

【原按】患者有心病不安病史，加之天癸已竭，腎陽虧損，心陽無助，心腎陽衰而病情加劇。鄭欽安補坎益離丹（附子、肉桂、乾薑、炙甘草、蛤粉）一方專為此而設，補坎者，補腎陽也；益離者，益心火也；腎火旺而心

火自旺，此補坎益離之意也。在鄭氏方藥上，加用三七以活血化瘀，加磁石、紫石英鎮潛虛陽上越；同時加人參益氣助陰，方藥對症，效有桴鼓之應。

2. 心衰、心房纖顫——補坎益離丹加味（摘自《中醫火神派醫案新選》）

王某，女，62歲，農民。心慌、氣短，胸悶乏力3年餘，曾確診為「慢性心衰、心房纖顫」，長期服用中西藥物，情況時好時壞，未見明顯改善。近時進行性加劇，心電圖報告：心房纖顫、心肌缺血，心率165次／分。現症見：心慌，氣短，胸悶，乏困無力，動則尤甚，面色黯黑，畏寒肢冷，雙下肢浮腫，舌淡苔白滑，脈沉細無力。證屬心陽虛衰，虛陽上越，治宜溫陽潛鎮，方用鄭氏補坎益離丹化裁，藥用：

肉桂10克，製附子（先煎2小時）、炮薑、炙甘草、生龍骨、生牡蠣各30克，紅參10克。3劑，水煎服，每天1劑。

複診：服藥後，情況明顯改善，體力明顯恢復，畏寒肢冷減輕，心率65次／分，律整。原方再服3劑，病癒大半，後服附子理中丸鞏固治療。

【原按】心房纖顫是比較頑固的心律失常之一，其特徵表現在心房與心室的跳動不一致，即脈搏慢而心率快，脈沉遲無力，舌淡苔白滑，一派心腎陽虛之表現。治用鄭欽安先生創製的補坎益離丹化裁，補坎者，補腎陽也；益離者，益心火也；「補先天之火以壯君火也」，同時佐以龍牡，「真火旺則君火始能旺」，心腎火旺，腎陽得潛，心病自然得癒也。

3. 心下痛——大建中湯加減（摘自《中醫火神派醫案新選》）

胡某，女，33歲。劍突下疼痛三日，不脹、不嘔、不呃，痛處呈下長方形，痛處拒按。面色㿠白，神倦，眠差，大便不成條，脈沉細，舌淡，素為腎虛胃寒之體。思之良久，多由寒鬱而致，以散寒之法治之：

蜀椒10克（去油），乾薑40克，飴糖30克，炙甘草20克。1劑。數日後，因他病就診，稱服第一次藥後半小時，疼痛即除。

【原按】此乃大建中法，用蜀椒、乾薑大辛大熱之品，溫中散寒，飴糖、甘草溫補脾胃。若不用甘草代人參效果可能更好。甘草雖補脾，但是藥性緩了。寒傷陽氣，用人參補氣，原方更好！

肺病咳嗽

按：咳嗽一證，有從外而入者，有從內而出者。從外而入者，風、寒、暑、燥、火之邪干之也。六客各有節令不同，須知。客邪自外而入，〔眉批〕客邪者。每年六步客氣之邪也。閉其太陽外出之氣機，氣機不暢，逆於胸膈。胸中乃肺地面，氣欲出而不出，咳嗽斯作矣。定有發熱、頭疼、身痛一段。風邪干者，兼自汗惡風；寒邪干者，兼無汗惡寒；暑邪干者，兼口渴飲冷，人困無力；濕邪干者，兼四肢沉重，周身覺冷而酸疼，不甚發熱；燥邪干者，兼吐痰膠黏，喜飲清涼；火邪干者，心煩脈洪，小便短赤飲冷。從內而出者，皆是陽虛陰盛之候。陰虛也有，十中僅見一二。因陽虛者，定見困倦懶言，四肢無力，人與脈息無神，唇舌青淡白色，而喜熱飲，食少心

煩，身無發熱痛苦。即有燒熱，多在午後，非若外感之終日發熱無已時也。因心肺之陽不宣，不能化其本經之陰邪，逆於胸而作者，其人無外感可徵。

凡事不能用心勞力，稍用心力一分，心便潮熱，自汗出，咳嗽更甚，多吐白泡清痰。近市醫家，每稱為陳寒入肺，其實不知心肺陽衰，而內寒自（自，原作「白」，據文意改）生也。〔眉批〕辨證的小注辨理確，小注補法清。因脾胃之陽不足，不能轉輸津液水穀而作者，其人飲食減少，腹滿時痛，多吐清冷痰涎，喜食辛辣椒薑熱物。因肝膽之陽不足，不能收束其水，挾龍雷，指陰氣也。而水泛於上，直乾清道而作者，其人腰脅脹痛，足膝時冷，兩顴時赤，夜間痰水更甚，咽乾不渴。若渴飲冷，便是陰虛火旺。凡此內外兩法，不得紊亂。

審是從外而入之風邪干者，去其風而咳嗽自已，如桂枝湯、祛風散是也。寒邪干者，散其寒而咳嗽自已，如麻黃湯、小青龍湯是也。暑邪干者，清其暑而咳嗽自已，如益元散、清暑湯是也。濕邪干者，滲其濕而咳嗽自已，如二陳湯、桂苓朮甘湯是也。燥邪干者，潤其燥而咳嗽自已，如甘桔湯、麥冬飲之類是也。火邪干者，散其火，清其火，而咳嗽自已，如導赤散、葛根芩連湯之類是也。

審是從內之心肺陽衰者，扶其陽而咳嗽自止，如薑桂茯半湯、溫肺飲之類是也。審是脾胃陽衰者，舒其脾胃而咳嗽自止，如半夏生薑湯、香砂六君湯、甘草乾薑湯之類是也。審是肝腎陽衰，水邪泛上者，溫其腎而咳嗽自已，如真武湯、滋腎丸、潛陽丹加吳萸之類是也。

果見陰虛而致者，其人水少火多，飲食易消，精神言

語聲音必壯，心性多躁暴，肌膚多乾粗，吐痰膠黏，喜清涼，脈必細數，惡辛辣熱物，方是之候，如雞子黃連湯、六味地黃之類，皆可服也。

　　尚有一等，久病無神，皮肉如火炙而無潤澤，喜熱惡冷，此尤屬真氣衰極，不能薰騰津液而灌溉肌膚，十有九死。更有一等，陽虛陰盛已極，元陽將脫之咳嗽，氣喘痰鳴，六脈浮空，或勁如石，唇青爪甲黑，周身大熱，自汗，乃脫絕危候，急宜大劑回陽飲治之，十中可救二三。余曾經驗多人，但逢此候，務先在藥單上擬明，以免庸俗借薑附為口舌。

　　余又得一奇法。〔眉批〕非法之奇，乃人之愚者多也，故又借一奇字，以醒人眼目。一人病患咳嗽，發嘔欲吐，頭眩腹脹，小便不利。余意膀胱氣機不降而返上，以五苓散倍桂，一劑便通，而諸證立失。由是觀之，醫貴明理，不可固執，真不謬矣。查目下市習，於咳嗽一證，每每見痰化痰，見咳止咳，所用藥品，無非杏仁、貝母、冬花、紫菀、百合、桑皮、化橘紅、蘇子、白芥子、南星、薄荷、半夏，與夫參蘇飲、蘇沉九寶、滋陰六味，一味雜投，以為止咳化痰，每每釀成勞證，此豈藥之咎哉。由其不知內外各有攸分，陰陽各有實據，藥性各有專主，何其相沿不察，貽害無窮也。予故辨而正之。

病案舉例：

咳嗽——真武湯加減（摘自《中醫火神派醫案新選》）

　　黃燦之媳，患咳嗽，服黎貢南醫生之天冬、麥冬、地黃一派清潤藥，計過百劑，竟至陰霾四布，咳喘，無胃（沒有食慾），夜不成寐，幾成大肉陷下之死症，乃邀余

診。余以其家素服貢南醫生，中貢南之毒已久，乍投與貢南相反之藥，必因少見而多怪，姑作二陳湯加尤與之。次日復來請診，據云「已效」。余曉之曰：「此證用二陳湯，不過杯水車薪，焉能癒？」對曰：「薦之者謂先生高明也。」余曰：「高明者，非出此等方劑之謂。若出好方，第恐駭怪而不願服之。」病家肅然曰：「服藥過百劑，愈醫愈弊，豈欲復蹈前車之失？先生但用先生之法可也。」余乃出大劑以糾前藥之偏，以真武湯加減，附子由五六錢，用至一兩；乾薑由三錢，用至七八錢。漸有起色，由是而喘平而胃納增進，而咳亦漸少。囑其守服此方，至痊癒後，仍續服二三劑，則血氣加增，轉弱為強，幸毋枉我之苦心也。」

待清明時節遇其大伯，則稱謝不置，謂不特大病已癒，且血氣充盈，容貌光澤，勝未病時遠甚，擬以厚酬為謝云。余曰：「能受吾之方治者，即吾之知己也。今睹此好景，余之喜何可言愈？詎思望報耶。」不及端午節余返家，忽聞此婦已死。據云：「貢南語其大伯云：庇留之方無病者尚不可服，況陰虛證乎？」自請為之診視。時此婦肥美勝常，照舊操作，惟以繅絲近火，覺得口渴，貢南遂揚言熱證。不知此乃身體壯健之徵也，竟以天冬、麥冬等與之。初服猶未見弊，再服三兩劑，痰飲復生，咳痰再作。自是愈服愈咳，貢南更歸咎附子毒發，更投重劑。不數日而咳喘息高，遂死。

【原按】此君自詡世醫，實則未知仲景之道為何，抑未知醫道為何物也。無怪以陽虛為陰虛，置人於死地而不悟也。何不深加省察，以窮流溯源耶？蓋前次服藥百餘劑

乃幾瀕於死。而服庇留之薑附百餘劑，竟強壯異於昔時
——個中機竅，終茫然而弗之覺。傷哉此醫，惜哉此婦！

肺痿肺癰

痿證，咳吐濁沫或膿血，口臭不渴，小便利。癰證，
咳吐膿血，胸中隱隱作痛，將成時，坐臥不安。

按：癰、痿二證，名異而源同。同者，同在肺也。痿
虛由肺陽不足，而津液失運。而癰實。由肺陰不足，而燥
邪日生蘊釀日久。痿宜溫肺，《金匱》之甘草乾薑湯是
也。薑性辛溫，能宣肺中之寒，甘草能緩薑性之散，又能
溫中補中，又足生氣，故見功實速。余曾經驗多人。癰宜
開壅，《金匱》之皂莢丸是也。皂莢功專開壅去垢，又得
蜜、棗以安中，邪去而正氣無傷，妙法也。〔眉批〕辛甘化
陽，甘鹹養陰，學者功力深到，便識得此義玄妙，醫中之能
事畢矣。予細維《金匱》治痿證，首列甘草乾薑湯，明是
辛甘化陽之法，必是肺冷無疑。再以痿字義考之，痿者，
謝也。〔眉批〕痿謝癰壅，晰義精確，一虛一實，判若列
眉。如花木之葉萎，敗而無潤澤，其源定屬坎中真氣不上
薰蒸。若坎中既有真氣上騰，肺何由而得痿也。而治癰以
皂莢丸，皂莢辛鹹，棗、蜜味甘。明是甘鹹養陰之法，必
是肺熱無疑。更以癰字義考之，癰者，壅也。壅則聚而不
通，熱伏不潰之象，其源定屬水衰火旺。然癰之將成未
成，其中尚有許多治法。果係胸中隱痛，脈數滑，口中辟
辟燥，唾膿血，臥難安。此際乃癰之候。否則照常治嗽法
投之。予意當以肺陽不足而痿證生，肺陰不足而癰證起，
以定此二案。〔眉批〕陰陽案定，人有遵循。後學始有把
握，庶不致錯亂無據也。

病案舉例：

肺氣腫——破格救心湯加味（摘自《中醫火神派醫案新選》）

張某，男，70歲，退休工人。2007年1月10日就診。患慢性支氣管炎、肺氣腫病20餘年，2個月前不慎感冒，咳喘再度加重，中西藥物治療2月餘未見改善。現症見：咳、痰、喘，氣短，胸悶，吐白色泡沫狀痰，夜晚不能平臥休息，或平臥一會兒便憋醒，行走則氣喘加劇，下氣不接下氣，舌淡，苔白膩水滑，舌體胖大邊有齒痕，脈浮重按無力，尺部大甚。

證屬久病咳喘，腎不納氣，腎陽虧損，治宜溫陽補腎，固攝納氣，方用破格救心湯化裁：

附子60克（先煎2小時），乾薑60克，炙甘草、紅參、山茱萸、生龍骨、生牡蠣、紫石英、靈磁石各30克，石菖蒲20克，生薑30克，大棗10枚。3劑，水煎服，每天1劑。

服藥後症狀大減，已能平臥休息，不再憋醒，白天活動後也不再氣喘胸悶，原方有效，再進3劑。恢復如原來狀況。再服3劑以鞏固。1個月後隨訪，未再反覆。

【點評】老年慢性支氣管炎、肺氣腫屬高年久病，反覆咳喘，久病及腎，陽氣虧損，已入虛寒境地。本病每逢發作，一般均抗生素、激素反覆應用，雖說可能暫時緩解，然陽氣日損，抗病能力每況愈下，每當風吹草動應時即發，如此惡性循環，終成頑症痼疾。今從扶陽著眼，補腎納氣，方用大劑四逆湯溫腎助陽；來復湯納氣斂閉，加重鎮攝納之品，以助腎陽歸潛，全方未用止咳平喘套藥而療效顯著，確顯扶陽效力。

胃病不食

按：不食一症，有因外邪伏而不宣，逆於胃口者；有因飲食生冷，停滯胃口者；有因七情過度，損傷胃氣者；有因陽虛者；有因陰虛者。因外邪所致而不食者，定有發熱、頭痛、身痛，與夫惡寒、惡風、惡熱、口苦、便赤、四肢酸痛等情。按定六氣節令，六經提綱病情治之，外邪去而食自進矣。因飲食生冷而致不食者，定見飽悶吞酸、胸膈脹痛等情，照溫中行氣消導之法治之，生冷去而食其進矣。因七情過度而致不食者，審其所感，或憂思，或悲哀，或恐懼，或用心勞力，或抑鬱，或房勞，按其所感所傷而調之，則飲食自進矣。

因陽虛者，陽衰則陰盛，陽虛二字，包括七情在內，論陽虛，是總其名也。陰主閉藏，故不食。此等病人，必無外感，飲食病情為準。法宜扶陽，扶陽二字，須按定上中下部位。陽旺陰消，而食自進矣。因陰虛者，陰虛則火旺。陰虛二字，有外感客邪，隨陽經而化為熱邪傷血，按其所感經絡治之，若係真陰虛極，則又非苦寒可用。火伏於中，其人煩熱口渴飲冷，甚有呃逆不休，咳嗽不已，反胃而食不下諸症。輕則人參白虎，重則大小承氣之類。是瀉其亢盛之火邪，以復陰血。若由真陽虛極，不能化生真陰，陰液已枯，其人定然少神氣短，肌膚全無潤澤。若火炙然，亦常思泊潤涼物。病至此際，十少一生。苟欲挽回，只宜大甘大溫以復陽，陽回則津液自生。即苦甘化陰，甘淡養陰，皆其次也。

昧者不知此中消息，妄以苦（苦，原作「若」字，據文意改）寒大涼治之，鮮不速斃。果能投治無差，則陰長

陽生，而食自進矣。〔眉批〕飲食為人之大源，其所以能飲食之故，尤重在精氣。不食一證所因最為繁多，無論內外各病，皆能致之。此按扼定病機病情，指出治法。大具手眼，至活至妙。學者苟知精氣為飲食之本，從精氣上消息不食之故，便合欽安之法，而得不食之源，於治胃病乎何難。

　　以上內外諸法俱備，學者務要下細理會，不可因其不食，而即以消食、行氣、破滯之品雜亂投之，病人莫不忍受其害。查近日市習，一見不食，便以平胃散加丑牛、檳榔、山楂、麥芽、香附、三棱、莪朮（朮，原作「木」字，據文意改）之類投之。內外莫分，陰陽莫辨，誠可慨也。今特略陳大意，至於變化圓通，存乎其人。〔眉批〕八字要緊。又安可執一說，而謂盡括無遺。

　　病案舉例：

　　1. 消化不良——人參四逆湯加味（摘自《中醫火神派醫案新選》）

　　李某，女，66歲，退休乾部。平素身體較差，近來什麼都不敢吃，吃一口水果，立即拉肚子，腹痛腹瀉，每天大便次數2～3次，吃一小塊兒肉食，也立即拉出來，弄得什麼都不敢吃。對多種抗生素過敏，藥物也不敢吃，甚為苦惱。現症見：身體消瘦，面部老年斑較多，氣短懶言，畏寒肢冷，夏天炎熱，猶穿多層衣服，外套小馬夾，每天只點稀粥，舌淡胖質紫黯，脈沉弦細而無力。證屬陽氣虧損，不能腐熟水穀，治宜回陽助陽，補腎益脾，方用四逆湯加味：

　　附子（先煎2小時）、炮薑各30克，紅參、炙甘草、肉桂、三七各10克，砂仁30克。6劑，水煎服，每天1

劑。

服藥之後，自感體力增加，食慾增進，腹瀉顯著好轉，每天1次，大便成形，原方有效，再進6劑。

三診：已經什麼都可以吃了，肉、水果吃後也不再拉肚子。精神大振，再服6劑以進行鞏固療效。3個月後遇見，述說一如常人。

【點評】《傷寒論》曰：「自利不渴者，屬太陰，以其臟有寒故也，當溫之，宜服四逆輩。」此例病人一派脾腎陽虧證候，尤重在脾陽虧損、不能腐熟水穀上，表明其臟有寒，與經文基本一致。理當溫之，仲景提出用四逆輩，不用理中湯，最具卓識。太陰有寒，其本在腎，四逆湯補腎回陽以助後天，理中湯則專在後天，不能從根本上改善「臟有寒」之候，吳佩衡所謂「理中不中也，當以四逆湯補火生土」，確有至理。

2. 胃脹——人參四逆湯加砂仁（摘自《中醫火神派醫案新選》）

霍某，女，60歲，農民。長期胃脹，經胃鏡、超音波、CT等檢查，除發現有慢性胃炎外，未確診有他病，長期胃脹、胃滿，服用中西藥物數年，未見明顯改善。現症見：胃脘脹滿，納呆厭食，氣短懶言，神疲乏力，畏寒肢冷，小便清長，大便秘結，舌淡胖，邊有齒痕，脈沉細無力。證屬脾胃陽虛，升降失調，治宜溫脾益胃，方用四逆湯加味：

附子（先煎2小時）、炮薑各30克，炙甘草、紅參各10克，砂仁30克。3劑，水煎服，每天1劑。

病人到家後，看到只有這麼幾樣藥，心裡嘀咕能有效

嗎？因為她長期服藥，都是中西藥物一大包。服藥之後，胃口大開，脘腹脹滿消失大半，氣力大增，精神轉佳，數十年來未有的好轉，大喜過望，要求再服10劑，以求徹底改善，鞏固治療。

【點評】胃脘脹滿臨床上十分常見，一般多從氣滯著眼，施以行氣、破氣之法，然有效有不效者，即如本例「服用中西藥物數年，未見明顯改善」。主要原因在於脹有虛實之分，實脹自有實證可辨，可予行氣、破氣之法；虛脹自有虛象，即如本例脈證一派虛寒表現。虛則補之，若予行氣、破氣套方套藥，則犯了「虛者虛之」之戒，是為醫家大忌。臨床上虛脹並不少見，尤其屢治不效、病史已久者，誤以實脹而誤辨誤治者多矣，豈可不慎。《經》云「臟寒生滿病」，虛脹之症，多由脾胃虛寒引起，由於誤治傷正，久病及腎，最終導致腎元虧損，所以治從扶陽補腎下手，所謂「塞因塞用」，方選四逆湯加味，初服即見顯效順理成章，顯示了鄭欽安「病有萬端，治之但扶其真元」理念的效力。

脾病嘔吐泄瀉

按：嘔吐、泄瀉一證，有只嘔吐而不泄瀉者，有只泄瀉而不嘔吐者，有嘔吐、泄瀉並行者。

嘔吐而不泄瀉者，邪乘於上也。上指胃。泄瀉而不嘔吐者，邪乘於下也。下指脾。嘔吐與泄瀉並行者，邪隔於中，上下俱病也。中指脾胃交會處也。論外因，則有風、寒、暑、濕、燥、火，與夫痘、麻、斑診發洩漏之異。論內因，則有飲食停滯、陽虛、陰虛之別。予推究太陰一經，在三陽之底面，外邪初入，必不能致嘔吐泄瀉。即有

吐瀉，定是失於表散。邪壅於陽陰，則有乾嘔之條。邪伏
於少陽，則有喜嘔之列，不得即直入於內，而至吐瀉也。
其所以致吐瀉者，由其表邪未解，妄行攻下，引邪入內，
邪陷於中，方能致此。治法仍宜升舉其所陷之邪，如桂枝
湯加葛根之法是也。

亦有外邪未解，傳經而至太陰者。邪至此地，不問何
邪傳至，但以本經為主，即在本經之標本中三氣上求之。
濕為太陰之本氣，濕為陰邪，一切外邪至此，即從本氣而
化為病者俱多，亦有不從本氣而從中化為病者亦多。中指
胃，胃與脾為表裡也。亦有不從本中所化，而從標化為
病，標即太陰經也。太陰為陰經，邪從經為病，亦陰也。
蓋從本化者為濕邪，泄瀉居多。從中化者為熱邪，皮黃、
便赤、嘔吐者眾。從標化者為陰邪，腹痛不食屢生。如此
而求，便得邪之所從所化也。故前賢云：吐瀉病，求太
陰。是叫人在太陰經之標、本、中三氣上求之也。治之之
法，濕、熱、陰三字定之矣。從陰濕者，其人吐瀉甚而肢
冷唇青，仲景之理中、吳茱萸湯之類是也。從熱化者，其
人即吐瀉而思水飲，如仲景之五苓、四苓，或黃連、吳萸
湯之類是也。

更有吐瀉甚而兼腹痛劇者，前賢稱為霍亂，稱為發
痧。學者不必多求，即在本經之標、本、中三法求之。亦
間有卒閉而即四肢冷者，腹痛吐瀉甚者，由其內本先虛，
外邪卒入，閉其清道，邪正相攻，腹痛吐瀉並作，法宜宣
之、散之、開之、刺之、刮之等例，亦不可不知。至於飲
食停滯而致吐瀉者，蓋以飲食傷中也，其人多飽悶吞酸噯
臭，治以溫中消食便了。

〔眉批〕此證欽安合三證而並論。吐本從陽，瀉本從
陰，一時吐瀉並作，中宮失運，此三證也。吐從陽，宜溫
降，瀉從陰，宜溫升。吐瀉並作，必兼頭痛發熱身疼，熱多
欲飲水者，五苓散主之；寒多不飲水者，理中丸主之。其證
小便不利者多，若小便復利而大汗出，脈微者，四逆湯主
之。此外，如內因外因，陽虛陰虛，欽安論法大備，學者留
心參究，臨證自有把握。知非氏曰：定吐瀉為脾病，大有妙
義。再細論其理，脾與胃為夫妻，同處中州，一臟一腑，合
為一家，一陰一陽，共同轉運之權，日奉君火之令而行。自
能燮理陰陽，分清別濁，何得災害，並至今令腸中溏瀉。以
乾易濕明，明脾不行水，水不歸經，併入腸中，水主潤下，
焉能久停，故大瀉作。又令人吐，亦明明是水不運行，脾陰
把持君火之令，火性炎上，令不行之不胃出食管，故大吐
作。又把由妻失運化，至令其夫不能正位。又安望其輸精皮
毛，潤溉骨髓，柔及筋膜，將子女臣妾悉受俱害。加以日久
浸淫，變證蜂起。若擾及君主，恐更禍生不測者，噫！可畏
也。昔賢云：吐瀉病，求太陰，允推卓見。但其中至理，不
為發明，學者焉能了了，直搗中堅，抑或旁取、逆取，以出
奇而制勝。欽安無奈何，又不能直吐心肺，只得多方指陳，
旁引曲證，廣立法門，亦猶王良之詭遇，以期斃奚幸而獲
禽，其心實良苦矣。知非從旁不忿，直抒胞臆，為欽安暢言
之，試問吐瀉之證，本屬脾胃，孰敢定為脾病乎？此有功醫
林之按，學者不宜輕視。

　　至於痘麻，毒初出時，吐者居多，泄瀉者少。誠以痘
出於臟，從太陽而發洩於外。外者，皮膚、肌肉之屬也。
肌肉屬陽明，毒邪將出未出之候，從太陽鼓舞，盡壅於陽

明，故嘔吐者多。要吐則毒氣方能發洩得透。醫者當迎其機而導之。考古方首用桂枝湯，初發熱時也；次用升麻葛根湯，初現點時也；皆是順其氣機以發透為妙也。麻出於腑，感天行者多，當將出未出之際，治法初與痘同。但痘出透時，以養漿結疤，收回陽氣為重。麻證出透時，以清解毒盡為先。至於斑疹之邪，由外感不正之時氣，伏於肌肉之間，不能深入，當經氣旺時，邪不能久藏，隨氣機而發洩於外，若用苦寒，遏鬱其外泄之氣機，其害最速。亦多發吐。學者於此數證，先告以服藥後，吐亦無妨，切不可妄行溫中降逆止嘔之法，務要果真胃寒發吐，方可溫中。

更有陽虛之人，儼若平常好人，卻不能勞心用力多言。但勞神一刻，即有發嘔發吐者，稍食豬肉即大瀉者，法只宜溫中，或補命門相火。亦有陰虛之人，血液枯極，賁門不展，有乾嘔吐，而食不得下者。更有朝食暮吐，食而即吐，種種情形。治法不必細分，總之，嘔吐與反胃、咳嗽、呃逆、吐血諸證，皆是一個逆字，拏定陰陽實據治之，發無不中。要積各經受寒閉塞，皆能致逆。逆則嘔吐、泄瀉必作。各以受熱傳變，皆能致逆，逆則嘔吐、泄瀉亦作，不可不知。

近閱市習，一見嘔吐、泄瀉，多用藿香正氣散、胃苓湯、柴苓、四神、肉蔻散等方，治非不善，總不若辨明陰陽之為當也。

病案舉例：

1. 泄瀉——溫脾湯加減（摘自《中醫火神派醫案新選》）

鄒先生：下虛中寒，腹如寒侵，痛下不爽，欲作滯

象,脈細濡,當與溫通:

製川烏15克,淡乾薑9克,生大黃、川羌活各6克,蒼朮15克,大腹皮12克,川桂枝6克,廣木香5克。

二診:痛下瘥,脈息細遲,再予前法損益:

製川烏15克,川桂枝6克,大腹皮3克,漂蒼朮、生穀芽各15克,陳艾絨5克,酒大黃3克,淡乾薑9克,廣木香5克,仙半夏12克。

【點評】此老治腹痛善用製川烏代替附子,化濕和中善用鬱金、半夏、大腹皮、蒼朮、白朮、木香等,亦是祝氏套路。

2. 中寒嘔吐——附子理中湯／真武湯加減(摘自《中醫火神派醫案新選》)

述圃園主人之子,患腹痛,嘔吐不止,得食必嘔,幾成膈症,百藥罔效,以為無可治也,已停藥十餘日矣。有人以余向病家推薦,病家姑以試之。余曰:「症雖大而可治,不過中寒而陽虛生寒耳。治病若不識症,雖百藥遍嘗,安有幸中之理?」乃訂附子理中湯,2劑而嘔止,再加吳茱萸,胃納漸進。後主以真武加減而精神爽慧。總計服藥20餘劑,轉弱為強矣。

3. 吐利厥逆——四逆湯／真武湯加桂枝(摘自《中醫火神派醫案新選》)

某年輕盲女,患霍亂,上吐下利,往診時,吐出黃水,衣為之濕;四肢厥逆,脈微欲絕,急投四逆湯——此午間情事也。傍晚著人來問,據云:「嘔屙已止,惟頭微痛,身有微熱,得毋藥性過熱歟?」予曰:「不然,乃藥力透達之故,蓋病勢已從陰出陽也。」次日精神稍定,與

理中湯以溫開脾胃。又次日告稱「舉動無力」,遂處以眞武湯加桂枝善後。據患者云:服藥入腹後,桂枝之氣直達腳趾。

【點評】鄭欽安擅用薑附,對熱藥之反應有著豐富的經驗和深刻的體會,這也是其擅用薑附的重要體現。「其中尚有辛溫回陽,而周身反見大痛大熱者,陰陷於內,得陽運而外解也,半日即癒。」本例服四逆湯後「頭微痛,身有微熱」,正是「陽藥運行,陰邪化去」的反應,應當「半日即癒」,本例確實「次日精神稍定」,可知鄭氏所言不虛。

肝病筋攣

按:筋攣一證,有因霍亂吐瀉而致者,有因誤汗而致者,有因 陽虛失血而致者,有陽虛者。

因霍亂吐瀉而致者,由其吐瀉太甚,傷及中宮,中宮之陰陽兩亡,轉輸失職,不能運津液而交通上下,筋骨失養,故筋攣作。法宜安中,如仲景之吳茱萸湯、理中湯,皆可與也。

因誤汗而致者,由其發汗太過,血液驟傷,火動於中,筋脈失養,故筋攣。法宜扶陰,如仲景之芍藥甘草湯是也。

因陽虛失血而致者,由陽氣衰弱,不能統血,血亡於外,氣衰於內,薰蒸失宜,枯槁漸臻,筋脈失養,故筋攣。法宜大辛大甘以扶陽,如仲景之附子甘草湯、甘草乾薑湯,皆可服也。

陰虛而致者,由外邪入內,合陽經氣化,成為火邪,火甚血傷,筋脈失養,故筋(筋,原作「經」字,據文意

改）攣。世云火症，便是陰虛的大眼目，無論何經、何臟、何腑有火，俱要養陰，但非真陰虛也。若真陰虛者，其人元氣虛極，不能化生陰液，多係久病，方能致此，十中罕有一生。予故曰真陰虛者少。法宜養陰清火，如仲景之雞子黃連湯，與後賢之六味地黃湯、生地四物湯，皆可與也。

亦有忿怒抑鬱生熱，熱盛傷血，亦致筋攣。須按病情治之，必效。切勿惑於市場習通套之用，如木瓜、秦艽、伸筋草、舒筋、靈仙、松節、地黃、烏藥、羌活一派。不按陰陽病情，往往誤事，不可不知也。〔眉批〕《經》曰：臟真散於肝，筋膜之氣也。識得真元之氣，散於筋膜者，為肝氣，則知凡人病筋攣者，皆失真元所養而致。欽安指出四因，逐層闡發陰陽之理，指點驅用仲景之方，皆調燮真元之法，無有不效，可謂神乎技矣。學者細心體會，洞澈源流，治筋攣自有把握。

病案舉例：

寒霍亂——附子理中湯加減（摘自《中醫火神派醫案新選》）

蘇某，女，52歲。1941年夏診：因於田間勞動至午，暑熱渴飲溝水數捧，旋覺腹中雷鳴絞痛，吐瀉交作。症見神識昏蒙，面青唇紺，四肢厥逆，冷汗不止，診脈濡微沉細，舌淡白。此寒霍亂也，卒中陰寒，脾陽大傷，脫變之勢甚危，急擬下方挽救：

黨參15克，附子30克（開水先煨透），炒蒼朮12克，茯苓15克，蘇合香4.5克，西砂仁9克（沖），公丁香3克（沖），肉桂6克（泡水兌服），煆龍骨12克，炙

吳茱萸4.5克，灶心土1塊（燒紅淬水煎藥）。

上方急煎，頻頻灌服，晝夜盡劑。翌日，神識漸蘇。厥回、汗收，吐瀉輕減。面仍蒼白，呃逆，腹鳴。脈象漸起，舌轉淡紅。此陽回中虛，胃滯氣逆，續以溫運：

黨參15克，附子30克（開水先煨透），炒蒼朮9克，茯苓15克，西砂仁6克，法半夏9克，肉桂6克（泡水兌服），丁香3克（沖），乾薑9克，秫米12克，陳米15克，小棗10枚。

三診：胃氣漸復，思飲食，能起坐，脈弱緩，舌粉潤。脫危之象已解，正虛體弱。當溫調兼補，數劑而安，處方：

黨參15克，白朮12克，乾薑、西砂仁各9克，肉桂6克（泡水兌服），附子30克（開水先煨透），甘草3克，大棗3枚，炒玉米、老米各12克。

腎病腰痛

按：腰痛一證，有陽虛者，有陰虛者，有外邪閉束者，有濕氣閉滯者。因陽虛而致者，或由其用心過度，虧損心陽；或由飲食傷中，損及脾陽；或由房勞過度，虧損腎陽。陽衰陰盛，百病叢生，不獨腰疾，但腰之痛屬在下部，究竟總是一個陽虛，下焦之陰寒自盛，陽微而運轉力衰，腰痛立作。其人定見身重畏寒，精神困倦。法宜峻補坎陽，陽旺陰消，腰痛自已。如陽旦湯、朮附、羌活、附子湯之類。

陰虛而致者，由腎陽素旺也。旺甚即為客邪，火盛血傷，元陰日竭，則真陽無依，腰痛立作，其人必小便赤而咽乾，多暴躁，陽物易挺，喜清涼。法宜養陰，陰長陽

消，腎氣自攝，腰痛自已。如滋腎丸、地黃湯、封髓丹倍黃柏加全皮之類。

因寒而致者，由外感寒邪，從太陽而入少陰。太陽與少陰為表裡。少陰為陰臟，外寒亦陰，入而附之，陰主收束，閉其腎中真陽運行之氣機，故腰痛作。其人定見發熱畏寒，或兼身痛、咽乾不渴、時時欲寐。法宜溫經散寒，寒散而腰痛自已。如麻黃附子細辛湯、附羌湯之類。

因濕滯而致者，由其人素稟勞苦，久居濕地深坑，中氣每多不足，易感外來之客邪，太陰與腎相連，濕邪不消，流入腎界，阻其運行之機，故腰痛，定見四肢沉重，常覺內冷，天陰雨更甚，腰重如有所繫。法宜溫經除濕，濕去而腰痛自已。如腎著湯、桂苓尤甘湯加附子、細辛之類。

近來市習，一見腰痛，不究陰陽，不探虛實，便謂房勞過度，傷及腎陰。故所用藥品，多以熟地、棗皮、杜仲、枸杞、巴戟、首烏、蓯蓉、補骨脂、菟絲、龜膠一派，功專滋陰補水，人人所共信。殊不知腎為至陰之府，先天之真陽寄焉。陰居其二，陽居其一，夫婦交媾，生男育女，《易》云：乾道成男，稟父之陽精也。坤道成女。稟母之陰精也。由此觀之，男子所虧者，腎中之陽，而非腎中之陰也。所謂陰虛者。指腎為陰臟而說。非專指腎中之水虛，實指腎中之陽虛也。

〔眉批〕知非氏曰：醫有恆言陰虛火旺，多傷於房勞，或損及脾胃，法當滋陰瀉火。夫陰者何物？火者何物？損之傷者又何物？治之必用一派滋陰補水之藥，將滋之補之者又係何物？人往往不能言。知非因之喟然歎矣，不禁睪然思，

穆然望曰，人得天地之至精，日以熔煉穀味，取法變化而生
氣血，其靈貫於百骸，為五臟六腑之本，十二經脈之原，統
治群陰，不敢作祟，俾人得安舒無恙者，此一物也，愛彷彿
而擬其形容，觀其會通，曰：陰者，鬼之靈也。火者，神之
靈也。知鬼神為水火，則知陰虛火旺，滋陽補水之說為不
通，其法必不效，安能療水火之疾病。欽安此按，發明陽衰
陰盛，後又指出，虧者，虧腎中之陽，腎虛是腎中之陽虛。
陽即火而陰即鬼。藉腰痛一證以傳神，補出內外兩法，剖明
兩腰致痛之由，良以太陽寒水，厥陰風木，少陰君相二火，
皆關於腎，知之真，故不覺言之親切有味，六經之法，通治
百病，顧可不亟講乎，學者其玩索而有得焉可。

　　若不辨明這點機關，但稱陰虛，但知滋水，勢必陰愈
盛而陽愈微，濕愈增而寒愈閉，腰痛終無時已。治人實以
害人，救世實以害世。此皆通套之弊，豈忍附和不言，實
不得已耳。惟願同道，拋去此項藥品，按定陰陽虛實，外
感內傷治之，庶不致遺害焉耳。更有可怪者，今之醫家，
專以首烏、熟地一派甘寒之品，為補水必用之藥，何不將
天一生水這句道理，細心推究，試問天一生水，專賴此一
派甘寒之品乎！總之，宗旨不明，源頭莫澈，仲景而下，
罕有了了。〔眉批〕能辨宗旨源頭，方可謂曰知醫。

　　病案舉例：

　　1. 腰痛——麻黃附子細辛湯加蒼朮、白芷（摘自《中
醫火神派醫案新選》）

　　易某，男，36歲。腰痛1日。晨起腰痛，逐漸加重。
午後不能堅持上班，痛處需用硬物頂住好轉。足肚亦痛，
神倦，無寒熱之症，身稍強，脈沉細，舌淡痕顯。考痛發

突然且劇烈，當屬外邪寒凝而致，腰為腎府為邪所腠，其虛可知。處方：

麻黃20克，附子80克（先煎），北細辛20克，蒼朮30克，白芷20克。1劑，囑2小時服1次，1劑服3次，15時、17時各服1次，電話問之腰痛明顯減輕，足肚痛亦減。21時腰痛甚微，足肚痛消失。續服2次後疼痛於次晨消失。當夜口乾，服炮薑、炙甘草各20克後1小時緩解。現僅感腰酸軟不適，予補腎填精之品治之：

附子50克（先煎），肉桂15克（後下），西砂仁、淫羊藿、菟絲子、杭巴戟天、枸杞子各20克。5劑。後為擬丸劑1料續治。

2. 腰痛——當歸四逆加吳茱萸生薑湯加味（摘自《中醫火神派醫案新選》）

胡某，男，48歲。4年來腰痛時輕時重，終日腰酸軟痛，午後至入暮逐漸加重，有時又以後半夜至天明間越來越脹痛，常因疼痛而被迫起床，稍活動後短時間脹痛消失。疲倦，眠差，有夢，便秘或溏，心煩，頭昏眼乾澀，食可，常感背心冷，屢用六味地黃丸、杞菊地黃丸之類補腎治療而效不顯著，舌淡邊有齒痕，脈細弦，遲脈細弱。此肝腎俱病之肝寒兼腎虛腰痛。當溫肝補血佐以補腎填精，方用當歸四逆加吳茱萸、生薑湯加減：

桂枝30克，白芍20克，生薑30克，炙甘草20克，大棗35克，當歸30克，北細辛15克，吳茱萸20克，附子30克（先煎），補骨脂20克，淫羊藿15克，白酒25毫升。8劑。

二診：腰脹痛基本消失，心煩好轉，腰酸軟尚明顯，

擬補腎散寒為治：

附子70克（先煎），桂枝30克，吳茱萸20克，鹿銜草、補骨脂各30克，九香蟲、砂仁、炙甘草、白芍各20克。6劑。

三診：畏寒腰酸基本消失，精力充沛，唯偶感背寒，以溫腎之劑做丸續服2個月，並囑如經濟條件許可，可服鹿茸（夏至前，冬至後各1個月，1個月內服用50～100克）。

【原按】本例血虛肝寒與腎精虧虛、腎陽不足並存，肝腎兩者精血關係密切，所謂「精血同源」。但在治療上為掃清補腎障礙，故先從肝治療。腎陽不足則五臟失溫，肝亦不會例外，所以在肝腎問題上，不僅要注意其在陰質方面的互相關係，同時兩者在陽用方面的關係亦不容忽視。

頭痛

按：頭痛一證，有從外而入者，有從內而出者。從外而入者，風、寒、暑、濕、燥、火，六客之邪干之也。干於三陽，俱以表稱，干於三陰，俱以裡論。此指六客由外入內之謂，非指七情損傷，由內出外之謂。三陽者何？

一曰太陽頭痛，脈浮項強，發熱惡寒惡風是也。自汗惡風，主以桂枝湯。惡寒無汗，主以麻黃湯。是順其本經之氣機也。

二曰陽明頭痛，額前、眉棱、眼眶脹甚，脈長，惡熱，主以葛根湯。是順其本經之氣機也。

三曰少陽頭痛，而兩側獨甚，寒熱往來，目眩口苦，主以小柴胡湯。是順其本經之氣機也。三陽之氣機順，邪

不至入於內,而三陰不病矣。若三陽之外邪不解,則必傳
於三陰,三陰者何?

四曰太陰,外邪傳至太陰,太陰主濕,邪從濕化,濕
氣上蒸,頭痛而重,四肢酸疼而覺冷,腹滿嘔吐不食,主
以理中湯,是溫中除濕之意也。

五曰少陰,少陰乃水火交會之區。邪入少陰,若協火
而化為熱邪,熱氣上蒸,頭痛而咽乾便赤,少氣懶言,肌
膚燥熯,法宜養陰,主以雞子黃連湯,是潤燥救陰之意
也。邪若協水而化為陰邪,頭痛而脈微欲絕,身重而欲寐
懶言,咽乾而口不渴,主以麻黃附子細辛湯,是溫經散
寒,扶陽抑陰之意也。

六曰厥陰,邪入厥陰,厥陰主風木,邪從風化為病,
風主輕清,頭痛而巔頂更甚。諸陰之脈至頸而還,惟厥陰
脈會巔頂。厥陰又屬至陰之所,邪入此,從陰化者亦多。
頂痛多兼乾嘔吐涎,爪甲、唇口青色、肢冷腹痛,主以吳
萸四逆湯,是回陽降逆祛陰之意也。〔眉批〕此論六經頭
痛。三陽三陰為病,有界限,有次第,有傳不傳,傳者病
也。著眼論《素問》云:三陽為父,指太陽;二陽為衛,指
陽陰;一陽為紀,指少陽。三陰為母,指太陰,二陰為雌,
指少陰,一陰為使,指厥陰。此篇所論,是從六步流行之氣
機言之也。邪在三陽,法宜升解,不使入內為要。邪在三
陰,法宜溫固,由內而釋,不使傷表為先。〔眉批〕總結
六經。

若內傷日久,七情過度,陽虛陰虛,亦能作頭病,但
病形無外感可徵,頭眩昏暈,十居其八,頭痛十僅二三。
因陽虛日久,不能鎮納濁陰,陰氣上騰,有頭痛如裂如

劈，如泰山壓頂，有欲繩索緊捆者，其人定見氣喘，唇舌青黑，渴飲滾湯，此屬陽脫於上，乃係危候。法宜回陽收綱為要，如大劑白通四逆之類。緩則不救。若誤用發散，旦夕即亡。因陰虛而頭痛者，乃火邪上沖，其人雖無外感可徵，多心煩咽乾，便赤飲冷，有覺火從腳底而上，火從兩腰而上，火從臍下而上，上即頭痛，無有定時，非若外感之終曰無已時也。法宜扶陰，如六味、八味之類。此條尚有區分，病人自覺火自下而上時，其人安靜，不喜冷飲，咽不乾，便不赤，心不煩，唇舌若青，則又是陰氣上騰。法宜大辛大甘以守之復之，切不可妄用滋陰降火。一滋陰降火，則陰愈勝而陽愈消，脫證立作矣。〔眉批〕推論頭痛有陽虛陰虛危候，析陰陽於微芒。內外兩法，各有攸歸，前賢雖稱頭為諸陽之首，清氣所居，高巔惟風可到，治之專以祛風為主，此語近是。

予謂凡病頭痛之人，每由內之正氣不足，不能充周，外之一切風邪，六客即六風，風字宜活看。內之一切陽虛陰虛，俱能上逆而為病。外邪則按定六經提綱病情為準，內傷則按定喜怒哀憂思恐懼，陽虛陰虛為要，他如諸書所載。有名雷頭風者，頭響者，頭搖者，頭重者，偏左偏右者，大頭毒者，宿食頭痛者，種種名目，亦不可不知。雷頭與響者，氣挾肝火而聚於上也。火即是風，言其盛也。雷頭，主以清震湯。頭響者，主以小柴胡加丹、梔。頭搖者，風淫於內也，主以養血湯。頭重者，濕氣蒸於上也，主以祛（祛，原作「法」字，據文意改）風散濕湯。偏於左者，血虛風動也，主以四物加風藥。偏於右者，氣虛而風襲之也，主以四君加風藥。左右二證，予常以封髓丹加

吳萸、安桂，屢治屢效。大頭毒者，外感時行癘氣，壅於三陽也，主經普濟消毒飲。宿食痛者，饑則安而飽則甚，由胃中濁氣上蒸也，主以平胃散加消導藥。以上等法，皆前賢所制，亦可擇取，姑存之，以便參考。〔眉批〕提頓開下，搜採無遺，名論不刊，醫家上乘。

查近市習，一見頭痛，不按陰陽，專主祛風，所用無非川芎、白芷、荊芥、防風、蔓荊、藁本、羌活、天麻、辛夷、蒼耳。夫此等藥品，皆輕清之品，用以祛三陽表分之風，則效如桴鼓，用以治三陰上逆外越之徵，則為害最烈，不可不知也。

病案舉例：

1. 陽虛頭痛——白通湯（摘自《中醫火神派醫案新選》）

彭某，患頭痛5年，凡疏散補瀉之藥嘗之殆遍，均鮮療效。迄今頭隱作痛，乍止乍作，恒畏寒，喜戴帽，或厚帶纏結，略覺寬解一時。人日漸清瘦而飲食如常，未嘗急治。其脈細數無力，兩尺尤虛，頭痛喜熱敷。肢寒身冷，舌白潤無苔，尿清長，大便溏薄。脈症參合，乃係陰寒之氣逆沖腦海，而無陽氣以守之，故陰盛陽衰，證見虛寒，成為陽虛頭痛。惟陽虛頭痛較之真頭痛為輕，其來勢也緩，或由病久虛致，或由攻伐太過逐漸形成。若真頭痛則不然，其來勢暴，頭腦盡痛，手足寒至節。兩證雖有彼輕此重攸分，而治法則皆以抑陰扶陽為主，不過用藥尚有等差耳。本證不特陽虛而脾土亦弱，擬用：

黃蓍18克，白朮12克，附子9克，肉桂6克，細辛3克。

4劑病未衰減，僅痛時較前減短，畏寒如故。揆思證

屬虛寒，理應溫補而效，其不效者，或因通陽藥中參有補劑，反掣其肘而不能發揮回陽威力，不如專力側重扶陽之為癒。因改擬白通湯，重用生附子以啓下焦之陽，倍乾薑大溫中焦之氣，蔥白引陽氣上通於腦以驅陰寒，濁降清升，病當自癒。服藥後即覺一縷熱氣由下而上，達心胸則擴然開朗，通頭腦則痛止神清，藥效之神驗若是非臆所及。連進3帖，5年沉疴頓即霍然。後用溫陽益腎藥進退調復。

【點評】此案頗耐玩味。辨為陽虛頭痛當無疑義，而且「不特陽虛而脾土亦弱」，有大便溏薄可證。但是用了初診方「病未衰減」，因思「其不效者，或因通陽藥中參有補劑，反掣其肘而不能發揮回陽威力，不如專力側重扶陽之為癒」。於是摒棄黃耆、白朮類補藥，改擬白通湯，「專力側重扶陽」，「五年沉疴頓即霍然」，「藥效之神驗若是，非臆所及」。

2. 頭痛——吳茱萸湯加附子等（摘自《中醫火神派醫案新選》）

任某，女，67歲。心煩頭痛3個月。頭痛則嘔吐，經CT、腦血流檢查均正常，每夜寒熱往來，大汗，舌淡脈沉細。形足稍倦，夜間難眠，食少。處方：

鹽附子50克（先煎），紅參20克，吳茱萸、生薑各30克，大棗20克，山茱萸50克，龍骨、磁石各30克，白芷20克。2劑，囑3小時服1次。開始服仍嘔吐，第二次服開始好轉。次日寒熱消失，頭痛減，守服6劑後痊癒。

【原按】此屬肝寒日久傷及肝陰血，寒熱之解決靠大劑量之山茱萸。

3. 頭痛——吳茱萸湯加麻黃、蒼朮 (摘自《中醫火神派醫案新選》)

余某，女，30歲。頭痛3年。平時常冷，頭頂發冷，痛時加重，心煩，噁心。足趾有水泡，瘙癢，舌淡脈沉細。處方：

紅參20克，生薑30克，吳茱萸25克，大棗20克，麻黃、蒼朮各10克。3劑。

藥後諸症消失。

【原按】此案從舌脈看症屬虛寒，頭頂為肝經循行之處，故斷為肝寒。肝寒則疏機不利，水濕疏泄不暢滲於皮成水泡，故用吳茱萸湯解肝寒，用麻朮滲利水濕而效。

目 病

按：目病一條，眼科有七十二種之別，名目愈多，學者無從下手。予為之括其要，統以外感、內傷兩法判之，易於明白了然。

從外感者，多由染天行時氣而作。時氣二字，指六氣也。看是何邪干於何部，干於肺者，目睛受病。干於心者，兩眥受病。干於肝者，黑珠受病。干於腎者，瞳子受病。干於脾者，上下眼皮受病。無論何邪由外入內，初起定見惡風，畏寒，惡熱，頭痛，紅腫脹痛，羞明流淚，赤脈縷縷等情。或失於宣散，過於寒涼，久久不癒，便生翳障赤白等霧，皆是從外而生者也。治之之法，按定時令部位，不外祛風、清熱、升散等方而已。余欲按定六客，逐部以論病論方，未免太繁。外形已經說明，學者思之而亦即得之矣。〔眉批〕分配精確，如然驪得珠，已扼治目之要，何必他求。

從內傷而得者，則有七情之別。七情者，喜怒悲哀恐懼而已。七情之擾，總屬傷神。神者，火也，陽也，氣也。〔眉批〕一語抵人千百，《經》云：得一之精，以知死生。夫神火陽氣，一而已矣。過於喜者，損心陽，則心中之陰邪自盛，即為客邪，上乘而生赤翳障霧。過於怒者，損肝陽，肝中之陰自盛，即為客邪，上乘而青翳障霧。過於憂思者，損脾陽，脾中之陰自盛，即為客邪，上乘而生黃翳障霧。過於恐懼者，損腎陽，腎中之陰自盛，即為客邪，上乘而生黑翳障霧。過於悲哀者，損肺陽，肺中之陰自盛，即為客邪，上乘而為白翳障霧。

此數目疾，定無羞明紅腫痛甚，惡熱喜冷，其人少氣懶言，身重嗜臥，面色青白，脈或虛細浮大中空，種種情形，皆是內傷虛損而生者也。

亦有一發而即痛脹欲裂，目赤如榴者，由先天真氣附肝而上，欲從目脫也。定見唇口黧黑，或氣喘促，喜極熱湯水，六脈或暴出如繩，或脈勁如石，或浮大而空，或釜沸者是也。法宜回陽收納為要。

傷於心者，可與補坎益離丹、桂枝龍牡湯。傷於肝者，可與烏梅丸。傷於脾者，可與建中、理中湯。傷於腎者，可與潛陽、真武、封髓等方。傷於肺者，可與薑桂湯、桂苓薑半湯。先天真氣暴出者，可與回陽白通湯。備載數方，略陳大意，添減分兩，在人變通。設或果有血虛陽亢為殃者，其人定有火邪可徵，如六味地黃湯、丹梔四物湯，皆可選用。〔眉批〕法潤機圓。

近來市習，一見目痛，並不察究外內虛實，多用蟲退、木賊、紅花、菊花、決明、歸尾、赤芍、荊芥、防

風、薄荷、生地、夜明砂、夏枯草、冬桑葉、穀精草。與
夫壯水明目丸、杞菊地黃丸、滋腎養肝丸。如此等方藥，
治外感風熱、血虛，每多立效。若七情損傷，由內出外之
目疾，鮮能獲效。學者當細心體會內外兩法，切勿混淆，
方可售世。

病案舉例：

1. 虛寒眼疾——茯苓四逆湯（摘自《中醫火神派醫案新選》）

姬某，女，45歲。乳子年餘，月經淋瀝不斷，經量過
多。繼發眼疾，目昏，視物不清，劇烈疼痛，特來求治：
眼目紅腫，內有白翳，其淚滿眼，睜目則下流，劇烈疼
痛，頭暈目眩，面色青黑，舌白多津，精神萎靡，肢節困
痛，腰痛如折，腹痛如絞，四肢欠溫，六脈沉弦。

分析本案，經血過多，淋瀝不斷，經血下注，血不充
目而致病。脾統血而肝藏血，木氣不達，土虛失統，則經
血陷流；陽虛不能溫運四肢則厥逆；腰為腎之府，腎寒失
溫則腰疼；眼目紅腫，內有白翳，睜眼即流水，此為陽虛
不能溫陽化氣，證屬虛寒，宜溫腎陽、補脾胃、疏肝木、
止血補榮。處方：

茯苓30克，桂枝、炮附子、乾薑、首烏、白芍、甘
草、黨參各15克。

服藥2劑，痛止，月經恢復正常，改服苓桂朮甘湯加
白芍、首烏、丹皮，4劑翳消病癒。

【點評】此為周連三的病例，周氏曾說：「我30年前
治療眼疾多用清熱瀉火滋陰之劑，以為眼疾全為陽熱之
證，而無虛寒之理，後治眼疾，一遇虛寒，多治不癒。」

清‧黃元御說：「竅開而光露，是以無微而不燭，一有微陰不降，則霧露暖空，神氣障蔽，陽陷而光損矣。」昔時周氏閱《黃氏醫書八種》，見其創用烏肝湯（即茯苓四逆湯加白芍、桂枝、首烏）治療眼疾，即合書不觀，以為眼疾全為陽熱之證，而無虛寒之理也。後治眼疾，一遇虛寒證，多治不癒。又細閱黃氏方書，細審其理，才知前者之非。自此以後，治療眼疾，若辨證為虛寒者，每用茯苓四逆湯加減治之，療效確為滿意，本案即為例證。

2. 視物不明兼頭痛——小白附子湯／《局方》密蒙花散加防風（摘自《中醫火神派醫案新選》）

曹某，女，35歲。左目紅腫疼痛，羞明畏光，視物不明，牽引左側頭痛。某醫院診斷為：①急性結膜炎伴發角膜炎。②視神經萎縮。經治療2月餘，未見好轉，因來就診。症見：六脈弦澀微緊，舌淡苔白，左目引左側頭部劇痛，視物不明，頭髮脫落，兼見四肢酸困，腰痛。綜合脈症，殆由外邪入侵，初期失於表散，以致由表入裡，又兼肝腎兩虛，內外相合，故現上述症狀。病雖2月之久，病邪係由表而入，仍應先從表解。予解表祛風，散寒除濕，開太陽氣機之劑為第一步，處以自擬方小白附子湯：

炙小白附子30克，明天麻、藁本、葳蕤仁、法半夏各9克，茯苓15克，川芎6克，防風9克，獨活、白芷各6克，桂枝、炒杭白芍各9克，燒生薑3片，甘草6克，大棗3枚。

此方即天麻湯加小白附子。方中葳蕤仁尚有祛風明目、滋潤等作用；小白附子係天南星科多年生草本植物獨角蓮的塊根，善於祛風痰、通經絡、逐寒濕，最祛頭面風

邪，治偏正頭痛及身肢酸痛。

上方服至10餘劑，頭痛大減，目痛亦隨之緩減，四肢酸痛及腰痛已止。惟目紅痛未全退，視物仍不明。轉而專治目疾，以養肝祛風為主。方用《局方》密蒙花散加防風：

密蒙花9克，羌活6克，防風、刺蒺藜各9克，菊花、木賊各6克，石決明15克。

此方原治「風氣攻注，兩眼昏暗，眵淚羞明，瞼生風粟，隱澀難開，或癢或痛，漸生翳膜，視物不明，及久患偏頭痛，牽引兩眼，漸覺細小，昏澀隱痛；並暴赤腫痛，並皆治之」。密蒙花為眼科專藥，養肝祛風，明目退翳，主治目赤腫痛，多眵多淚，羞明畏光，目昏生翳等症；羌活、防風祛風止痛；木賊、菊花疏散風熱而明目；刺蒺藜平肝疏肝，祛風明目。三藥合用，善治目赤腫痛翳膜遮睛。石決明平肝清熱，益陰明目，亦治目疾要藥，與諸明目藥相用明目之功愈大。是方本「肝開竅於目」及「肝主風」之旨而用，肝氣得平，肝風得散，則頭目痛之外症可隨之消散。

服3劑後，左目紅痛及頭痛已基本消除。為鞏固療效，復用小白附子湯加黃耆補氣升陽，達表固衛。服數劑後諸病悉除，惟視力未全恢復，脫髮未生。此因患病日久，體內精氣消耗，營血不足、肝腎兩虧之故。轉用補氣益血、滋養肝腎、明目生髮之劑。處以下方：

黨參15克，柏子仁9克，山茱萸12克，菟絲子15克，玄參9克。

脾為生化之源，用黨參補脾胃，益氣血；心主血，用柏子仁補心血，安心神；腎主水而藏精，精氣上注於目，

用菟絲子補腎益精，《名醫別錄》稱其「久服明目」；肝藏血，目得血而能視；用山茱萸滋陰助陽，養血澀精，《名醫別錄》稱其「久服明目強力」，山茱萸配黨參又能氣血雙補。尤妙在以玄參入腎滋水，以涵肝木。如此組合成方，氣血肝腎均有裨益，不患目之不明，髮之不能再生矣！守方服至20餘劑，視物漸明，頭髮再生，病遂痊癒。

【原按】「開門法」為戴氏治療某些久病和慢性病的主要經驗之一，凡外邪所致之病多先用此法。所謂「開門」，是宣暢太陽氣機，亦即「開門逐寇」之意。病邪侵犯人體，常由太陽而入，若能及時解表則不致留邪為患。惟病日久表裡混雜，透過「開門」，可使經絡宣暢，外邪得出，病之真面目得以顯現，為下一步用藥創造條件。在用此法時，只要病機屬寒，則不為假象所惑，概以辛溫宣散投之，然後再據病情轉化靈活施治。

耳病腫痛

按：耳病腫痛一證，有因肝膽風火而致者，有忿怒抑鬱而致者，有腎陽虛而陰氣上攻者，有腎水衰而火邪上攻者。

因肝膽風火而致者，由肝膽挾外受之風熱，聚而不散，其人兩耳紅腫痛甚，時見寒熱往來，口苦咽乾者是也。法宜和解，小柴胡湯倍柴、芩、麥芽、香附治之。

因忿怒抑鬱而致者，由忿怒傷肝，抑鬱之氣結而不散，其人兩耳紅腫，必見兩脅脹痛，時多太息，法宜疏肝理氣為主，如生地四物湯倍加柴胡、青皮、麥芽、香附之類。

因腎陽虛而致者，由腎陽日衰，不能鎮納僭上之陰

氣,其人兩耳雖腫,皮色如常,即痛亦微,唇舌必淡,人必少神。法宜扶陽袪陰,如封髓丹倍砂仁加安桂、吳萸,或潛陽丹加吳萸,或陽旦湯加香附、麥芽之類。

因腎水虛而邪火上攻者,其人兩耳腫痛,腰必脹,口多渴,心多煩,陽物易挺。法宜滋陰降火,如六味地黃湯加龜板、五味、白芍;或滋腎丸倍知、柏之類。

更有一等內傷日久,元陽久虛,而五臟六腑之元氣,已耗將盡,滿身純陰,先天一點真火種子,暴浮於上,欲從兩耳脫出,有現紅腫痛極欲死者,有耳心癢極欲死者,有兼身癢欲死者。其人定見兩尺洪大而空,或六脈大如繩而弦勁。唇舌或青,或黑,或黃,或白,或芒刺滿口,或舌苔燥極,總不思茶水,口必不渴,即渴喜極滾熱飲,二便如常,甚者爪甲青黑,氣喘促,或兼腹痛。此等病情,法宜大劑回陽,不可遲緩,緩則不救。大凡現以上病情,不獨耳疾當如是治,即周身關竅、百節地面。或瘡或痛,皆宜如是治。如白通、四逆、回陽等方,急宜進服,以盡人事,勿謂之小疾耳。〔眉批〕耳之部,左右皆屬少陽。一見耳病腫痛,用少陽方小柴胡湯治之,似無不效。欽安復指出多般耳證治法,各不相同,辨認均有憑據。如按中或言肝膽風火,或言忿怒抑鬱,或言陽虛陰上,或言水虛火上。豈出六經之外而別具手眼乎?非也。耳本少陽之部,一定不移,而少陽之氣機升降,則隨所感而變見於耳部,其病情決不相類。良以少陽之氣,根於至陰。識得至陰之氣,發為少陽之氣,隨所感而變見,又必有陰陽變證之憑據可察。故治法雖多,或進而從陽,外因外治也,或退而從陰,外因內治也,總是治少陽耳病之一法。蓋得六經之根底,從仲景不言

之奧，充類至盡，神明變化而出，可謂善讀古書者矣，學者讀其書，通其意，臨證審察，就其所已言，而更窮其變，將必愈有通於其所未言者，而生出治法，以活人病，快何如之，故欽安小注補出，不獨耳病當如是治云云，是又在學者之善讀欽安者耳。

近來市習，一見耳腫，不問虛實，不辨外內，即以人參敗毒散，加大力、連翹、銀花、蒲公英，外敷三黃散，與藍靛腳之類。果係外感風熱閉塞而成，立見奇功。若係內傷陰陽大虛，元氣外越之候，則為害最烈。

更有耳鳴耳聾，辨認不外陰陽兩法。但耳聾一證，老人居多，由腎陽久虧，真氣不充於上故也。定不易治。若由外感時氣，卒然閉塞清道者，進邪一去，漸漸能聰，不藥可癒。亦有痰火上升為鳴為聾，定有痰火情形可徵，按痰火法治之必效。理本無窮，舉其大綱，苟能細心研究，自然一見便識也。

病案舉例：

1. 寒凝經脈耳後起核——麻辛附子湯／桂枝加附子湯加香附、麥芽／封髓丹（摘自《中醫火神派醫案新選》）

李某，女，8歲。發熱，面青，神迷，脈沉，舌潤。耳後起核，大如拇指。病已1週。脈症合參，證為陰邪上犯，寒滯太陽經脈。今患兒面青無神，法當扶陽以祛寒。處予麻辛附子湯：附子30克，麻黃3克，細辛2.5克。

此方之效用在於溫經散寒。方中附子辛熱扶陽，麻黃、細辛辛溫散寒，使客邪外散，耳後之核可消，發熱亦當隨之而解。

次日複診，脈仍沉，核微消，發熱已退，再處下方：

　　附子30克，桂枝6克，炒杭白芍、生香附各9克，麥芽15克，炙甘草6克，燒薑3片，大棗3枚。此桂枝湯加附子，再加香附、麥芽以行滯散結。

　　服後面色唇口均轉紅潤，核已消三分之二，但出現鼻出血，身出紅斑。此乃陽氣通達之象。繼用封髓丹：黃柏10克，砂仁3克，炙甘草6克。3劑，諸症全消而癒。

2. 中耳炎——麻黃附子細辛湯／龍膽瀉肝湯加減（摘自《中醫火神派醫案新選》）

　　童某，男，5歲。左耳流膿，且發高熱，體溫39.7℃，西醫診為中耳炎，曾用青黴素等藥，發熱未減，流膿依舊，延余診治：左耳中有清稀膿液滲出，精神委頓，有「但欲寐」之勢。二便通暢，舌質青滑苔薄白，脈沉細。四診合參，斷為寒邪入於少陰腎經。腎開竅於耳，今寒邪侵入腎經，滯子耳竅，故現上述諸症。治宜溫經散寒，鼓邪外出。方用麻黃附子細辛湯：附子30克，麻黃6克，細辛3克。

　　服上方1劑後，發熱即退，面色唇口轉紅，膿液轉稠，脈轉弦數，舌質轉紅。病已由寒化熱，所謂「陰證轉陽」，其病易治。宜用清肝降火之劑。乃予龍膽瀉肝湯加減：

　　龍膽草5克，梔子3克，黃芩、車前子、柴胡各6克，生地15克，澤瀉6克。

　　服3劑後，耳中流膿漸止而癒。

　　【點評】凡遇寒邪外遏，宜先予溫經散寒，待表邪已祛，轉入溫扶。但若陰證轉陽，則應施以清涼。不知此理初診即以寒涼瀉火，則寒邪凝滯，變生他證，病遂難癒。

本例因小兒生機旺盛，易虛易實，故一劑溫扶而立見轉陽。若係成人、久病，雖數劑溫扶亦難有此明顯轉機。臨證之際宜注意患者年齡、體質、病程及服藥反應。尤須注意陰證轉陽，切勿再執於溫扶，所謂藥隨證變，帆隨風轉是也。

鼻流清涕

按：鼻流清涕一證，有從外感而致者，有從內傷而致者。

從外感而致者，感受外來之客邪，客於肺經，閉其清道，肺氣不得下降，清涕是出。其人定現發熱，惡風、惡寒，頭疼身痛等情。法宜宣散，如桂枝湯、麻黃湯、葛根湯之類。

從內傷而得者，由心肺之陽不足，不能統攝津液。而清涕出。市人稱為肺寒，稱為陳寒，由其不知陽衰而陰寒即生也。腎絡通於肺，腎陽衰而陰寒內生，不能收束津液，而清涕亦出。其人定無外感足徵，多困倦無神，或噴嚏不休，或畏寒，或兩腳冷，法宜扶陽，如麻黃附子細辛湯、薑桂湯、陽旦湯之類。若久病之人，忽然清涕不止，又見壯熱，汗，氣喘唇青，脈勁浮空，乃亡陽欲脫之候，爭宜回陽。緩則不救。然亦十中僅救一二。〔眉批〕知非氏曰：夫涕，本臟腑所生，皆陰類也。《經》曰：水宗也，積水也。積水者，至陰也。至陰者，腎之精也，指涕泣而言。又曰，宗精之水，所以不出者，是精持之也，輔之裏之，故水不行也。指平人不流始涕而言。又曰：涕泣者，腦也。腦者，陰也。髓者，骨之充也。故腦滲為涕。志者，骨之主也。是以水流而涕從之者，其行類也。此指人之所以有

涕而言。以外感論，客邪中其經，閉其清道，則陽氣並於上而下降，陰氣並於下而不升。陽並於上則火獨亢也。陰並於下則腳寒，腳寒則脹也。夫一水不勝五火，故鼻流清涕，蓋氣並於鼻，衝風涕下而不止。以內傷論，夫水之精為志，火之精為神，七情所感，神志紛弛，水火不濟，陰精失守，久而津液無所統攝，故清涕亦出。此神之傷，志之奪也。欽安論治，洞達本原，明晰旁流，推及淵濁二證，甚則流紅，皆此物此志也，學者入理深造，譬（譬，原作「壁」字，據文意改）之射矢諸正鵠，醫之正宗在此。

查近來市習，一見鼻流清涕，不分內外，一味發散，多以參蘇飲、人參敗毒、九味羌活、辛夷散等方，外感則可，內傷則殆。

其中尚有鼻淵、鼻濁二證，俗云：髓之液也。不知髓乃人身立命之物，豈可流出乎。然二證雖有淵淵者，流清涕，經年累月不止。濁濁者，其色如米泔，或如黃豆汁，經年累月不止。之分，緣由素稟陽虛，心肺之陽衰，而不收束津液故也。不能統攝津液，治之又一味宣散，正氣愈耗而涕愈不休。清者，肺寒之徵；肺陽不足也。濁者，肺熱之驗。但肺熱者，必有熱形可徵，如無肺熱可徵，則是上焦化變之機失職，中宮之土氣上升於肺，肺氣大衰，而化變失權，故黃涕作。治之須有分別。予治此二證，每以西砂一兩、黃柏五錢、炙草四錢，安桂、吳萸各三錢治之。一二劑即止。甚者，加薑、附二三錢，屢屢獲效。即甘草乾薑湯，加桂尖、茯苓亦可。

又尚有鼻血一證，有由火旺而逼出，定有火形可徵，如口渴飲冷，大小便不利之類。法宜清火攻下，如大小承

氣、犀角地（地，原作「此」字，據文意改）黃湯、導赤散之類。

　　有元（元，原作「光」字，據文意改）陽久虛，不能鎮納僭上陰邪，陰血外越，亦鼻血不止。不僅鼻血一端，如吐血、齒縫血、耳血、毛孔血、便血等。其人定無火形可徵，二便自利，唇舌淡白，人困無神。法宜扶陽收納，如潛陽、封髓，甘草、乾薑或加安桂、吳萸之類。學者切切不可一味見病治病，務要將內外病形，陰陽實據，熟悉胸中，方不致誤人性命也。〔眉批〕醫之本領，人之性命，端在於此，故於學者三致意焉。

　　病案舉例：

　　鼻淵——麻黃附子細辛湯加味（摘自《中醫火神派醫案新選》）

　　代某，男，17歲，學生。患鼻淵多年未癒，症見鼻塞流涕，涕多黃稠，頭部悶痛，全身不適，香臭不聞，記憶力差，稍受寒冷則症情加重，舌淡晦，苔白膩，脈沉而緊。治以麻辛附子湯加味，溫經散寒，宣肺通竅：

　　附子60克，麻黃6克，乾薑15克，北細辛6克，桂枝15克，辛夷6克，蒼耳、白芷各10克，蔓荊子、化橘紅各12克，茯苓20克，通草、甘草各6克。治療月餘痊癒。

　　【原按】鼻淵有寒熱二證，臨床以寒者居多，多有感冒史。肺主一身皮毛，太陽為六經藩籬，主衛外。太陽受邪而久治未解，耗傷陽氣而內乾少陰，肺陽失調，寒濕阻塞清道而為病也。故以麻辛附子湯加味，溫經扶陽，化濕通竅，標本兼治而收效。

鼻孔扇動

按：鼻孔扇動一證，有因外感風寒閉塞而致者，有因胃中積熱而致者，有元氣將絕而致者。

因外邪閉塞而致者，由外感風寒之邪，閉其肺經外出之氣機，氣機欲出而不得出，壅於肺竅，呼吸錯亂，而鼻孔扇動，其人定見發熱身疼。法宜宣散，如荊防敗毒散、麻黃湯、定喘湯，皆可選用。〔眉批〕鼻孔而致扇動，其勢亦云亟矣，雖因外感，用藥深皆留神。

因積熱上攻而致者，或由飲食停滯中脘，或由過食煎炒椒薑，胸中素有蓄熱，熱攻於肺，氣機錯亂，而鼻孔扇動。法宜清熱，如大小承氣、三物備急丸之類。

因元氣欲絕而致者，由其人元氣久虛，或又大吐大瀉，大熱汗出，面白無神，奄奄欲絕，而見鼻孔扇動。法在不治。若欲救之，急宜回陽收納，溫固脾腎元氣，十可救一二。惟此條證候，小兒居多，大人卻少，醫者切切不可一味宣散，總要細細區分，辨明為準。〔眉批〕分陰分陽，醫之要者，故致叮嚀。

唇口紅腫

按：唇口紅腫一證，有胃火旺極者，有元陽浮者。

因胃火旺而致者，其人定見煩渴飲冷，惡熱，或二便不利，或由積滯太重，抑鬱生熱，或過食醇醴辛辣，不盡屬外邪而成。若兼外感，必有外感可徵。挾外感者，可與麻杏石甘湯、升麻葛根湯。無外感者，可與人參白虎、涼膈散、大小承氣之類。積滯者，可與平胃加莪朮、丑牛、大黃之類。

若久病之人，元陽外越，氣機上浮，其人定見滿身純

陰實據。其中唇色有紅而含青、含黑、深紅、老紅、嫩紅等形。亦有兼見面如桃花，面色光澤奪目，人困無神，皆是脫絕危候。法在不治之例。若欲救之，急宜收納為主，如潛陽、回陽、白通、金匱腎氣等方，服一二劑。如紅色光彩收回，可許重生（生，原作「主」，據文意改），否則旦夕之間耳。切宜早推，勿治為上。〔眉批〕知非氏曰：唇字從辰從口，其氣機從寸地而發至於辰，辰為春三月，於卦為夬，陽氣上勝之象，唇口即其部位也。知其部屬陽，其氣喜升，不受陰寒凝滯，故見紅腫之疾，甚則糜爛而痛，決非實證，欽安示人審兼證通其變也。知非從而切其源，謂其獨也。通其變，識其獨，知其生，決其死（死，原作「免」字，據文意改），醫之法亦基之矣。

　　近來（來，原作「不」字，據文意改）粗工，一見唇口紅腫，不辨虛實，即以大黃、石膏等治之，實證立生，虛證立斃，不可不知也。其中尚有兼見流口水不止者，即在口氣冷熱處與病形求之，便得陰陽之實據也。

病案舉例：

唇口疼痛——四逆湯／封髓丹（摘自《中醫火神派醫案新選》）

　　解某，男，30餘歲。唇口疼痛不能忍，前醫用清熱解毒之劑如石膏類，疼痛加重，一週來因劇疼未能入睡，轉余診治。症見舌質青，苔滑潤多津，脈沉細，無邪火熾盛之象。蓋口為脾之竅，唇為脾所榮，其病機在於下焦濁陰太盛，陽不潛藏。陰邪彌漫，寒水侮土，脾土受制，經絡不通而反映於口唇，形成本症。治法當以扶陽抑陰，方予四逆白通合方：

川附子30克，乾薑、甘草各6克，蔥白2莖。服3劑，疼痛大減，裡陽漸回，舌青漸退，脈轉有力。仍予四逆湯，改川附子為鹽附子，劑量加大：鹽附子60克，乾薑、炙甘草各6克。

服1劑後，下黑水大便甚多。此係濁陰潰退佳象，脾陽漸復之徵。唇口腫勢已消，為鞏固療效，予以封髓丹交通陰陽，引火歸原。服2劑，病遂平復。

齒牙腫痛

按：齒牙腫痛一證，諸書有十二經之分，其實在可從不可從之例。總之以有餘、不足為主。然有因風火抑鬱而致者，有因胃中積熱而致者，有真陽虛而邪氣上攻者，有元陰虛而元陽為害者。

因風火抑鬱而致者，先有發熱、身痛可徵。法宜宣散，如升陽散火湯、消風散、清胃散、麻杏湯之類。

因積熱上攻而致者，定多飽悶吞酸，口渴飲冷，面赤唇紅，氣粗蒸手。法宜去其積滯為主，如平胃散加大黃、石膏、丑牛、檳榔之類。

因真陽虛而陰氣上攻者，其人齒牙雖痛，面色必青白無神，舌多青滑黑潤、黃潤、白黃而潤，津液滿口，不思茶水，口中上下肉色，多滯青色而不紅活，或白慘黃而無紅色。以上等情，不僅此症，一切陽虛病多見此情。法宜扶陽抑陰，如（如，原作「卻」字，據文義改）白通湯、薑桂飲、陽八味、潛陽丹之類。

因陰虛而火邪為病者，其人定多心煩飲冷，便赤等情。法宜養陰，如六味地黃湯、雞子黃連湯、導赤散之類。

　　近來市習，一見牙腫齒疼，便以生地、細辛、防風、荊芥、石斛、知母、石膏、玄參、丹皮、狗地牙等治之。風火則可，陽虛則殆。〔眉批〕齒牙腫痛，本屬小證，然有經年累月而不癒者，平時若不究明陰陽虛實，治之未能就痊，未免貽笑大方，學者勿因其小而失之。

病案舉例：

1. 牙痛——四逆湯加肉桂、麻黃、細辛（摘自《中醫火神派醫案新選》）

　　吳之學生嚴某，門牙腫痛，口唇牙齦高凸，惡寒特甚，頭痛體困，手足逆冷，口不渴，唇齦雖高腫，但皮色烏青，舌苔白滑質青，脈沉細而緊。請老師診治，處予大劑四逆湯加肉桂、麻黃、細辛。

　　附子90克，乾薑45克，炙甘草9克，肉桂、麻黃各12克，細辛6克。

　　服後諸症旋即消失而癒（《著名中醫學家吳佩衡誕辰一百周年紀念專集》）。

　　【點評】牙痛一證，方書多認為熱證，特別是急性者，最易誤診，吳氏據寒熱辨證十六字訣辨為陰證，而處予大辛大溫、引火歸原之劑而取效，膽識過人，令人折服。

2. 牙痛——四逆湯加細辛（摘自《中醫火神派醫案新選》）

　　李某，女，61歲。牙痛甚重，牙齦無紅腫，四肢不溫，不思飲水，自汗食少，舌淡苔白滑，一派少陰虛寒之象。法宜助陽散寒，溫通經脈，以附子30克（開水先煎透），乾薑12克，細辛1.8克，甘草6克，令其煎服，1

劑而癒。

3. 牙痛——清胃散加減（摘自《中醫火神派醫案新選》）

曾某，女，28歲。因牙痛難忍來診，牙眼紅腫，微有寒熱，六脈洪大，為風邪夾陽明胃火上沖所致，非陰虛之疾可比，當清胃瀉火，散風止痛。方用：

生石膏24克，荊芥9克，粉丹皮6克，骨碎補9克，青皮6克，燈心草3克，1劑即癒。

【點評】上面兩例牙痛案，一陰一陽，兩相對比，寒熱自易分明。

口臭附口苦、口酸、口辛、口甘、口淡、口糜

按：口臭一證，有胃火旺極而致者，有陰盛而真精之氣發洩者。

因胃火旺而致者，其人必煩躁惡熱，飲冷不休，或舌苔芒刺，乾黃、乾黑、乾白等色，氣粗汗出，聲音響亮，二便不利，法宜專清胃火，如人參白虎、大小承氣、三黃石膏湯之類。

因精氣發洩而致者，由其人五臟六腑元陽已耗將盡，滿身純陰，逼出先天立命一點精氣，勢已離根欲脫，法在不救。口雖極臭，無一毫火象可憑，舌色雖黃，定多滑潤，間有乾黃、乾黑，無一分津液於上，而人並不思茶水，困倦無神，二便自利，其人安靜，間有渴者，只是喜飲極熱沸湯。以上等形，俱屬純陰。若憑口臭一端，而即謂之火，鮮不為害。予曾治過數人，雖見口臭，而卻純陰畢露，即以大劑白通、四逆、回陽等方治之。一二劑後，口臭全無，精神漸增，便可其可癒。若二三劑後，並不見減，十中僅求得一二，仍宜此法重用多服，此是病重藥

輕，不勝其任也。昧者只圖速效，服一二劑未見大效，便即更醫，如此之情，舉世皆然，豈真醫藥之不良哉。〔眉批〕知非氏曰：氣之香薰者，清陽之氣也。氣之臭惡者，濁陰之氣也。口臭緣濁陰極盛，陽氣之用不宣，多有涎垢濁膩，譬如暑天，陰雨過甚，天陽被鬱，凡物發黴起涎，其氣臭惡，若得數日炎熱，臭氣頓失。人身遍體純陰，所以真陽厥脫之候，往往現此證象。醫識此理，便能治此證。欽安窺見其微，故按中反覆徵引言之，學者不可忽略看過。

查近市習，一見口臭，並不辨明陰陽，便以生地、二冬、知母、花粉、石膏、大黃之品投之，陽盛則生，陽盛則斃，不可不知也。

其中尚有口苦者，心膽有熱也。心熱者，可與導赤散、黃連湯。膽熱者，可與小柴胡湯倍黃芩，或瀉肝湯。口酸者，肝有熱也，可與當歸蘆薈散、龍膽瀉肝湯。口辛者，肺有熱也，可與瀉白散、清肺飲。口甘者，脾氣發洩也，可與理中湯、六君子湯。口淡者，脾氣不足也；可與歸脾湯、參苓白朮散。口糜者，滿口生白瘡，係胃火旺也，可與甘露飲、涼膈散。以上數證，皆宜知之。總在考究陰陽實據為要。

予嘗治陽虛陰盛之人，投以辛甘化陽二三劑，即有現口苦、口酸、口淡、口辛、口甘等味，又服二三劑，而此等病形即無。予仔細推究，皆緣真陽失職，運轉力乖，兼之服藥停積未法，令得辛甘化陽之品，運轉復行，積滯即去，故口中一切氣味出矣。〔眉批〕真陽變動，露出真面，辛甘助化，易危為安，藥之為力不淺，然此等至理，少有見到者。昧者不識此理，見酸即治酸，見苦即治苦，鮮

不增病，醫理之微，不誠難哉。

舌腫、舌痛、重舌、舌強、舌麻、舌木、舌縮

按：舌證雖有數端，不外陰陽兩法。如腫痛與重者，氣之有餘也。氣有餘，便是火，必有火形可徵。如縮與強，麻木者，氣之不足也，氣不足，便是寒，定有陰寒情形可驗。治腫痛與重，不外清熱一法，如黃連解毒湯、導赤散、大小承氣、黃連瀉心湯之類。治縮與麻木、強，不外扶陽袪陰，化痰降逆一法，如白通湯、薑桂飲、黃耆建中湯、麻黃附子細辛湯、半夏乾薑湯之類。〔眉批〕化痰何以不用橘皮、南星、礞石，須知仲景六經方中無此品類，或者漢時尚未出此藥。

近來市習，一見舌痛，皆云舌乃心之苗，皆火為病也，即以冰硼散吹之，黃連解毒服之。有餘立瘳，不足則殆。〔眉批〕知非氏曰：舌之所以能言者，氣機之貫注也。何必執定舌乃心之苗一語，以治舌證。欽安不言之穩，知非饒舌點出，學者當亦豁然矣。

病案舉例：

1. 舌痛——四逆湯（摘自《中醫火神派醫案新選》）

李某，男，30歲。舌尖疼痛已2個月，久治不癒，前醫用黃連解毒湯等方未效。察其舌滑潤多津，舌尖不紅，口不渴、心不煩，脈沉無力，顯係陰證。舌為心之苗，若屬陽證，當見心煩、舌紅、咽乾、嗜水、脈數等象。今所見皆屬不足之證，用黃連解毒湯實「以寒治寒」，徒自耗傷胃氣。因據脈症改用四逆湯峻扶元陽：

附子60克，炙甘草、乾薑各6克。服後舌尖疼痛大減，繼服2劑，即癒。

2. 舌瘡——四逆湯加肉桂（摘自《中醫火神派醫案新選》）

許某，女，32歲。舌痛3日，舌底前右側邊緣瘡瘍，呈圓形突起，0.5公分×0.5公分。影響咀嚼，口腔灼熱，病灶處更甚，神倦懶言，語言不清，口和，便溏，手足心熱而難忍，偶有小便熱痛，舌紅有齒痕，舌面多津，脈細弱而數。此虛陽外越之舌痛候。處方：附子40克（先煎），乾薑、炙甘草各50克，肉桂15克（沖）。3劑。

在門診先與肉桂粉沖服少許，不到10分鐘病人語言不清明顯好轉，手足心已不如前熱。2週後複診，述及服前藥2日即痛止，第3日病灶消除，手足心熱消除。這幾天又開始發熱，眠差，予補腎填精、回陽之法續治而癒。

【原按】《黃帝內經》所謂「諸痛癢瘡，皆屬於心」，心，火也。即是說，一般論治瘡瘍從火立論，主用清熱瀉火或滋陰清熱之法，可辨證選用導赤散、黃連阿膠湯等，這是無可厚非的。然需注意：火有虛實，不應只關注實火而忽略虛火。虛者不外陰盛陽虛，本例即屬於後者。但舌、脈、證呈現陰虛之象，何以判為陽虛，虛陽外越之候呢？因其陽虛，腎精不足，脈不充而細，虛陽上越，浮陽鬱結之處，陽氣相對有餘，故病灶處色紅，舌紅。辨證關鍵在於舌津液之盈虧，如屬陰虛，與舌面有津、便溏不符，因此，詳察症狀，細審病機，主以回陽而收顯效。

【點評】此為曾輔民醫案。曾教授對虛陽外越之證頗有研究，認為虛陽外越與「戴陽」、「格陽」的病機、證候相同。緣由腎陽衰微，陰盛於下（內），微弱陽氣浮越於上（外），是陽氣浮越不得潛藏的一種證候。

《傷寒論》283 條「病人脈陰陽俱緊，反汗出者，亡陽也，此屬少陰，法當咽痛，而復吐利」；317 條「少陰病，下利清穀，裡寒外熱，手足厥逆，脈微欲絕，身反不惡寒，其人面色赤，或腹痛，或乾嘔，或咽痛，或利止脈不出者，通脈四逆湯主之」；377 條「嘔而脈弱，小便復利，身有微熱，見厥者難治，四逆湯主之」；389 條「既吐且利，小便復利，而大汗出，下利清穀，內寒外熱，脈微欲絕者，四逆湯主之」等條文，對虛陽外越作了大量論述。可以說，病至此際危殆已現，不可不慎。

但曾氏於幾十年臨床中，發現虛陽外越之候，亦不像論中所言那樣危殆。就危重而言，是重而不一定危，即虛陽浮越之候是重症，不一定是危症。此類病人在臨床並不鮮見，隨著寒涼藥的誤用泛用，以及冷飲、水果等冷物的不斷攝入，此類病證大有增加趨勢。

臨床中所見到陰寒所致的虛火牙痛、虛火喉痹、口瘡、失眠、眩暈、面部陣陣烘熱、身體陣陣發熱、手足心熱、小便尿熱、大便肛熱、唇口紅腫等都屬於虛陽外越的範疇。如辨證不細，極易診為陰虛有熱，當此之際最需留意。辨證中易於混淆之處如下：

（1）陽虛都可以出現手足心熱，身發陣熱，脈都可細數。

（2）陰虛、陽虛都可以出現腰部症狀，頭部症狀。

（3）陰虛、陽虛都可以出現大便乾，小便熱。

（4）陰虛、陽虛都可以出現口乾，失眠等。

辨證關鍵在於一個「神」字。即陽虛病人定然「無神」，陰虛病人定然「有神」。這一點體現了鄭欽安的觀

點。本例舌瘡及下面2例均是虛陽外越之證，曾氏均以四
逆湯加味取效。

3. 頑固性口瘡——潛陽封髓丹加味（摘自《中醫火神派醫案新選》）

陳某，女，40歲，幹部。2007年11月7日就診。患復發性口瘡數十年，跑遍全國各地醫院就治，用盡中西藥物而病不能根除，只能暫緩一時，甚為痛苦。現症見：左側口腔黏膜多處潰爛及舌邊潰爛，瘡色蒼白，疼痛難忍，吃飯都困難，不敢進食熱冷刺激性食物，失眠多夢，白天乏困倦怠，夜晚難以入睡，經常發作咽炎，全身畏寒肢冷，雙下肢尤甚，冬天加劇，喜熱惡涼，月經錯後，量少色淡，舌淡胖邊有齒痕，苔滑潤厚膩，脈沉弱無力。證屬虛陽上越，治宜回陽潛陽，方用潛陽封髓丹加味：

附子30克（先煎），龜板、炙甘草、黃柏各10克，生龍骨、生牡蠣、紫石英、靈磁石各30克，石菖蒲20克，甘松、白芷、桔梗、三七各10克。6劑，水煎服，每天1劑。

服藥之後，口瘡幾乎消失，舌上厚苔消失，舌邊齒痕減有七八成，咽炎消失，甚為高興，從未有過的好現象。但感近幾天頭皮有多處疥瘡，較為疼痛，且多年之痔瘡也有復發。告之此乃「陽藥運行，陰邪化去」之反應，不必擔心，繼續用原方藥：

附子45克（先煎），三薑（乾薑、炮薑、高良薑）各30克，炙甘草、龜板各10克，砂仁30克，黃柏20克，生龍骨、生牡蠣、靈磁石、紫石英各30克，石菖蒲20克，甘松、桔梗、白芷各10克。6劑。

三診：頭皮瘡腫消失，痔瘡也無感覺，食慾大開，精力充沛，夜晚睡眠安穩。近幾天因月經來臨，略有感冒，但很輕微，以往每當月經來必發熱數天，這次如常且感冒不藥而癒，不知為什麼。告以該方藥可助人體正氣，故而此次經期發熱才如此輕輕而過。近2天，舌邊及左頰黏膜處有兩處小瘡面，詢問得知，近幾天曾喝酒。囑避免辛辣之物，以免「上火」，上方再服6劑，以資鞏固。

【點評】頑固性口瘡久治不癒，臨床並不少見。時醫用盡滋陰降火，或可得一時緩解，然則發作更加頻繁，無法根治，原因在不識陰火，誤辨誤治之過。須知頭面五官疾患雖顯腫痛火形，像是陽熱，其實多為虛陽上越之「陰火」，尤其病史長、屢治不效者。用鄭氏陰陽辨訣衡量，識此並不困難。治用潛陽封髓丹加味確屬效方，可說有桴鼓之應。病人服後頭皮上疥瘡增多，此是「陽藥運行，陰邪化去」之反映，大可不必擔心。

服藥之後，果然是頭皮疥瘡消失，痔瘡也隨之消失。病人在服藥期間應禁忌生冷及辛辣食物，不然會「擦槍走火」，醫患皆應注意。

4. 口舌乾燥症——全真一氣湯加砂仁、桔梗（摘自《中醫火神派醫案新選》）

姚某，女，66歲，教師。近半年來夜間口乾舌燥，白天飲水較多，仍覺得不解渴，半月來呈加劇趨勢。半夜起來常需喝水，不飲即覺口乾似火，舌難轉動，發音困難，檢查多次未發現器質性病變，排除糖尿病等多種病變。現症見：舌燥口乾，飲多尿多，畏寒肢冷，五心煩熱，舌淡胖大苔潤，脈沉細無力。證屬陰陽兩虛，治宜陰陽平補，

引火歸原，方用全真一氣湯加味：

熟地黃100克，黨參30克，麥冬、砂仁、白朮、牛膝各10克，製附子30克（先煎1小時），桔梗10克。3劑，水煎服，每天1劑。

服藥後，口渴症狀大減，小便減少，夜間不需要飲水，發音恢復正常。再進3劑，增強療效。1月後隨訪，病無反覆。

【原按】陰虛生內熱，陽虛生外寒。陰虧則夜晚陰盛之時津液難以上承，故口燥咽乾；陽虛則津液不化，無力蒸騰，故飲而不解渴，飲一溲一，並步入惡性循環。治用全真一氣湯加味，重用熟地黃與附子，陰陽平補，陽中求陰，陰中求陽，陽生陰長，陰陽互生而得以速癒。

喉 蛾

按：喉蛾一證，有少陰君火為病者，有腎氣為病者，有胃中積熱上攻而致者，有怒動肝火上攻而致者。

因少陰君火為病者，或由外挾風熱，與君火協化，或本經素有火邪，發洩不暢，上刑於肺，少陰之脈挾咽喉，咽喉窄狹，火氣太甚，欲發洩而不能，薰蒸於上，而生蛾子。其人定多心煩，小便短赤、口渴冷。若挾風熱，多現發熱、身疼、頭痛。法當祛風清熱，如導赤散加荊、防、銀花之類。

無風熱而獨君火旺為病者，輕則甘桔湯，重則黃連解毒湯之類。

因腎氣不藏，上攻於喉而致者，俗云：陰虛火旺，不知腎氣以潛藏為順，上行為逆，實由君火太弱，不能鎮納群陰，非陰之虛，實陰之盛，世人錯認。原由君火弱而不能

制陰，陰氣上僭，逆於咽喉而生蛾子。其人口內肉色，必含青黑色，或慘黃淡白色，即或唇紅甚，而口氣溫，痛亦不甚，人困無神，脈必浮空。法宜扶陽，如封髓丹、薑桂飲、白通、潛陽等方，皆可令服。

因積熱上攻而致者，其人必過食厚味，或胃中素有伏熱，上攻於肺，亦生蛾子。多煩渴飲冷，二便不利，口臭氣粗，紅腫痛甚。法宜去積熱，如大小承氣湯，或平胃散加丑牛、檳榔、大黃、三棱、莪朮之類。

因怒動肝火，上攻於肺而生蛾子。其人兩脅必痛，動輒煩躁，面青口苦，脈必弦洪。法宜清肝，如丹梔逍遙散、大青飲、柴胡湯加丹、梔之類。

總之，病情變化，非一二端能盡，其實萬變萬化，不越陰陽兩法。〔眉批〕圓通一至。若欲逐經、逐臟、逐腑論之，旨多反晦，誠不若少之為癒也。〔眉批〕知非氏曰：喉至生蛾，其咽必腫痛而甚，有礙食飲，病家多驚恐，其證又因初起誤治者多，在明醫雖能剖析陰陽虛實，按經用藥，而緩不濟急，病家恐慌，如外科所配八寶紅靈丹，亦不妨暫用吹喉，以解燃眉，略寬其心，病人得此，心神稍定，然後按法投方，易於奏效。此知非所經試，亦濟世之婆心也。學者留意。至於理法，喉屬少陰，欽安究及所因，實為詳明，何多求焉。

近來市習，一見喉證，往往用吹喉散、冰硼散、開喉劍，一派寒涼之品，甚者刺之。陽證無防，陰證有礙，認證貴明，須當仔細。

病案舉例：

1. 虛陽外越——人參四逆湯加味（摘自《中醫火神派醫案新選》）

俞某，女，51歲。因咽喉不適，似有梗阻、異物感就治於某院中醫科，服玄參、連翹、青果等滋陰清熱中藥2劑，遂覺體內灼熱之氣向外直冒，大汗成顆，心裡難受，心慌，倉促間電話求治。素知患者為陽虛之體，服清熱滋陰之品而致陽氣外越，估計為藥誤，先予補陽固脫斂汗處之：

附子80克（先煎），龍骨、牡蠣、炙甘草各30克，山茱萸40克，肉桂3克（後下）。1劑，2小時服1次。藥後汗、熱稍減，顯屬虛陽外越之症，急予回陽救逆佐以斂陰治之：

附子200克（先煎），乾薑120克，炙甘草50克，炮薑40克，紅參30克，山茱萸40克。2劑，煎出1600毫升，3小時服1次，每次服200毫升，兼服鹿茸、紫河車各8克，研粉裝入膠囊，每次服5粒，日服4次。

然後改處下方：附子180克（先煎），乾薑80克，炮薑40克克，桂枝80克，山茱萸30克，紅參20克，炙甘草60克，肉桂5克（後下），鹿茸（沖）、河車粉（沖）各8克。5劑。此方續用，隨證變化。但固守溫陽、回陽之法，僅以苦甘之炮薑、炙甘草之劑顧陰，經治半年方解。

【點評】咽喉各症屬陰證為多，俗醫不知，視為陽熱、陰虛不少，此等誤辨臨床常見。不知僅2劑滋陰清熱之劑，即可導致虛陽外越甚至陽脫，如本例之嚴重後果。以曾氏善於扶陽而論，猶以大劑四逆湯調理「半年方

解」，可知苦寒傷陽之害，後果甚矣，不能不慎哉！

2. 咽痛——麻黃附子細辛湯加味／白通湯加味（摘自《中醫火神派醫案新選》）

李某，男，40歲，上海某校體育老師。近年來咽痛如火燒、刀割，痛苦不堪，寢食難安，經中西醫治療罔效，已拒醫藥，幾欲輕生，後經親友相勸來診：患者病由受寒引起，因咽痛不適，曾服疏風清熱、滋陰潤肺、清熱化痰之藥日久，現面色晦暗，聲低息短，舌淡苔白，脈沉緊，口乾不渴，時喜熱飲。此為陽虛陰寒所致，以麻辛附子湯溫經散寒通絡：

附子60克，麻黃8克，北細辛6克，桂枝15克，杏仁10克，法半夏15克，化橘紅12克，茯苓20克，桔梗、通草、甘草各6克，生薑3片。3劑服盡，各症均已大減，高興之至，再求用藥。更以白通湯加味，回陽收納：

附子60克，乾薑15克，北細辛6克，薏苡仁20克，桂枝、法半夏各15克，茯苓20克，桔梗、通草各6克，蔥頭3莖。3劑。5日後來告，咽痛灼熱漸癒，喉間清涼舒適，食增神旺，恢復工作，後以四逆湯加味調理數劑而癒。

【原按】少陰受寒誤用苦寒之劑，陰邪挾寒水上逼，猶如雪上加霜。先用麻辛附子湯溫經散寒，去邪外出；再以白通湯、四逆湯回陽歸腎，邪去正安，少陰咽痛獲癒。臨床此症甚多，以溫經散寒、回陽納腎法治之，療效快捷而顯著。

3. 慢性咽炎——潛陽丹合封髓丹加牛膝、桔梗（摘自《中醫火神派醫案新選》）

李某，女，60歲，農民。患慢性咽炎10年餘，長期服

用中西藥物不癒，以清熱解毒之劑越用越重。現症見：咽部乾澀，有異物感，咯之不出，咽之不下，飲水吃飯無影響，各種咽喉鏡檢均無異常。平素畏寒肢冷，舌淡苔白，脈沉細略滑而無力。證屬陽虛陰盛，虛陽上越，治宜引火歸原，潛陽利咽，方用潛陽丹加味：

製附子30克（先煎），砂仁、龜板、炙甘草、黃柏、牛膝、桔梗各10克。3劑，水煎服，每天1劑。

服藥3劑，咽部症狀大減，全身情況改善顯著，原方又進3劑，咽部乾澀幾乎消失，又進6劑，症狀完全消失。

【點評】慢性咽炎，市面所售中成藥甚多，均為寒涼之品。殊不知腎陽虛損，陰寒內盛，虛陽上越，看似一派「火熱」之象，仔細辨認卻是陰盛陽浮之象，鄭欽安所謂「陰火」者，假火也。此種症情十分多見，俗醫不知，誤辨誤治者多矣。

4. 咽痛、發熱——四逆湯加肉桂／四逆湯（摘自《中醫火神派醫案新選》）

杜某，男，19歲。電話求診：發燒，體溫37.4℃，渾身發燙，臉稍紅，兩顴紅明顯，雙足熱，人疲軟不堪。咽部劇痛，後腦勺及背部酸痛。不咳，無畏冷。上述症狀於今天午後開始出現。中午時喜喝水，飲水多。

處方：炙甘草25克，乾薑20克，附子15克，肉桂10克。3劑，冷水煎開即可，一劑煎3次。

患者於下午5時40分服1次，晚7時電話訴咽喉更痛，後腦及背部疼痛加劇。痰多色黃稠夾有血絲。囑另取一帖去肉桂，於晚上10時30分、午夜2時和淩晨5時各服

一次，服後各出一身汗，口乾明顯，飲水多。次早後腦及後背痠痛完全緩解，熱退。大便未排，精神可，無疲軟之象。此後原方不變，前後共服5天，每日稀溏便2～3次，咽部劇痛漸減，直至第5天大便成形、痰少而完全緩解。

【點評】此證雖無舌脈可憑，分析發病急，發熱、咽痛伴頭身痛，雖無畏冷，亦當屬表證；顴紅似為陽虛上浮之象，疲軟可視為正虛，合而觀之，可判為陽虛受邪，若以編者處治，可能投以麻辛附子湯加味。莊氏別出手眼，徑予四逆湯，專意於回陽救逆，服後能以汗解，予人啓迪。其用附子「冷水煎開即可」，雖然劑量不大，亦別具一格。

兩手膀背痛

按：膀背痛一證，有因外感風寒，閉塞經絡而致者，有因中氣不足，內寒阻滯而致者。

因外感風寒而致者，其人定多畏寒惡風，或發熱而兼頭疼。法宜宣散，如桂枝湯、羌活附子湯、麻黃附子細辛湯之類。

因中氣不足而致者，由中宮素虛，真氣不能充周四體，寒邪痰濕，亦得以阻滯經絡，而痛立作矣。欺人定然面白少神，飲食減少，或逢晦明陰雨而更甚，麗照當空而覺輕。法宜溫中行氣為主，如建中湯倍桂、附，補中益氣湯加羌、附，或理中湯加桂枝、香附。予恒見中年老婦，每多兩手膀痛而不能舉，時常作苦，究其受病之由，多起於少年天癸至時，不知保養，洗衣漿裳，輒用冷水，以致寒涼傷及經絡，因而天癸不行者亦多。即或體強，而寒涼不能害，視為平常，不知人身真氣有盛即有衰，氣未衰

時，寒涼雖侵，不即為害，迨至中年老時，本身正氣已衰，或兼受一點寒邪引動，而痛於斯作矣。予每以甘草乾薑湯加鹿茸、桂尖、附子、蔥、酒治之多效。〔眉批〕夫與少年作苦，恃勇力作，迨至中晚之歲，稍能逸豫，勞傷之疾徐發於內，痛苦立作，見於手膀腿者多。粗工不識，任治罔效，往往病人自能體會，何者今之痛處，皆昔之勞力處也。欽安此按，識見絕高，深合《內經》比類從容之法，非功力精到者，未易臻此，又醫之一大法也，學者不可不知。

近來市習，一見兩手膀痛，每以五積散、流氣飲，與夫羌活、荊、防、伸筋、舒筋草、蘇木、靈仙、松節之類，亦多獲效。總不若辨明外感內傷，陰陽虛實為要。

更有手指麻木一證，屬脾氣不能充周者多，外感者少，兼痰濕亦多。不外溫中行氣為主，如歸脾湯加天麻、半夏，六君、四君加附、桂、香、砂，建中湯倍桂、附加香附、當歸之類。

病案舉例：

1. 肩關節痹證——烏附麻辛桂薑湯加味（摘自《中醫火神派醫案新選》）

朱某，男，40歲，農民。「肩周炎」病史半年餘，曾服用中西藥物效果不顯，現症見：左肩關節疼痛，不紅不腫，夜間痛甚，子時以後疼痛劇烈難忍，須家人用熱棒輪換錘打、按揉方覺減輕一時，畏寒怕風，覺得有冷風直入左肩內，如在冰窖中，舌淡紅，苔白膩，脈沉遲細緩。證屬寒濕痹阻經脈，治宜溫經散寒，除濕蠲痹。方用烏附麻辛桂薑湯加味，藥用：

草烏頭、附子、乾薑、甘草、黑豆各30克，遠志9

克，麻黃15克，桂枝50克，肉桂20克，桑寄生、威靈仙、葛根、桑枝各30克，葫蘆子、補骨脂各15克，淫羊藿30克，羌活24克，當歸20克，黃耆30克，薑黃15克。

用法：前6味藥物先煎4個小時後，再下餘下藥物；3劑，水煎服，每天1劑。

服藥後效果良好，夜間不再疼痛，服藥後自感有一股熱流直達病所，酸痛憋悶約30分鐘後消失，疼痛有所減輕，病人騎自行車來診，原方略作加減共服9劑，病癒。

【原按】烏附陽藥運行之時，患者有時會有一種明顯的熱流感，此是鄭欽安所說的「陽藥運行」表現，陽熱盛行，陰凝則消，血脈暢通，則痹病可癒也。

2. 背痛——附子湯／紫金桂附膏滲白砒末外敷（摘自《中醫火神派醫案新選》）

劉某，患背冷如冰，脊骨不可按摩，雖衣重裘不暖，四時皆然，而飲食勞作如故。醫有作風寒治者，有作腎虛治者，作痰飲治者，且曾用針灸治療數月均不效，歷有年矣。邀為診治，其脈沉而細微，背冷脊疼如昔。蓋背為督脈所行，《素問‧骨空論》云：「督脈生病，治督脈，治在骨上。」《傷寒論‧少陰篇》亦云：「少陰病得之一二日，口中和，其背惡寒者，當灸之，附子湯主之。」又曰：「少陰病，身體痛，手足寒，骨節痛，脈沉者，附子湯主之。」此屬陽虛濕重之證，恰與本病相符，即書原方與服：

附子15克，芍藥、白朮各9克，黨參12克，茯苓9克。

4劑病未改善，沉思是證是藥當屬不謬，其所以療效

不高者，藥力之未足歟？又囑再服4劑，每次加吞金液丹3克，一日2次，仍未減輕，乃於原方加鹿膠9克，補骨脂、枸杞子、狗脊、千年健各12克。外用紫金桂附膏（中藥店有售）溶化於方形布塊成一圓圈，中置白砒細末3克，烘熱貼背心處。又服藥3劑，寒疼均減。惟貼處起粟形作癢，知為膠藥砒末之力居多，不再服藥，專用膏藥貼如前法，5日一換，半月症狀消失，欣然還鄉。

【點評】此案「其背惡寒」，用附子湯實屬的對之方，或因附子量小耶？最後確認係紫金桂附膏滲白砒末外敷「之力居多」，遂「不再服藥，專用膏藥」而收效，且仲景亦提示「當灸之」，由此可知外治之法自有其獨到之處。清代外治法宗師吳師機指出：「外治之理即內治之理，外治之藥即內治之藥，所異者法耳。」紫金桂附膏雖不知藥物組成，顧名思義當有桂附等熱藥，所謂「外治之藥即內治之藥」明矣。桂附熱藥外用之法值得發掘。

心　痛

按：心痛一證，有寒熱之別。他書有云：心為君主之官，其可痛乎？所云痛者，實心包也，此說近是。予謂心肝脾肺腎並六腑周身經絡骨節皮膚，有形之向軀殼，皆後天體質，全賴先天無形之真氣以養之。真氣二字，指真陰真陽也。真陰指母之精氣，真陽指父之精氣，二氣渾為一氣，周流上下四旁，主宰神明即寓於中。真氣不足，無論在何部，便生疾病，何得有心無痛證之說。夫豈不見天之日月，常有食乎。凡認心痛一證，必先判明界限方可。心居膈膜之上，下一寸即胃口，胃口離心不遠，胃痛而云心痛者亦多，不可不察。細思痛證一條，痛字總是一個逆

字。氣順則氣血流通，必無痛證。氣逆則氣血壅滯不通。故痛。無論逆在何處，皆能作痛，皆能傷心，其實非傷有形質之心，實傷無形中所具之真宰也。若執定有形質之心，是知其末也。心有心界限，包絡為心之外垣，邪犯心包，即是犯心包，即是犯心章本，不必直云邪不犯心。犯心二字，是犯心君居處氣也。試問：犯心與犯心包，以何區分？諸書並未剴切指陳。予謂人活一口氣，氣盛則為有餘，為熱邪。不獨能致心痛。氣衰則為不足，為陰邪。亦不獨能致心痛之疾。熱與陰上逆，皆能致心痛，當以寒熱兩字判之便了。

若邪熱上干而痛者，其人必面赤，心煩熱，小便短赤，口渴飲冷。法宜養陰清火，如黃連木香湯、導赤散、當歸散之類。若陰寒上干而痛者，其人多面青唇白，或舌青黑，喜熱飲、揉按，二便自利。法宜扶陽祛陰為主，如甘草乾薑湯，加行氣藥薑、桂、吳萸之類。亦有陰寒已極，上攻於心，鼻如煤煙，唇口鼊黑，爪甲青黑，滿身純陰。法在不救，急以回陽諸方，大劑投之，十中可救一二。〔眉批〕知非氏曰：比段至理，乃造化根柢，性命之旨圭。奈何泄之於醫，世人不識，反多訾議。余觀一部《內經》，軒岐君臣皆是借天驗人，以人合天，吳人各道。仲景太守《傷寒》一書，太陽太陰、少陽少陰、陽明厥陰六經，亦不過借天道之流行，暗合人身之度數，藉病談機而已。欽安直筆於茲，毋乃太過乎？雖然醫道理沒久矣。如此發揮，守先聖之道，以待後之學者心存利濟，亦不為罪。倘有能從此深造，治病動合機宜，立言彰，闡至理，將不失為軒岐功臣，斯世和緩，幸甚全甚。

近來市習，心胃莫分，一味行氣破滯，並不察究陰陽，往往誤事，一概委之天命，而人事之當盡，又不可廢乎。

病案舉例：

1. 冠心病心絞痛——四逆湯加味（摘自《中醫火神派醫案新選》）

鄭某，女，58歲。既往有冠心病心絞痛病史4年多。近半個多月來，因心前區疼痛頻繁而住入心內科治療。經用硝酸酯類和活血化瘀類中藥未能奏效。建議作心臟介入治療，因費用較高而拒絕，邀余會診。

刻診：心前區疼痛，一日發作6～7次，無明顯規律，伴氣短乏力，神疲肢冷，二便自調，苔薄白舌淡紅而胖潤，邊有齒痕及瘀斑，脈細澀，重按無力，兩尺不足。心電圖：大部分導聯 ST-T 改變。證屬元陽虛弱，胸陽不振，寒凝血瘀，心脈痹阻。治宜溫陽散寒，化瘀通絡，宣痹止痛，四逆湯加味：

製附子（先煎）、桂枝各30克，乾薑20克，細辛5克，吳茱萸10克，石菖蒲15克，薤白20克，枳實、降香各15克，炙甘草10克。3劑，每日1劑，水煎服。

二診：心前區疼痛緩解，氣短乏力減輕，精神改善，仍肢冷，脈象轉細而有力。上方附子改60克（先煎），細辛改10克。7劑。

三診：近一週多來心絞痛未曾發作，諸症向癒，心電圖明顯好轉，要求出院。帶前方14劑以善後。

【原按】冠心病心絞痛，《金匱要略》中稱之為胸痹，將其病因病機歸納為「陽微陰弦」。鄭欽安說：「真氣不足，無論在何部，便生疾病」（《醫法圓通·卷

一》）。筆者體會，元陽不足乃此病之關鍵，故治療當以扶陽為首務，再兼以祛痰、化瘀等法，標本兼顧，常可提高療效。

2. 心肌梗塞——人參四逆湯加味（摘自《中醫火神派醫案新選》）

李某，女，67歲，農民。患者曾確診為「心肌梗塞」3月餘，住院治療月餘病情穩定而出院。不久病人活動之後仍然出現心慌、氣短、胸悶等症，心電圖T波仍然倒置，經過中西醫治療後，病情仍不穩定，且有進行加劇的趨勢。現症見：體質消瘦，納差腹脹，畏寒肢冷，不敢活動，動則氣喘、胸悶、憋氣，夏天炎熱，仍身穿小棉袄，神疲懶言，精神不振，舌淡質暗紫，脈沉細弱略澀。證屬心腎陽虛，治宜回陽活血，方用四逆湯加味：

附子（先煎2小時）、炮薑各30克，炙甘草、紅參、三七各10克，砂仁30克，肉桂10克。3劑，水煎服，每天1劑。

服藥之後，胃口有所恢復，食慾增加，活動後胸悶氣短明顯減輕，原方有效，附子加到45克（先煎2小時），6劑。

三診：胃口大開，畏寒肢冷減輕，小棉襖也脫去，活動後心慌胸悶消失，心電圖T波與上次相比較已明顯恢復，大喜過望，原方再服12劑停藥。電話隨訪，一般情況好，可做一般家務，身體明顯恢復，納增神振，心電圖已正常。

【原按】年老體衰患心肌梗塞之後，雖經救治，病情仍然不能穩定，因思病人體質與食慾，是疾病恢復的重要

環節。因此，治療重點放在回陽、開胃、活血上，方用雙回陽飲，即鄭欽安回陽飲（四逆湯加紅參）與吳佩衡回陽飲（四逆湯加肉桂）合用，達到扶陽、助陽、通脈目的；加三七活血化瘀，加砂仁行氣開胃，納氣歸腎，全方重補先天，兼顧後天，輔以活血。病人服藥之後，胃口大開，體質增強，病情穩定。

胃　痛

按：胃痛一證，有飲食、寒熱、虛實之別，切不可執定有形質之胃，當於胃中往來之氣機上理會方可。〔眉批〕於氣機上理會，上乘妙法，《蓮花經》也。夫人身內有胃，乃受飲食之具，譬如田地任人播種，秀實憑天。倘遇災侵，而有黃落之恐，田地肯任其咎乎？古人擬胃曰陽土。欽安論治胃病，當理會氣機，皆一定不易之理法也。學者即不能入理深譚（譚，同「談」字），按定外內陰陽之法，總不至謬治誤人。

因飲食停滯於胃，胃中之氣機不暢而致者，其人定見飽悶吞酸噯氣，痛處手不可近。法宜消食行滯，如厚朴七物湯，平胃散加香附、麥芽之類。

因胃陽不足，復感外寒生冷食物，中寒頓起而致者，其人必喜揉按，喜熱飲，或口吐清水，面白唇青。法宜溫中行氣，如香砂六君湯，理中湯加官桂、砂仁、香附、木香之類。因積濕生熱，與腸胃素有伏熱，過食厚味而生熱；氣鬱不舒而生熱所致者，其人定多煩躁，唇紅氣粗，大便堅實等情。法宜下奪，清熱為主，如調胃承氣湯、大黃木香湯、四磨湯之類。

更有一等，心胃腹痛，面赤如朱，欲重物壓定稍安

者，此是陰盛逼陽於外之候。法宜扶陽祛陰為急，切不可照常法治之。

近來市習，多以元胡、乳、沒、二皮、尤、棱、五香、枳殼、厚朴之味投之。果有積滯，主立奇功。若胃腸素虧，必增其害，不可不知也。

病案舉例：

1. 胃痛──四逆湯（摘自《中醫火神派醫案新選》）

李某，男，34歲。因胃脘疼痛，反覆發作，大便色黑而住某醫院，診斷為「胃潰瘍」。經治療2月餘，輸血2000毫升病情未見好轉。症見胃痛腹脹，噯氣、反酸，畏寒肢冷，聲低息短，少氣懶言，面色青黯，舌質青滑，脈沉。證屬腎陽大虛，陰寒凝滯，氣機不暢。治宜扶陽抑陰，回陽祛寒，方用四逆湯：附子60克，乾薑15克，甘草6克。

此方專以驅散陰邪，峻扶元陽。鄭欽安說：「凡人一身，全賴一團真火（即元陽、真陽、腎陽），真火欲絕，故病見純陰。」「四逆湯一方，乃回陽之主方也……既能回陽，則凡世之一切陽虛陰盛為病者，皆可服也。」故余臨證以來，每遇陰寒重證，均以此方投之，往往應手取效。

服2劑，胃痛大減，精神好轉，大便黑色轉淡，微覺腹脹。再就原方加肉桂9克，砂仁6克，此兩味藥是陰證開竅藥，溫胃散寒，並具升降氣機之力。

服2劑，各症續減。改用潛陽丹加肉桂：附子60克，砂仁6克，龜板15克，甘草6克，肉桂9克。

此方有納氣歸腎之妙。方中砂仁辛溫，能散脾胃寒

邪，且有納氣歸腎之功；龜板咸平，滋陰潛陽，補血止血；附子辛熱，能補腎中眞陽，配龜板能陰陽兩補；肉桂辛甘大熱，補腎陽，暖脾胃，除積冷，通血脈，配附子能溫腎強心，配砂仁溫胃散寒；復用甘草之甘以補中，則先後天並重，陰陽兩補。

服2劑，大便顏色轉黃，惟稍覺腹痛，前方加炒吳茱萸6克，溫中止痛。囑服2劑，諸症消失。

【點評】本例胃痛，病變雖在胃脘，兼見全身虛寒，辨證為腎陽虧虛為主，以四逆湯回陽祛寒而癒。臨證之際，須細審病機，切忌見痛止痛。此老先引用鄭欽安之論，後借用鄭氏名方潛陽丹，眞火神派傳人也。

2. 胃脹痛──大建中湯加減（摘自《中醫火神派醫案新選》）

尹某，女，55。胃冷、脹痛。舌冷，脈沉細。處方：

乾薑40克，炙甘草50克，蜀椒10克（去油），飴糖、川烏（先煎）、蜜糖各30克。3劑。藥後胃痛消失，冷、脹明顯減輕，續以溫中散寒之劑調治。

3. 胃腹痛脹──大建中湯合四逆湯加減（摘自《中醫火神派醫案新選》）

申某，女，23歲。胃腹痛脹且冷一日，呻吟不已。便秘，懷孕已3個月。因懼流產拒絕西醫處治而來。表情痛苦，肢冷面白，舌淡脈沉細。此屬臟厥重症，採用大辛大熱之薑椒建中散寒；寒濕所盛治以薑附之辛熱；更佐以硫黃助命門之火，激發元氣；兼以半夏、杏仁、肉蓯蓉降氣通便，助胃和降：

蜀椒10克（炒去油），乾薑、附子各50克（先

煎），法半夏30克，製硫黃20克，肉蓯蓉30克，杏仁20
克（打泥）。2劑。囑2小時服1次，6小時服1劑。服藥1
次痛脹大減，便亦通下。幸矣！

臍　痛

按：臍痛一證，有陰陽之別。臍居陰陽交界之區，臍
上屬脾胃，臍下屬肝腎。痛在臍上，著重脾胃。痛在臍
下，著重肝腎。臍上下俱痛者，脾胃與肝腎病也。此處又
宜分別何經受病為要。若臍上獨痛，是脾胃之氣有所滯
也。因寒、因熱、因食、因抑鬱又宜知。審是飽悶吞酸，
便知飲食停而氣滯也。急以消食行滯之品施之，如平胃散
加香附、麥芽、枳殼之類治之。

審是喜熱飲，揉按而痛即減者，知是脾胃之陽不足，
不能化其陰寒之邪也。法宜溫中，如理中湯，香砂六君，
甘草乾薑湯，加香附、安桂、丁香之類。

審是不喜熱飲摩按，得熱而反劇者，知是脾胃有鬱熱
而氣滯也，即以開鬱行滯之法治之，如厚朴七物湯，麥
芽、炒梔、香附之類是也。

亦有太陽之邪未解，誤下而邪陷於脾，以致臍上痛
者，其人必先有發熱惡寒，頭項強痛之候，因下後方見此
痛者，便以桂枝大黃湯治之。

若臍下獨痛，是厥陰之氣不宣也。審是煩滿囊縮，臍
下病痛者，厥陰之陰寒太甚也。法宜回陽祛陰，如吳萸四
逆湯，白通湯之類是也。審是厥陰熱邪伏而不宣，又或上
攻為喉痹、下攻便膿血，熱深厥深，口臭氣粗之類。法宜
扶陰，如雞子黃連湯之類。〔眉批〕知非氏曰：三陰之
病，本從肚臍而分，然痛在臍上，有太陰、陽陰之不同，一

腑一臟之懸絕，故欽安以飽悶吞酸，定陽明肺病，而用行消之法，若稍上，又是太陽地，而有風寒之判，皆有痛證，且有氣血之區別。學者平時若不詳細講究，臨證必多疑似，處方不無模棱，斷難萬舉萬當。熟玩此按，悉心討論，目得真詮。

近來市習，一見臍痛，不按界限，一味調氣行血，每以木香、小茴、當歸、白芍、川芎、枳殼、沉香之類，故有效與不效。誠不若辨明上下陰陽，治之為當也。

病案舉例：

1. 臍孔痛——白通湯（摘自《中醫火神派醫案新選》）

陳某，男。患臍孔痛，四周無紅腫，亦無其他症狀，經治療未效。余診其脈沉澀，認為寒結臍中，當以溫中散寒為治，以白通湯取上通下濟法，服數劑而癒。

2. 小腹脹冷——吳茱萸四逆湯加味（摘自《中醫火神派醫案新選》）

余某，女，47歲。小腹脹冷，畏寒，脈沉細，舌淡。處方：

桂枝30克，附子100克（先煎），吳茱萸20克，川烏30克（先煎），乾薑40克，高良薑、炙甘草、生薑（去皮）、蒼朮各30克，補骨脂20克，蜜糖50克。3劑。藥後脹冷消失。

【原按】小腹屬肝，病久及腎，陽虛則冷，生寒則凝滯不通故脹。主以溫散消脹，若誤以行氣消脹則錯矣！此方應理解附子、吳茱萸、川烏之溫陽通散之用。

【點評】此案以大劑四逆湯加諸多熱藥如川烏、吳茱萸、桂枝、高良薑，頗顯火神派風格。

疝　證

按：疝證一條，有云左為膀胱氣，右為疝氣，痛時睪丸上行入腹，或右丸上行而左丸不上行，或左丸上行而右丸不上行，或兩丸並上行。他書有寒疝、水疝、筋疝、血疝、氣疝、狐疝、陰疝、㿉疝、心疝、肝疝之異，名目雖多，總無一定不易之理。予細維此病，究竟只在厥陰一經也。〔眉批〕此按落落大方，深入顯出。不愧為醫，一語成鐵案，誰敢再翻異。余深服此老吏。雖形象、病情不同，而睪丸與陰囊，其理斷無可移者。

予意睪丸與陰囊上縮，必是陰盛；睪丸與陰囊紅腫，必是熱增。治縮者，重在破陰以回陽，吳萸四逆加桂、砂、小茴，或烏梅丸倍陽藥之類。治腫者，法宜破陽以扶陰，雞子黃連與瀉肝湯可施。須知腫縮二字，即盈虛之宗旨，肝氣有餘便是火，即囊丸腫的實據；肝氣不足便是寒，即囊丸縮的實據。〔眉批〕醒豁透露。

又可疑者，今人皆云：兩丸為外腎，何男子有而女子無乎？此理舉世罕言要晰。予思天一生水，其卦為坎，二陰夾一陽，腰間二腎與背脊督脈似之。男女皆具，理實可從。若此二丸，男有女無，非無一定之理，惜後賢窺之未及也。

後天既以坎離立極，坎離即是乾坤，是坎離已得一二之數，故復申之曰：天三生木，木有陰木、陽木之別，陽木曰三，為長男，二陰一陽，今之呼外腎者，即此也，故男子獨具；陽木曰三，為長女，二陽一陰，其缺在下，今之呼陰戶者，此也。〔眉批〕闡發至理，暢所欲言，然似斷鼇立極，卻是叫人何處住腳。余謂醫道，須是知得一

步，方許再進一步，終身門外，正不知幾許人也。

夫乾坤交媾，首生長男長女，後天以坎離代乾坤，而天三生木之旨，即在此處便見，而玉莖、陰戶，亦於此攸分。故仲景配此處屬厥陰，取其至陰陰極也。玉莖之舉，必須心火下照，又可見天三生木之機，此就其形體而言，其中之精義實微，未可盡泄。堪笑今人以外腎呼之，真是說夢話也。〔眉批〕再接再厲，乃一讀一擊節，以高唱入雲之筆，繪天地生發之機，斟酌飽滿，盡態極妍，可謂寫生妙手。發揮陰得陽而興之理，尤見精緻。然非學養功深，不能道其隻字。

查近來市方，一見疝證，便以小茴、荔枝核、橘核、安桂、附子、麝香之類，屢屢獲效，究其所用，皆是溫肝之品，取核者時，核以入核之意，理實可從。至於囊丸紅腫，此法斷不可施，務在陰陽攸分處理會可也。〔眉批〕結亦含著不盡，《唐詩》曰：欲窮千里目，更上一層樓。如熊氏歌曰：要知返本還原法，須認吾身大藥王。

病案舉例：

1. 寒疝——桂枝湯加附子、黃耆；當歸生薑羊肉湯
（摘自《中醫火神派醫案新選》）

楊某，男，32歲，1965年3月10日初診。因寒冬涉水，兼以房事不節，誘發睪丸劇痛，多方診治無效而就診。症見面色青黑，神采困憊，舌白多津，喜暖畏寒，睪丸腫硬劇烈疼痛，牽引少腹，發作則小便帶白，左睪丸偏大，腫硬下垂，少腹常冷，陰囊汗多，四肢厥冷，脈象沉弦，此乃陰寒凝聚，治宜溫經散寒。處方：

炮附子（先煎）、白芍、桂枝、炙甘草、生薑各30

克，黃蓍60克，大棗12枚。12劑。兼服食療方：當歸120克，生薑250克，羊肉1000克。

上方服後，陽回痛止，參加工作（《中醫雜誌》1978年第12期）。

【原按】涉水受寒，寒濕凝滯，聚於三陰，加之房事不節，傷及腎陽，內外相因，發為寒病。仿《金匱》抵當烏頭桂枝湯治之，方用附子以治沉寒固冷，桂枝湯以補營疏肝。輔用當歸生薑羊肉湯以溫血散寒，補益氣血，使陽旺血充，經脈疏暢。由於病深寒重，不用重劑，難起沉病，囑其大劑頻服，短兵相接，故獲良效。

2. 寒疝──通脈四逆湯／烏頭桂枝湯（摘自《中醫火神派醫案新選》）

余某之妻，年近40歲，得陰寒大症已一年矣。初起時尚微，不其介意，迫後每發益劇，踵門求診：左邊少腹內有塊，常結不散，痛時則塊膨脹如拳，手足痹軟，遍身冷汗，不省人事，或二三日一發，或五六日一發，醫藥訖無寸效，脈之沉緊，舌苔白厚而濕滑，面色暗晦。即與通脈四逆湯，烏附用24克，連進3劑，痛止。令其守方多服，免致再發。

嗣因停藥又發，另延他醫治之，逾二旬，痛如故，仍來求診。余曰：症本不易治，豈可付之毫無學識之輩，而以搔不著癢之藥圖治？閱方果皆庸俗不經之方，復以通脈四逆加吳茱萸，烏附每劑30克，續加至60克，服10餘劑，痛已不作，而內塊未散，因念《金匱》「寒疝腹中痛，逆冷，手足不仁，若身疼痛，灸刺諸藥不能治，抵當烏頭桂枝湯主之」，惟烏頭不可得，即用生附子30克，照

方煎服。至4帖，脈緊稍減，內塊漸小，食量增，精神益振。但藥方為俗所未見，莫不驚駭，群疑眾謗，時聞耳鼓。幸病者性頗慧，謂藥已與症對，當多服圖效，不肯更易，並求增加附子至60克，余允之。

又服數劑，內塊遞減。嗣復陸續增加附子至120克，已服2帖，其丈夫慮其病久將死，謀劃歸鄉，因求另外開方。余曰：方不必改，惟途中仍不宜缺藥，當預購以備服，即攜藥4帖而行。

計旅行3日，服盡3帖，至第4日抵家，體氣日健，喜出望外，即取餘藥1帖，濃煎大碗，一飲而盡。頃之面熱如醉，手足拘攣，舌尖麻，已而嘔吐汗出，即平復如初，曰：吾病其瘳矣！蕭先生先見之明，果然不爽，自後毋庸服藥，竟不藥而諸症如失。

【原按】嘗謂大病必須大藥，非特醫生必有確定之見，又必病家信用之堅，兩者相須為用，方能奏回天手段。

【點評】此症當屬寒疝，由於「烏頭不可得，即用生附子30克」代替。服藥後因「內塊漸小」，雖然「藥方為俗所未見，莫不驚駭，群疑眾謗」，幸虧「病者性頗慧，謂藥已與症對，當多服圖效」，並主動要求「增加附子至60克」。服藥後，「頃之面熱如醉，手足拘攣，舌尖麻，已而嘔吐汗出」，反應十分激烈，而疾病「即平復如初」，如此「醫生必有確定之見，又必病家信用之堅，兩者相須為用，方能奏回天手段」。說明醫患之間只有互相信任、共同配合，才能取得療效。

遺　精

按：遺精一證，諸書分別有夢而遺，無夢而遺，用心過度而遺，見色而遺，聞女聲而遺，無故自遺，種種分別，總無一定不易之法。予謂不必細分，統以心腎不交，神魂不藏為主。

夫人之立身，原以為主，腎氣上騰，指坎氣也。載水氣以交於心，而心臟涼。心氣下降，使君火以入腎，而腎臟溫。神居二氣之中，晝則從離，夜則從坎，神宰乎氣，氣統乎精，神施發洩之令。氣動而精自不藏，若云神令未施，而精自泄，必無此理。又曰：魂者，神之使也。〔眉批〕知非氏曰：此按心腎不交，是客從俗情也，神魂不藏，是主談至理也。凡遇遺精之人，以心腎不交，或因於濕熱極不通之語，告之無不者，肯語以欲熾所致，即弗貼然，又必從而多方文致，故欽安姑存其說，以作陪襯，留病人地步，學者不可不知。

人之遺精，每每五更近天明時者居多，此刻神已居在寅卯界內。寅卯屬木，係藏魂之所，魂喜動，而木喜發洩，木中有火，濁火易亂其神明，邪忘之念偶萌，精神自不能守住，白晝不夢，但心邪思淫，陽物即舉，精即離位，況在夢乎！故一發即泄，迅速難留。因其目瞑必未清，肝火最烈，故發速，非若白晝神在離。總而言之，神不清而氣虛好色者，十居其八。此證少年最多。神魂不藏，是其本者。〔眉批〕得時而旺，虛靈顯應，濁火一入，喪卻他家至重珍，深為可惜。《陰符經》云：沉木入火，自取滅亡。蓋言木得火而焚也。此段此理說待如吳鉤出匣，寒光逼人，病者若見此書，熟讀百回，右當百貼清涼

飲，定點勿藥有喜。欲使封固，如三才封髓丹、桂枝龍骨牡蠣湯、白通湯，皆可服也。此三方者，皆是交濟陰陽之功，但非一二劑可見大功，總要信心得專，多服十餘劑，無不靈應。

近來，通稱龍、牡澀精，尚未窺透其中至妙，多經金櫻、粟殼、枸杞、巴戟、蓮鬚之類治之，每多不效，由其不知封固之有要也。

病案舉例：

遺精──烏梅丸（摘自《中醫火神派醫案新選》）

李某之子，年二十餘，形容枯槁，瘦骨柴立。問其有何病苦？答云：「我漏！」余曰：「何所謂漏？」伊指下部曰：「此處漏。」余問：「是遺精乎，起於何時？」曰：「數月矣。」問：「每月遺幾次？」曰：「四十餘次。」余曰：「無怪形容枯槁，有如是也！」惟是雙目紅筋纏繞，舌焦唇紅，喉痛。上齶爛，口爛，一派虛火上炎之象。余訂以烏梅丸料。有人曰：「此方時醫見之必不贊成」。適其父歸，聞而取藥潑諸地。

次日複邀診，余曰：「不服我藥，何再診為？」伊始告曰：「昨日之不服烏梅劑者，因已服羚羊、犀角、芩、連之大涼藥也。先生斷我症為虛火，則愈食涼藥而愈漏也，懇請先生救我。」余以前方加減，連服二十餘劑。上部之虛火，以漸而降；全身之精血，以漸而生。

凡一切鎖精補氣補血之品，從未犯過筆端；然累月遺精之孱弱，竟收效於兼旬之內。吁，此用烏梅丸之變化也。且此方乍視之，似與遺精無涉，而不知其竅妙，直窮肝腎之源！

【點評】遺精漏精之症，能以烏梅丸治之而癒，似屬創舉。而且「凡一切鎖精補氣補血之品，從未犯過筆端，然累月遺精之孱弱，竟收效於兼旬之內」。確顯黎氏才高識妙，功底不凡。

確實，「此方乍視之，似與遺精無涉，而不知其竅妙，其實直窮肝腎之源」。所謂「雙目紅筋纏繞，舌焦唇紅，喉痛。上齶爛，口爛」，判為「一派虛火上炎之象」，當指陽虛上浮之陰火，非謂陰虛之火。雖然，陰火亦是虛火之一種，究竟不同於陰虛之火，不可混淆。再看烏梅丸除黃連黃柏外，薑桂椒辛附子皆為熱藥，多於陰藥，治此陰火遺精，確實巧妙，聊備一格，供人參考。

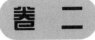

大便不利

按：大便不利一證，有陽虛、陰虛、陽明胃實、肺移燥熱之別。

因陽虛者，由下焦火衰，不能化下焦之陰，陰主靜而不動，真氣不能施其運行之力，故大便不利。其人定見無神，面目唇口青黑，滿口津液，不思茶水，雖十餘日不便，而並無腹脹、煩躁不安等情。即有渴者，定喜熱湯，冷物全然不受，他書稱為陰結寒閉者，即此也。法宜扶陽，如回陽飲加安桂、砂仁、白通湯，附子甘草湯之類。

因陰虛者，由火旺傷血，血液枯槁，腸中之糟粕乾澀不行，如船舟之無水而停滯不動也。其人定多煩躁，聲音響亮，渴欲飲冷，吐痰乾黃，脈或洪大細數。他書稱為熱結陽秘者，即此也。法宜養血清熱，如潤燥湯、麻仁丸、養血湯，加麥芽、香附、蜂蜜之類。

因陽明胃實者，由外邪入胃，從胃熱而化為熱邪，熱甚則胃中津液立亡，故不利。其人定見惡熱，口臭，身輕，氣粗飲冷，與夫狂妄譫語，痞滿實燥堅等情。法宜急下以存陰，如大小承氣湯之類。

因肺移燥者，由燥邪乘肺，肺與大腸為表裡，表分受邪，漸及裡分，其勢自然。其人定多煩渴，皮膚不澤，大便脹甚，欲下不下。法宜清燥為主，如甘桔二冬湯、益元

散之類。

以上治法,不拘男婦老幼,皆宜如此。故曰:有是病,宜是藥,切勿惑於老幼、附子、大黃之說也。〔眉批〕知非氏曰:細維大腸主糟粕,原自胃中傳入,其熱頗順。《經》曰:胃實則腸虛,腸實則胃虛。指糟粕出入而言。其所以運化糟粕,則在元氣,元氣出入升降,運化精微。今病人大便不利,仍是氣機不利,總貴在病機病情上求之。學者要先明理法,然後臨證審察的確,或回陽,或清熱,或急下,方有膽量把握。不然誤下誤清,雖不遭謗,倘用回陽,豈不惑已惑人?欽安指點親切,當細必講究,亦不可恃有此按,不揣病源,致臨機而仍蹈徒法,不能以自行之弊也。

近來市習,一見大便不利,多用大黃與滋陰潤腸之香油、蜂蜜、麻仁、鬱李、歸、芍之類,並不問及陰陽,受害實多,而人不察,良可悲也。

病案舉例:

1.便秘——四逆湯加肉桂(摘自《中醫火神派醫案新選》)

鄧某,女,84歲。便秘,口苦食少,尿熱,神差欲寐,舌淡,脈沉細尺不顯。處方:

附子50克(先煎),乾薑40克,炙甘草20克,肉桂10克(後下),炮薑20克。2劑。其後因咳而就診,述服上藥後症狀消失。

【原按】此屬陽虛便秘,虛陽外越而現尿熱,不是心熱、實熱之症。

2.便結——四逆湯加生薑(摘自《中醫火神派醫案新選》)

從叔多昌,40餘歲時,初患大便不利,醫者以滋潤藥

服之。久之小便亦不利，肚腹飽脹漸上，胸膈亦痞滿不舒，飲食不入，時時欲嘔，前後服藥已數月，疾益劇。後有一醫謂當重用硝、黃大下，連進3劑，大小便益閉塞不通，身體益困疲不支。余見其面色慘晦，骨瘦，起居甚艱，舌苔厚而灰白，切脈沉遲而緊。余曰：此症藥與病反，諸醫無一知者，病雖危險，尚有方救。但恐老叔不能堅信，搖於旁議，中道變更，反使余代他人受過，則不敢舉方，以於事無濟也。多叔曰：吾自分死矣，他醫之方，試之殆遍，今爾為吾立方，不論何藥，死亦甘休。遂疏方：烏附、北薑各45克，老生薑30克，粉甘草45克。囑其煎成冷服，每日當盡3劑，少必2劑，切勿疑畏自誤。囑用大罐多汲清水，一次煎好，候冷分3次進服。

　　究以疑畏不敢頻進，至夜僅服完1劑，次早嘔稍止，膈略舒，可進糜粥，是日服藥始敢頻進，盡2劑。其明日，嘔已止，胸膈頓寬，索糜粥，食如常人。余因語之曰：今日當不復疑餘藥矣。又於原方外加半硫丸60克，每日清晨用淡薑湯送下9克，分3日服完。第4日，天未明而腹中作響，似欲更衣，扶如廁，小便先至，大便隨出，先硬後溏，稠黏不斷，頃刻約半桶，病如失矣。

　　【原按】早餐席間，多叔問余：此症緣何致之，前此許多醫藥，何以日劇？賢侄方何以如此神效？余曰：此理深奧，即粗知醫者亦難悟此。人身腸胃，猶人家之陰溝，胸膈猶堂室然，疾係內臟陽氣式微，猶之天寒地凍也。試觀冬月，陰溝冰結，水道不通，求通之法，必候赤日當空，自然冰釋，此理婦孺咸知，醫者反茫然不覺。初以潤藥，是益之霜露，則陰溝冰結愈固，無怪二便不通，肚腹

滿脹也；繼進硝、黃，是重以霜雪，陰溝即不通，層累而上，勢必漫延堂室，是即陰霾上逼，由肚腹而累及胸膈，遂至咽喉亦形閉塞，時而作嘔也。今余以辛溫大劑頻服，使重陰中復現陽光，堅冰立消，獲效所以神速。為疏通脈四逆加人參湯善後。

【點評】此為蕭琢如醫案。此案大便不利，並非便秘，當屬大便澀滯不暢之證，古人多稱「便結」。本案一誤於滋潤，再誤於蠻攻，乃至病勢已危，蕭氏認定陰結而致厥逆，處以大劑四逆湯，且日進3劑，可見膽識非同常醫。本案標示了具體劑量，蕭氏所謂「大劑」當即指此規格，以下案中未標劑量所謂「大劑」者，可仿此參照。

「原按」中蕭氏為病人講解病因機制時十分精妙，用比喻方式將陰結的形成說得通俗易懂，誤治、正治的道理講得淺顯易知，堪稱絕妙的科普宣傳，即在今日，亦值得醫家反覆玩味。

3. 便結——通脈四逆湯（摘自《中醫火神派醫案新選》）

某女，年近40歲。先患大便不利，醫者與玉竹、麻仁、牛膝等藥，馴至小便艱澀，久之月事亦不通，身微熱，已延5月。腹滿脹，胸膈時窄時寬，飲食減少，困倦嗜臥，更換數醫，均用滋潤破氣及行血之品。

診脈沉遲而澀，舌苔濕滑而暗。余思疾本陰寒，今因誤藥，由氣分而累及血分，氣血交並，藥當氣血並治，才能有濟；繼思氣為血帥，氣行則血行，毋庸多惹葛藤；倘氣治而血不和，轉方調血，正自容易，遂決定單從氣分斬關奪隘。疏方用大劑通脈四逆湯冷服，囑每日必服2劑；並用半硫丸60克，分作7日，每早食前淡薑湯送下，許以

服完即癒。嗣後不 10 日，藥完而疾癒，即授通脈四逆湯加人參，令其守服 10 餘劑，平復如常。

【點評】此案與上案相似，均係陰證便結，誤用滋潤，導致小便也艱澀，全身陽氣大衰，雖有「月事亦不通」之血分見證，但遵「氣為血帥，氣行則血行」之理，「決定單從氣分斬關奪隘」，疏方用大劑通脈四逆湯投治，單刀直入，不夾血分之藥，「服完即癒」。再次證明了火神派「萬病起於一元傷損」，「治之但扶其真元」觀點的正確性。

小便不利

按：小便不利一證，有陽虛，陰虛，心移熱於小腸，與太陽腑證中之蓄尿、蓄熱、蓄血、癃閉諸證。

因陽虛而致者，由下焦陽微，陰寒阻截膀胱之路，阻微無力，不能化之，故小便不利。其人定無力無神，兩尺必浮空，或極勁，口並不渴，即有渴者，必喜熱湯。法宜扶下焦之陽，如桂苓朮甘湯，倍桂，加白蔻、砂仁，或桂棗丸加胡椒、丁香之類。

因陰虛而致者，由下焦血液不足，邪熱遂生，須知焦思則生心火，忿怒生肝火，思淫動相火，火動於中，不獨此疾，皆是由一念而生，其旨甚微，切不可慨謂由外而生。熱結於尿隧，閉其水道流行之機，故不利。其人多煩躁，口渴飲冷，小便或能滴幾點，或短赤而熱痛。法宜扶下焦之陰，如四苓滑石阿膠湯、益元散之類。

因心移熱而致者，由心火太旺，或焦思太甚，而生心火。心與小腸為表裡，心熱甚而小腸受之，熱伏小腸，傷及血液，流行失職，而小便遂不利也。其人病情多與陰虛

法同。法宜清心，如黃連解毒湯加滑石、木通，或導赤散倍生地之類。至於太陽腑證中之蓄尿、蓄熱、蓄血、癃閉等證，已詳《醫理真傳》，茲不具載。〔眉批〕知非氏曰：前證言胃傳糟粕於二腸，得元氣運化而出。膀胱主溺，與二腸無涉。知非細維其原，在胃陽明為海，生糟生血，化氣行水之宗。具脾為胃行津液，脾能行水，由水道達於膀胱，膀胱有下口而無上口，須氣化滲泌而出。今病人小便不利，明是二土失職，中宮少運。《經》曰：陽明主闔。又曰：脾胃同處中州。又可見脾不為胃行津液，故水道不利。如此溯本窮源，陽虛陰虛，一切移熱、蓄熱、蓄尿、蓄血、癃閉諸證，有由來矣。再觀仲景五苓散方中用桂枝、白朮通陽和脾，義極精微，大具神通手眼。欽安按中執定陰陽實據，加以溫中行氣治之，必無不效也。

近來市習，一見小便不利，便以木通、車前、滑石、黃連等治之，陽實易瘳，陽虛則貽，不可不知也。

淋　證

按：淋證一條，諸書載有勞淋、砂淋、血淋、氣淋、石淋之別，是因病情而立名者也。予欲求其一定之要，諸書俱未明晰，再三追索，統以陽不化陰，抑鬱生熱為主。大凡病淋之人，少年居多，由其世欲開，專思淫邪，或目之所見，耳之所聽，心之所思，皆能搖動陰精，邪念一萌，精即離位，遂不復還，停滯精道，不能發洩，久久抑鬱生熱，熬乾陰精，結成砂石，種種病形。當小便便時，氣機下降，敗精之結於經隧者，皆欲下趨。然尿竅與精竅，相隔一紙，精竅與尿竅異位同源。同從玉莖而出。

尿竅易開，精竅不易啟。不知好色之人，元陽日耗，

封鎖不固，當君火下照，尿竅已開，精竅亦啟，尿欲速出，而精竅又開，兩竅相啟，彼此牽強，欲行不行，而痛故癒甚也。此二竅原不並開，此證全是並開之故，兩相欲下，停精之結與未結，化與未化者，皆欲下趨也。精停而結者，有砂石之形，鬱熱熬而成之也。好色過度，精未化者，血淋之源也。治砂石，貴以清熱為先，而化氣之品亦不可少。治血淋，須以扶陽為重，交通上下，而固元尤當。知此病皆由自取，當其痛如刀割，雖云可憐，未始非好色之果報也。

古方每以八陣、五淋散，功專清熱，亦多獲效。予意此證當於清熱利水中，兼以化精、化氣之品，鼓其元陽，俾二竅不同時並開為主。予治此證，嘗以滋腎丸倍桂，多效。雙嘗以白（白，原作「百」字，據文意改）通湯，專交心腎，亦多效。又嘗以大劑回陽飲加細辛、吳萸、安桂多效。是取其下焦有陽，而開闔有節，不至兩相並啟也。但服回陽等方，初次小便雖痛甚，而尿來覺快者，氣機將暢，而病當解也。

此道最微，理實無窮，學者須當細心求之，勿執予法為一定，恐未必盡善。〔眉批〕虛心人語，又是婆心人語。而辨認，總經陰陽兩字，有神無神，兩尺浮大，有力無力為準。〔眉批〕淋之一證，責在精道。予嘗詢之少年之人，其精中往往有了，早已廉得其情，百不失一。委是縱欲所致，譬如月缺難圓，金針暗失，人生不免殊為恨事，迨至病成痛作，尤徵過縱，謂曰自取果報夫。夫也其何說之辭。治法扶陽抑陰，如其人神不大衰，加清上焦之邪火，佐以行氣，並囑其清心節慾（慾，原作「後」字，據文意

改），自無不癒也。欽安抉破其情，論辨精詳，自是方家舉止，且為腦後痛下針砭，喚醒夢夢，以規戒為治法的是妙人，卻與知非同為快人也，呵呵！

病案舉例：

1. 尿路感染──附子理中湯加味（摘自《中醫火神派醫案新選》）

游某，男，70歲。20天前出現尿痛，無尿頻、尿急，牽及右側腹股溝部疼痛，呈針刺樣和陣發性，夜間發作較頻。現症見：尿痛，形體消瘦，臉色黃暗，尿痛，納呆，大便不規律，1天2～3次或2～3天1次，質稀溏，咯痰量多色白質稠，不易入睡，睡後易醒，舌質淡胖苔薄白，脈浮取弦緊，重按則空。尿化驗無異常。證屬虛陽外越，治宜溫中回陽，方用附子理中湯加味：

炮附子15克，黨參30克，肉桂10克，白朮60克，炙甘草、乾薑各30克。水煎服，每天1劑，2劑。囑其尿痛加劇或是排膿，屬排病反應，不必驚慌。

服藥1劑，從尿道排出黃色質稠味臭的膿性分泌物，立即複診，尿檢：潛血（＋），白細胞（＋＋）。告以排病反應，繼續用藥。尿痛和尿道排膿症狀緩解，痰明顯減少，腹中覺饑，矢氣頻頻。繼以上方2劑。

藥後小便恢復正常，納旺，痰已少。腹中知饑，大便每天1～2次，成形，夜寐易入睡。前方去肉桂，3劑。一切正常，食、眠、二便俱佳。

【點評】鄭欽安說：「真氣衰於何部，內邪外邪即在此處竊發，治之但扶其真元，內外兩邪皆能所滅，是不治邪而實治邪也。」此病高年腎陽虧虛，一派陰象，虛陽下

泄而致尿痛，亦為虛陽外越之一種表現。方用附子理中湯補先後天陽氣，未用一味通淋之藥而收效，是因「治之但扶其真元，內外兩邪皆能所減，是不治邪而實治邪也」。確顯火神心法。服藥後從小便中排出膿液乃是邪從外出之表現，因預先告知，醫患合作，故以成功。

2. 泄瀉——溫脾湯加減（摘自《中醫火神醫案新選》）

鄔先生：下虛中寒，腹如寒侵，痛下不爽，欲作滯象，脈細濡，當與溫通：

製川烏15克，淡乾薑9克，生大黃、川羌活各6克，蒼朮15克，大腹皮12克，川桂枝6克，廣木香5克。

二診：痛下瘥，脈息細遲，再予前法損益：

製川烏15克，川桂枝6克，大腹皮3克，漂蒼朮、生穀芽各15克，陳艾絨5克，酒大黃3克，淡乾薑9克，廣木香5克，仙半夏12克。

【點評】此老治腹痛善用製川烏代替附子，化濕和中善用鬱金、半夏、大腹皮、蒼白朮、木香等，亦是祝氏套路。

膝腫痛

按：膝腫痛一證，有由外感寒濕之邪，閉塞關節者，有陽虛者，有陰虛者。

因外感寒濕而致者，或貪涼而足履冷水，而偶受寒邪，而經絡閉塞，漸至兩膝腫痛。諸書有歷節風、鶴膝風之說。由其寒濕之邪，從外而入，閉其運行之機。膝處多空虛之地，最易藏邪，氣道壅滯，水濕漸臻，抑鬱生熱，而成膝腫疼痛之疾。法宜發汗行水為主，如小青龍湯，或麻黃湯加茯苓、澤瀉之類。

因陽虛者，由其素秉不足，陰邪寒濕叢生，流入下焦關節屈伸之處，或胃陽不足，過於飲酒，酒濕之邪，流入關節，阻滯不行，而膝腫痛，但其證多皮色如常，漫腫微痛，實屬陽微不能化陰。法宜溫固脾腎之陽，如回陽飲加桂、苓、益智、補骨脂、茴香、砂仁之類。多服自癒，切不可性急而信心不堅。

因陰虛者，由其素秉陽旺，過食釀酒厚味，濕熱毒邪流入下焦關節處，運行不暢，遏鬱而紅腫便生。法宜養陰清熱，兼理氣除濕為主，如黃連阿膠湯加苓、尤，補血湯如秦艽、羌活、桑根、香附、麥芽之類。此數法不過明其陰陽大致，究竟認證，全在活法，神而明之。〔眉批〕知非氏曰：細玩易象，震孟，二陰上，一陽下，孔子取為足能走。夫陽動陰靜，動而在下者，足也。震，動也，氣之動於下者也。今膝腫痛，或腳氣注痛，必不便於行，而陽先病矣。所以然者，不外內外二因，醫先識此，知寒邪中於爾，則動於下之氣機不利，而有腫塊痛流注之證，乃於逐邪之中，審其陽氣之衰盛，而多方照顧，預培其生機。毋使邪氣剋正，致勢滔天，不可向邇，矧可撲滅。滔水者，犯心之謂也。陽微不能化陰之謂也。欽安諄諄於溫固回陽，兼補發汗行水，除濕散結諸法者，通其源，正市場習之論者。節其流，學者洞晰源流，治膝腳之證無餘蘊，壽世活人，大為快事。

病案舉例：

1. 鶴膝風——陽和湯加味／內托生肌散（摘自《中醫火神派醫案新選》）

周女，9歲。左膝關節腫大，住某醫院診斷為「骨結

核」。治療2月，前後開刀5次，病情如故，請余會診。面色㿠白，左膝關節腫大且僵冷，不能站立。開刀之處潺潺流下清稀黑水，無疼痛感覺。終日嗜睡，舌潤無苔，脈沉遲無力。詳詢病史，知發病由於冬令玩雪引起。寒邪侵入經脈，治不得法，遷延日久，鬱而不解。脈症合參，當用通陽化滯和血之法，用加味陽和湯：

麻黃絨6克，熟地15克，白芥子9克，鹿角霜15克，桂枝6克，肉桂5克，炮薑9克，當歸15克，甘草9克。

方中熟地、肉桂、鹿角霜溫腎陽固腎陰；麻絨開腠理，白芥子消痰化積，消皮裡膜外之痰；熟地得麻絨則不凝滯，麻絨得熟地則不表散；重用鹿角霜一味，溫補而不黏滯；肉桂、桂枝並用者，取其溫心、肺、腎之陽；加當歸以補血、活血，全方配合有扶陽固陰之功。

上方服5劑後，面色漸轉紅潤，左膝關節稍轉溫，腫勢漸消。原方去鹿角霜，每劑加服鹿茸粉1.5克兌入，再服5劑。取鹿茸補精髓，壯元陽，大補督脈，強筋健骨。

上方服後，膝關節轉溫，且能站立。面色紅潤，食慾增進，精神轉佳，患部所流之清稀黑水轉為黃色膿液。此腎陽雖復，尚需補氣活血、生肌。方用張錫純內托生肌散加減：

生黃蓍30克，天花粉10克，乳香、沒藥各6克，山茱萸15克。

此方重用黃蓍，取其性溫、味甘，《本經》謂「主癰疽，日久敗瘡」。以其補氣而能生肌，其潰膿自可排除。花粉治癰腫瘡毒，配合黃蓍增強生肌排毒之功。乳香、沒藥一能調血中之氣，一可調氣中之血。合用則宣暢臟腑，

疏通經絡,善治瘡癰瘀滯。山茱萸溫肝、補肝以通九竅。全方共呈益氣生肌、排膿疏絡、解毒之功。服用7劑後,創口逐漸癒合。

【原按】陽和湯一方,為治陰疽內陷方,具有通陽化滯和血之功,故名「陽和」,如日光一照,寒邪悉解。惟原方劑量過輕,不能勝病,故師其意而不泥其方。病無常形,醫無常方,藥無常品,順逆進退存乎其時,神聖工巧存乎其人,君臣佐使存乎其用。如墨守成方,執不變之方,以治變動不居之證,雖屬效方,亦難取效。

2. 膝關節積液——烏附麻辛桂薑湯加味（摘自《中醫火神派醫案新選》）

申某,男,54歲,農民。半年前曾確診為「膝關節積液」,服用中西藥物無顯效,用杜冷丁只能緩解一時,最後院方準備做截肢手術,無奈之下求之於陳氏。現症見:左膝關節腫大如杵,皮色明亮而薄,不紅不腫,疼痛如刀割,夜間更甚,不能屈伸,飲食尚可,二便如常,舌淡紅胖邊有齒痕,舌下靜脈紫黯迂曲,脈沉弦滑。證屬寒濕痰瘀,閉阻關節。治宜溫經散寒,化痰活血通經。方用烏附麻辛桂薑湯加味:

川烏頭、附子各120克,乾薑60克,甘草30克,黑豆60克,遠志10克,麻黃15克,桂枝60克,細辛15克,薏苡仁90克,川牛膝、木瓜、伸筋草、雞血藤各30克,白芍60克,沒藥、乳香各15克。

用法:前6味藥物先煎4小時,再下後面藥物;水煎服,水煎3次混合後,分4次服,每6小時1次,1劑。

病人按要求服藥2次後,疼痛有所好轉,左膝關節有

麻熱感，持續1個多小時後，安靜入睡約2小時，4次藥液服完後，關節疼痛明顯減輕。效不更方，原方繼服3劑。

如法服完後疼痛消除大半，腫脹也明顯消退，繼續中藥調治。先後共服上藥15劑，其病消失，可下田勞動。1年後隨訪，健康如常人。

【原按】膝關節腫脹伴積液，中醫稱為「鶴膝風」，甚為難治。患者疼痛劇烈，曾考慮截肢，可見病情嚴重。陳氏依據病情，大劑烏附為帥，重在溫通，佐以祛濕活血，通經宣散，短短半月之內治癒此等頑症，實屬火神功力。

腳 氣

按：腳氣一證，有由下而上沖作痛者，有只在下作痛者，有大病後，至午後腳底即發熱作腫作痛，皮色如常，至天明即癒者，有天陰甚而痛反劇者。以上數證，悉屬陽虛不能鎮納陰邪，陰氣上騰，乃為大逆，犯心能令人死。法宜回陽收納為要。如回陽飲加砂仁，故紙、益智、碎補，與白通湯之類。若只在下而作腫痛，挾濕亦多，加除濕必效。如或紅腫痛甚，心煩口渴，小便短赤，乃濕熱結聚下焦也。法宜除濕，濕去而熱自消，如五苓散、雞鳴散之類。更有紅腫痛極欲死，氣喘唇青，小便清長者，乃是元氣發外，從腳而脫也。法宜大劑回陽為要，切不可按尋常腳證治之。

近來市習，一見腳腫腳氣發騰，不察虛實，每以蒼朮、薏苡仁、秦艽、防己、木瓜、茯苓、桂枝、松節等藥治之，濕邪易瘳，陽虛則貽。

喘　證

按：喘促一證，有外感風寒而致者，有太陽證誤下而致者，有胃火上攻而致者，有濕痰水飲閉塞而致者，有元氣欲脫而致者。

因風寒而致者，由風寒之邪，閉塞肺氣，肺氣發洩不暢，上壅而喘，必發熱、頭痛、身疼一段為據。如發熱而無頭疼、身疼，或見口唇青，脈勁之喘，必是元氣外越，不得即以外感風寒閉塞目之。辨認留意，切不可少。法宜宣散，如麻黃湯、定喘湯、小青龍湯之類。

因太陽誤下而致，由太陽之邪未解，既已壅塞發洩不暢，仍宜大啟其腠理，俾邪早出。醫者不明其理，見其大燒，以為火旺，妄行攻下，客邪下陷，愈不得出，壅於胸膈，呼吸錯亂，而喘證立生。法宜仍舉其所陷之邪，如桂枝湯去芍藥倍桂，或重加甘葛以舉之類。俾欲出者，仍從外出，以解透為妙也。

因胃火上攻而致者，由胃中素有伏熱，或與外來之熱邪相協，或胃中有停滯生熱，熱甚則邪火上攻，熱逼於肺，氣無所主，呼吸錯亂，而喘證立生，必有大渴飲冷，口臭氣粗，二便不利等情。法宜攻下，如大小承氣湯、白虎湯之類。

因痰濕水飲而致者，由太陽之氣化偶乖，中宮之轉輸失職，水濕停滯不行，久久中氣日衰，痰水日盛，漸漸上乾清道，壅塞太甚，呼吸錯亂，而喘證立生。其人定見食少痰多，清水上湧，喉中不利。法宜溫中除濕，如桂苓朮甘湯，理中加砂、半、茯苓之類。

因元陽將脫而喘者，由其人陽衰陰盛已極，逼陽於

外，陽氣不得下趨潛藏，陰陽兩不相接，呼吸錯亂，而喘促立生。必現面白唇青，口舌鯊黑，人無生氣，全是一團純陰。此刻有大燒、汗出之，可畏。法宜回陽收納，如吳萸四逆湯加丁香、胡椒、砂仁之類。尚可十中救一二。

〔眉批〕知非氏曰：孟子云，今夫蹶者趨者，是氣也。又曰：夫志，氣之帥也。又曰：持其志，勿暴其氣，此理可通乎治喘？彼趨與蹶，皆令人氣喘，以其升降紆徐之機，為作勞所迫促，然一經靜鎮而即乎？今氣之喘，不由作勞而亦迫促不舒，且非靜而能鎮，是孰使之然哉？誠有如欽安所論五因，各因皆有辨認陰陽虛實之憑據，可謂詳矣。惟元陽將脫之喘，用回陽收納之法，未免駭人。殊不知志為氣帥，持其志，勿暴其氣，正合用薑附之機宜。神機化滅，升降將息，火用不宣，水體不動，惟有用薑、附以養帥，帥如能振，氣即隨之而號令，庶幾中興，可冀此煉石補天之技，出人頭地之醫，學者視薑、附退熱為瀉火，學者視薑、附為涼藥，則更妙矣。呵呵。

凡治喘證，切不可猛浪，先將陰陽情形審明，然後施治，切不可一味治喘，妄以蘇子降氣湯，麻黃定喘湯投之。風寒可施，內傷則殆。

病案舉例：

虛寒氣喘——真武湯加味／黑錫丹（摘自《中醫火神派醫案新選》）

張某，男，48歲。自幼有咳痰痼疾，每值隆冬輒發，困苦異常。今冬感寒增劇，咳嗽喘急，短氣痞悶，腹下動悸，氣自少腹上沖心，倚息不得臥。醫認為脾肺虛寒，氣不固攝，疏桂苓甘味薑辛湯，服5劑無變化。又以苓桂朮

甘湯加蘇子、乾薑，仍無進展。因時經月餘，身體日虛，大有難於支持之勢，改延余治：其人清瘦，脈細微，手足清冷，咳喘不臥，痰多氣促，聲低息短，能坐不能起，起則振振欲擗地，氣時上沖，幸神志清明，能食粥半盂，胃氣尚在，病雖險惡猶可無慮。按其證乃脾、肺、腎三經皆虛，蓋肺虛則痰不能化，脾虛則濕不能運，腎虛則氣逆而不能藏，是喘咳短氣之成因。前醫用苓桂諸湯，皆從脾、肺二臟著眼，惟於腎臟尚欠顧及。因用真武湯溫陽利水，加薑、辛、味暖肺斂氣，加枸杞子、益智仁、補骨脂補養腎元，許以10劑可癒，詎知病不少減。尋思前方由於脾肺之藥為多，溫腎之藥稍少，況古人有久病及腎與標在肺本在腎之說，雖肺為貯痰之器，脾為生痰之源，而腎司蒸化，實居於首要地位。乃將真武湯加重分量：

茯苓24克，白朮15克，附子9克，生薑、芍藥各12克，另用都氣丸18克分2次吞送。

又進5劑，病如故。本症為脾、肺、腎虛寒，原無疑義，如藥不對證，當有他變。今若此，其亦蹈前醫藥輕病重之覆轍歟？又憶黑錫丹大溫脾腎，鎮納元陽，為虛寒喘促之聖藥，喻嘉言、陳修園輩極贊其功。如是再以真武湯改配黑錫丹，每次9克，日進2劑，當晚喘減氣平，能睡一二小時。次日複診，脈起有力，喘咳大減。囑原藥再進，持續半月，諸證皆退，精神轉好。後以腎氣丸、六君子湯加補骨脂、胡盧巴間服調理復元。

【點評】此證用真武湯似無不當，附子劑量似可加重。「黑錫丹大溫脾腎，鎮納元陽，為虛寒喘促之聖藥」，本案用之收效，確顯神功，無怪乎「喻嘉言、陳修

圉輩極贊其功」，可惜今市面上難以尋跡矣。

汗　證

按：汗證一條，有陽虛者，有陰虛者，有太陽風傷衛者，有陽明熱盛者。

因陽虛者，由人素秉陽虛，或用心過度而損心陽，心陽衰，不能統攝心中之液而汗出。或脾胃陽衰，不能收攝脾胃中之血液而汗出。或肝腎陽衰，不能收束肝腎中血液而汗出。上中下三部陽衰，皆能出汗，統以陽名之。其人定多嗜臥，少氣懶言為準。法宜扶陽，陽旺始能鎮納群陰，陰氣始得下降，陽氣始得潛藏，乃不外亡。法宜回陽、收納、溫固為要，如封髓丹、潛陽丹、黃蓍建中湯、回陽飲之類。

因陰虛者，則為盜汗。由其人血液久虧，不能收藏元氣，元氣無依而外越，血液亦與俱出，多在夜分。夜分乃元氣下藏之時，而無陰以戀之，故汗出也。非汗自出，實氣浮之徵也。法宜養血，如當歸六黃湯、封髓丹倍黃柏加地骨皮之類。

更有一等陰盛隔陽於外之證，夜間亦汗出，此為陽欲下交而不得下交，陽浮於外，故汗出。法宜扶陽，陽旺而陰不敢與爭，陽氣始得下交，如白通湯、補坎益離丹之類。

務要知得陰虛、陰盛之旨，陰虛則火旺，其人定然有神，煩渴飲冷為據。陰盛則陽衰，其人定然無神，少氣懶言，不渴不食，即渴喜滾為據。

因風傷太陽衛分者，由太陽之氣不足，不能充周於腠理，毛竅空疏，風入於內，風為陽邪，善行而動，衛外血

液不得潛藏，隨發熱之氣機而外出，故自汗淋漓。法宜扶太陽之氣，太陽氣旺，始能勝邪，仲景之桂枝湯是也。

因陽明火旺而致者，由胃中有火，熱蒸於外，大汗如雨。非若久病大汗亡陽之證。此則其人大渴飲冷，二便閉塞，煩躁身輕，氣粗口臭。法宜專清胃熱，如人參白虎湯、大小承氣湯之類是也。

更有一等汗證，如戰汗、狂汗、黃汗、熱汗、冷（冷，原作「令」字，據文意改）汗、上身汗、下身汗、頭汗、飲酒食肉汗出之例，亦不可不知。

夫曰戰汗者，由正氣鼓動，與外入之邪氣相攻，客邪外越，驟然戰慄不已，汗大出，汗止而戰慄自然不作，病即立瘳。瘟疫證中有此一證。又曰狂汗者，由外邪入內，隨熱而化，熱乘於心，神識不明，當正邪相攻，客邪突出，心神不定，其人如狂，大汗如注，邪盡汗止，而病可立瘳。又曰黃汗者，汗出沾衣，而衣皆黃也。由脾液發洩不藏，法宜收納脾胃之元氣，如薑、砂、草、理中湯之類。又曰熱汗者，陽分之徵。冷汗者，陰分之驗。上身獨汗者，陽竭於上也。下身獨汗者，陰脫於下也。

上下二證，是為久病虛極者言也，總以收納為要。若病未大虛，而上身汗者，責在氣分有熱，下身汗者，責在血分有火，不可拘執，務在這陰陽互根處理會。至於頭汗出至頸而還，有風淫於上，有濕熱蒸於上，有蓄血生熱而蒸於上，須當變通。若是飲酒食肉而即汗出者，多由其人素緣胃熱，一遇飲酒食肉，胃氣即動，熱氣沸騰，薰蒸於上，而汗出於外，不藥無傷。此有餘之候，非不足可比。

〔眉批〕此等之人，汗不是病，乃精不深藏，神不內斂，氣

易外越。夏固如此，冬亦皆然，主潦倒一生，此又相法之可通於醫者。

尚有一等絕證，汗出如珠、如油、如雨，種種不治之證。予曾經驗，急以仲景回陽湯飲救之，十中每痊四五。當此時也，病家亦委之命而莫救也，醫家亦委之於絕而莫救也。雖曰天命，又何妨力盡人事哉。但欲開方，務在單上批寫明白，告誡病家，設或追之不及，不得歸咎於醫藥，以免後人借為口實。

目下，世人畏附子、乾薑，不啻砒毒，〔眉批〕世人畏薑、附，庸醫誤之也。醫生畏薑、附，火字誤之也。即有當服附子，而亦不肯服者，不勝屈指矣。嗟呼！陰陽不明。醫門壞極，喜清涼而辛溫，無怪乎陰盛陽衰矣。〔眉批〕知非氏曰：汗者，渙也。《易》曰：汗渙具大號氣機之外出者然也。然有病有不病焉。陰陽本是一個，動為陽，靜為陰，外為陽，內為陰，出則俱出，入則俱入，相隨不離，故曰互根。又曰：一而二，二而一，性兼寒熱，熱則動，寒則凝，機緘本乎自然。故夏則多汗，冬則無汗，勞則多汗，逸則無汗，此不病之常也。病則無冬無夏，無勞無逸，皆有外越之機，身體秘見不安之狀。或因陽虛，或因陰虛，或太陽中風，或陽明熱越，臨證處方，萬舉萬當，何多求焉。

近來市習，一見汗出，多以麻黃根、冬桑葉、浮麥、參、蓍之類治之，不在陰陽互根處理會，每多不效。

病案舉例：

大汗亡陽——茯苓四逆湯加童便／十全大補湯加補腎藥（摘自《中醫火神派醫案新選》）

譚某，男，45歲。患瘧疾經治多日獲癒。曾幾何時突

然發熱不休，但口不渴，喜擁被臥，神疲不欲動，此為病久正虛之證，治宜溫補。無如醫者不察脈證虛實，病情眞假，只拘泥於翕翕發熱而用麻桂妄汗之，遂致漏汗不止。身不厥而外熱愈熾，惟蜷臥惡寒，厚被自溫，不欲露手足，聲低息短；神衰色慘，證情嚴重，病家倉皇無計，邀趙氏診治：人已不能言，汗猶淋漓，診脈數大無力，面赤，身壯熱，舌白潤無苦，不渴不嘔，審係陰寒內盛陽氣外格，屬諸戴陽一證。治宜回陽抑陰，陽回則陰和，陰陽和則汗斂也。思傷寒論中之通脈四逆湯及茯苓四逆湯，皆回陽剛劑，若以汗多亡陽而論，則通脈四逆又不如茯苓四逆回陽止汗之力大，遂用大劑茯苓四逆湯以圖挽救：

茯苓24克，生附子18克，乾薑15克，野山參12克（另蒸兌），炙甘草9克，煎好另加童便半杯沖服。

上方實係通脈四逆、茯苓四逆兩方化裁而合用之。一日夜進藥3帖，午夜發生煩躁，刹那即止，漸次熱退汗停，按脈漸和有神。次晨口能言一二句，聲音低微，氣不相續，此時陽氣雖回，氣血猶虛，改進十全大補湯（桂枝易肉桂）溫補氣血。後又隨加補骨脂、益智仁、巴戟天、杜仲等溫養腎元，服藥半月，病體全復。

【點評】大汗亡陽，處以茯苓四逆湯，附子用18克似屬常規劑量，然「一日夜進藥3帖」即是54克，應屬大劑了。

健　忘

按：健忘一證，固有陽虛、陰虛之別，然亦不必拘分，統以精神不足為主。凡人稟二氣以生。二氣即陽精、陰精也。二氣渾為一氣，神居二氣之中，為氣之宰，故

曰：精、氣、神。二氣貫於周身，精氣足，則神自聰明，故無所不知不曉。精氣衰，則神昏，故時明時昧，猶若殘燈之火，欲明不明，不能照物。此病老年居多，少年卻少，即有如斯之少年，其所傷損不異乎老人也。此病法宜交通陰陽為主，再加以調養胎息之功，攝心於宥密之地，久久行之，亦可復明，如將竭之燈，而更添其膏也。

方用白通湯久服，或桂枝龍骨牡蠣散，三才，潛陽等湯，緩緩服至五六十劑，自然如常，切勿專以天王補心，寧神定志諸方（方，原作「古」字，據文意改），與參、棗、茯神、遠志、朱砂一派可也。〔眉批〕邵子詩云：耳目聰明男子身，鴻鈞賦於不為貧，病至健忘，賦畀之良危矣。欽安定以精神不足，透出神昏之所以然，理明法立，非淺見寡聞者所能窺測。苟能按方用藥，可療此疾，又何必深究所以。此一段乃性靈文字，不在醫例，亦不得作醫書觀。夫神與氣、精，是三品上藥，獨神是火，為先天之元陽，不但統制氣、精，而氣、精皆神所生。故此火宜溫不宜涼，宜養不宜折。病人但能存此火，尚可施治。此火一滅，精氣絕而其人死矣，豈但健忘一證，即一部《醫法圓通》之死證，皆此火之衰絕耳。凡醫因何而不敢放膽用薑、附以活人耶！全龍點睛正在此處，學者著眼至攝心宥密，乃培養此火種之法。欽安之醫、之心、之學，亦於是乎在。

驚 悸

按：驚悸一證，名異而源同，同在心經也。驚由神氣之衰，不能鎮靜；悸由水氣之憂，陰邪為殃。二證大有攸分，不得視為一例。予意當以心驚為一證，心悸為一證，臨證則不致混淆，立法治之，方不錯亂。

夫（夫，原作「大」字，據文意改）曰驚者，觸物而心即惶惶無措，偶聞震響而即恐懼無依，此皆由正氣衰極，神無所主。法宜扶陽，交通水火為主，如白通湯、補坎益離丹之類，多服自癒。悸者，心下有水氣也，心為火地，得陰水以擾之，故心不安。水停心下，時時蕩漾，故如有物冲也。法宜行水為桂苓朮甘湯、澤瀉散之類。若悸甚而心下痛甚，時聞水聲，又當以十棗湯，決堤行水，不可因循姑惜，以釀寇仇也。〔眉批〕知非氏曰：《經》曰：陽氣者，欲如運樞，起居如驚，神氣乃浮。欽安分驚為一證，以為正氣衰微，神無所主，法宜扶陽，與《內經》吻合，自是方家舉止。分悸為一證，指為心下有水氣，亦合仲景之法。凡醫皆能如此認證，言言有物，謂有不癒之病，吾不信也。

近來市習，一見驚悸，並不區分，概以安魂定魄為主，一味以龍骨、朱砂、茯神、遠志、棗仁、參、歸治之。治驚之法，盡於斯矣。

不　臥

按：不臥一證，有因外邪擾亂正氣而致者，有因內傷已久，心腎不交而致者，有因卒然大吐、大瀉而致者，有因事勢逼迫，憂思過度而至者。

因外感而致者，由邪從外入，或在皮膚，或在肌肉，或在經輸，或在血脈，或在臟腑，正氣受傷，心君不寧，故不得臥。必須去其外邪，正復神安，始能得臥。醫者當審定邪之所在，如汗出不透者運之，可吐者吐之，可下者下之，可溫者溫之，可涼者涼之，按定淺深病情提綱，自然中肯。

因內傷而致者，由素秉陽衰，有因腎陽衰而不能啟真

水上升以交於心，心氣即不得下降，故不臥；有因心血衰，不能降君火以下交於腎，腎水即不得上升，亦不得臥。其人定見萎靡不振，氣短神衰，時多煩躁。法宜交通上下為主，如白通湯、補坎益離丹之類。

因吐瀉而致者，由其吐瀉傷及中宮之陽，中宮陽衰，不能運津液而交通上下。法宜溫中，如吳茱萸湯、理中湯之類。

因憂思而致者，由過於憂思，心君浮躁不寧，元神不得下趨，以交於陰，故不得臥。此非藥力可醫，必得事事如意，神氣安舒，自然能臥。若欲治之，亦只解鬱而已，如歸脾湯、鞠鬱丸之類。

近來市習，一見不臥，便謂非安魂定魄不可。不知外感、內傷，皆能令人不臥，不可不辯也。〔眉批〕知非氏曰：不臥一證，屬少陰，於何徵之？仲景《傷寒論》曰：少陰之為病，脈微細，但欲寐也。但欲寐者，但想臥而不得臥，即不臥之深也（也，原作「文」，據文意改），故屬少陰。學者凡遇不臥之證。拿定提綱，再審所因，罔不中肯，此扼要之法也。

病案舉例：

1. 失眠——祝氏溫潛法（摘自《中醫火神派醫案新選》）

某患者，近2個月嚴重失眠，有時徹夜不眠，痛苦不堪。曾服天王補心丹、黃連阿膠雞子黃湯及安眠藥等乏效。診見失眠多夢，腰酸耳鳴，心悸健忘，注意力不易集中，神疲乏力，口乾喜熱飲，納少便溏，苔薄白舌體胖大有齒痕，脈沉細。辨為脾腎陽虛，虛陽浮越，上擾心神，治當溫補脾腎，攝陽安神，仿祝氏（祝味菊）溫潛法：

製附子 20 克,磁石 40 克,生、熟棗仁各 30 克,桂枝 20 克,遠志 5 克,茯神 30 克,石菖蒲 10 克,薑半夏、蒼朮、炒白朮各 15 克,山楂 30 克,炙甘草 10 克,生薑 15 克,大棗 4 枚。每日 1 劑。服藥 2 劑即效,3 劑基本能睡,他症亦明顯改善,7 劑睡夢香甜,精神倍增,將附子加倍,先煎 1.5 小時,桂枝改 30 克,再服 7 劑康復(《第二屆扶陽論壇論文集》)。

2. 不寐——四逆湯加龜板、肉桂、砂仁(摘自《中醫火神派醫案新選》)

蔣某,女,54 歲。不寐有年,陰陽兩虛。養心安神、滋陰潛陽之劑遍用不效。寢食幾近於廢,時覺上火之症狀(如經常起口瘡,常覺咽痛等)而購中西成藥清火之劑服用,近幾日益覺難寐,雖寐亦淺並時間短(2~3 小時),手腳心熱,身陣陣發熱,便乾,尿熱,舌紅有津,邊有齒痕,脈沉細數。此虛陽外越之不寐也。以四逆湯加龜板、肉桂、砂仁治療:

附子 60 克(先煎),乾薑 40 克,龜板 20 克(先煎),肉桂 10 克,砂仁 25 克,炙甘草 20 克。5 劑。

二診:入睡改善,可睡熟 5 小時,予原方加重附子、乾薑用量:

附子 80 克(先煎),乾薑 60 克,龜板 20 克(先煎),肉桂 10 克,砂仁 25 克,炙甘草 20 克。5 劑。

三診:藥後已整夜睡眠香甜,餘症若失,舌仍淡,脈沉已起,與溫補之劑為丸,長服善後。

【原按】陽入於陰則寐,不寐症總的病機不出陽不入陰。然導致陽不入陰的原因又各不相同,或因於陽或因於

阻隔。具體分析不外陰虛陽浮，相火無制；痰濕、痰血、水飲等病理產物阻滯不通；陰盛陽虛，逼迫虛陽外越不得內入。此例即屬於虛陽外越之候。認證既準，方藥中的，因此效如桴鼓。

【點評】此證不寐見有手腳心熱，身陣陣發熱，便乾，尿熱，舌紅有津，脈沉細數，極易判為陰虛內熱。但養心安神、滋陰潛陽之劑遍用不效，提示恐非陰虛，結合舌邊有齒痕，斷為「虛陽外越之不寐」，確實經驗老到。所用四逆湯加龜板、肉桂、砂仁，已含鄭欽安潛陽丹之意，亦有吳佩衡大回陽飲之意。

痢　證

按：痢證一條，舒馳遠先生為四綱，曰秋燥，曰時毒，曰滑脫，曰虛寒，甚為恰切。予謂此四法中，燥證十居其八，時毒十居二三，滑脫與虛寒十居四五。但辨察之間，不可無法。

燥證之痢，裡急後重，日雖數十次，精神不衰，喜飲清涼。法宜清潤，始甘桔二冬湯是也。

時毒之痢，裡急後重，多見發熱身疼，一鄉一邑，病形皆相似也，乃是時行不正之氣，由外入內，伏於腸胃，與時令燥氣相合，膠固腸胃而成痢。法宜升解，如人參敗毒散、葛根芩連之類。

滑脫與虛寒之痢，二證情形雖異，病原則同，總緣中宮陽衰，運轉力微，陰邪盤踞腸胃，阻滯元氣運行之機，雖有裡急後重之勢，糞出尚多，非若秋燥時毒之痢，每次便時，不過幾點而已，其人多見面白無神，四肢困倦。法宜溫固為主，如附子理中湯、理脾滌飲之類。

總之，白痢、赤痢，痛甚，裡急後重劇者，燥熱之徵。不痛，裡急後重微者，虛寒之驗。他如純白如魚腦，如豬肝，如塵腐，大熱不休，口噤不食，呃逆頻添，種種危候，雖在死例，然治得其法，十中亦可救二三。予亦嘗遇此等危證，審無外感，無邪熱，每以回陽收納法治之多效。但大熱大休一條，審察其人煩躁飲冷有神者，以調胃承氣治之。若無神，安靜不渴，急以回陽大劑治之，亦易見效。若妄以為陰虛，而以養陰法治之，百無一生。〔眉批〕知非氏曰：夫痢，險（險，原作「臉」，據文意改）症也，最多危候。庸手無論矣，歷來諸名家，亦少會歸，惟陳修園先生《時方妙用》中論痢最佳。緣熟習《傷寒》所論治法，推本六經，方是仲景方，法是仲景法，未嘗於仲景外稍參時法，分經治病，而不治痢，其得力於《傷寒》者深矣。予恒遵用其法，百發百中。人咸訝其神奇。其實以古方治今病，今月古月，豈有異乎？在有心人自為領取耳。欽安所論為詳盡，鄙心為之止快。

近來市習，一見痢證，便以黃芩芍藥湯與通套痢疾諸方治之，究其意見，無非清熱導滯，調氣行血而已，不知氣血之不調，各有所因。知其所因而治之，方是良相，不知其所因而治之，皆是庸手。

病案舉例：

1. 痢疾——溫脾湯加減（摘自《中醫火神派醫案新選》）

王太太，寒邪外感，腹痛下痢，不爽，脈息濡細，與溫導法：

製川烏15克，淡乾薑9克，酒大黃5克，陳薤白9

克，漂蒼朮15克，廣木香5克，帶皮檳榔9克，川羌活5克，川桂枝9克，薑半夏15克。

二診：表解熱平，滯下稍瘥，脈仍濡細，再與溫中行滯：

製川烏15克，淡乾薑12克，桔梗9克，漂蒼朮15克，酒大黃3克，薑半夏15克，廣木香5克，川桂枝6克，陳薤白9克，製川朴5克。

三診：滯下瘥，中滿泛惡，月事淋漓，脈息虛細，再與溫調脾腎。

製川烏、漂蒼朮各15克，朱茯神12克，活磁石45克，巴戟天18克，淡乾薑、大腹皮各12克，生穀芽、川杜仲各15克，薑半夏24克，廣木香12克。

2. 痢疾——溫脾湯加減（摘自《中醫火神派醫案新選》）

陳君，濕滯於中，涼風外襲，腹痛滯下，舌黃膩，脈結，治以溫通：

川羌活4.5克，製川烏12克，酒大黃4.5克，炮薑炭9克，廣木香4.5克，薤白9克，蒼朮6克，大腹皮9克。

二診：滯下瘥，中氣虛寒，腹痛，苔白，脈細遲，再與溫中理脾：

黃厚附15克，淡乾薑、砂仁各9克，炒白朮15克，吳茱萸9克，廣木香4.5克，桂枝6克，薑半夏15克，大腹皮12克，陳薤白、帶皮茯苓各9克。

呃 逆

按：呃逆一條，有陽虛、陰虛、元氣將絕之別，不可不知也。

因陽虛者，由中宮之陽不足，以致陰邪隔據於中，阻

其呼吸往來接續之機，其人定見無神，安靜，不食不渴。法宜溫中降逆為主，如理中湯加吳萸、半夏之類。

因陰虛者，蓋以陰虛由於火燒火旺，火邪隔拒於中，阻其上下交接之氣。其人定見暴躁，飲冷惡熱，精神不衰，二便不利。法宜苦寒降逆為主，如大小承氣湯之類。

因元氣將絕而致者，蓋以元陽將絕，群陰頓起，阻其升降交接之機，其人或大汗自汗出，或氣喘唇青，或腹痛囊縮，或爪甲青黑，或頭痛如劈，目皆欲裂，耳腫喉痛，種種病情，皆宜大劑回陽降逆，十中亦可救二三，如吳萸四逆湯、白通湯之類。〔眉批〕欽安論此一條，不在證名上論治，專在所因上談法，是一段聰明文字，是此證聰明治法，學者能識此聰明之理法，便是良醫。

近來市習，一見呃逆，陰陽不分，一味以橘皮、半夏、竹茹、丁香、柿蒂等藥治之，亦有見效，終不若辨明陰陽治之為當也。

病案舉例：

1. 呃逆——甘草乾薑湯加味（摘自《中醫火神派醫案新選》）

李某，女，43歲。呃氣2個月。從午後到夜間呃氣頻作，氣冷，且覺胃、食道冷感數年。舌淡有痕，脈細尺部不顯。此胃氣垂絕之證，急予溫中下氣之品治之：

乾薑、炙甘草各60克，高良薑、蓽茇、公丁香各30克。3劑。

藥後呃氣緩解，食道、胃冷明顯好轉。

【原按】為何未用一般降胃之品？因為胃寒不降，胃氣上逆，胃氣已冷，胃寒為矛盾之基礎，只有大劑量溫胃

散寒，藥簡劑大更效。守方去葦芨（久用耗真氣）加桂附。隨訪未發。

2. 呃逆——甘草乾薑湯加味（摘自《中醫火神派醫案新選》）

張某，女，62歲。呃逆，聲音時大時小9年。當胃脹時則聲大。食可，神可，舌稍淡，有津，脈沉弦。此胃陽不足，胃氣上逆所致。處方：

炙甘草20克，乾薑、桂枝、西砂仁、公丁香各30克，吳茱萸20克。3劑。

藥後胃適，呃止，胸脘亦適。此據「土敗則噦」之論而治。

反　胃

按：反胃一證，有陽虛、陰虛之別。

因陽虛者，蓋以陽衰則不能鎮納僭上之陰，陰邪過盛，勢必與陽相拒，一切經火烹調之物，皆不能容，故下喉數刻，或二三時乃吐出。其人定見脈大而空，或勁如石，言語一切無神，困倦喜臥。法宜回陽降逆為主，如吳萸四逆湯、半夏生薑湯之類。

諸書亦云：朝食暮吐，為命門無火，不能薰蒸，果稱灼見，但用藥多以陽八味、大補元煎治之，為補命門必用之藥，捨此二方，無從下手。予嘗試之，多不見效。所以然者，二方概以熟地為君以補陰，棗皮以滋陰，丹皮以瀉火，用桂、附僅十中之二三。試問：既曰命門無火，理宜專用桂、附以補火，何得用地、棗以滋陰，丹皮以瀉火乎？此皆景岳不讀仲景之書，而未明陰陽之道也。

在景岳以為善補陽者，於陰中求陽，故用一派養陰之

藥，雜一二味補火之品於中，而謂陰中求陽，至極無二之
法，獨不思仲景為立法之祖，於純陰無陽之證，只用薑、
附、草三味，即能起死回生，並不雜一養陰之品，未必仲
景不知陰中求陽乎？仲景求陽，在人身坎宮中說法，景岳
求陽，在藥味養陰裡注解。相隔天淵，無人窺破，蒙蔽有
年，不忍坐視，故特申言之。〔眉批〕知非氏曰；斯文宗
孔孟，講武宗孫子，注疏宗程朱。百家眾技者流，咸存而不
論，以故朝野相安，道一風同，稱郅治焉。獨至於醫，為斯
世所不可缺。雖窮鄉僻壤，亦有囊中而趨向各不相侔，聖凡
迄無定論，草菅人命，亦不為怪。此段疑案，悒於懷抱
（抱，原作「泡」字，據文意改）久矣，欲互相商榷，又少
知音。今於批評欽安書，至反胃一證，其駁景嶽用藥，大為
有理。因思市醫宗後世諸家者多。後世諸家之書，又多於古
人。古人分六經，後人分五經。古人立方不講藥性，後人立
方專究藥性。古人方效，而今人不用。後人方不效，今人樂
於從事，反詆古人之方為太重，後人之方為輕而合宜。古人
不立證名，後人多立證名。古人不以脈定證，後人能以脈知
病，古人只論六陰陽，後人論千陰陽、萬陰陽。群言淆亂，
衷諸聖，今人竟舍古人而從後人，視古人為不可知，後人乃
可法，反覺後來居上。以故《靈》、《素》、《難經》及
《傷寒》成為畏途，而人命直為兒戲矣。余誠不知醫，鄙意
總以能讀古人之書，得古人之心法，有古人之方，治今人無
誤，方為醫者，未知是否，祈閱者教之。

因陰虛者，蓋以陰衰不能制火，火拒於中，氣機有升
無降，故飲食下喉一刻，仍然吐出。其人定見精神不衰，
聲音響亮，煩躁不寧，關脈必洪大有力。法宜苦寒降逆為

主，如大小承氣湯之類。他書議論紛紛，愈出愈奇，去理愈遠，不可為法。其中因受雖異，總以一逆字定之，逆則以陰陽判之便了。

　　病案舉例：

　　嘔吐——乾薑黃連黃芩人參湯／連理湯（摘自《中醫火神派醫案新選》）

　　韋某小兒，病泄瀉，利止則腹脹，食則更甚，時作嘔惡，因而不敢食，後致飲水亦嘔，口苦舌絳，苔微黃，不渴，胸腹痞脹，指紋淡黃隱沉，身體極清瘦，大便如常，小便清利。蓋由諸症觀之，其先泄瀉，脾胃早傷，氣虛不化，寒濕積中，故食入則胸腹脹；舌絳口苦，由於肝膽之熱，彌漫中焦，故水食入咽則嘔吐，形成上熱下寒、拖格不通之證。若上熱輕而下寒不虛，可用梔子乾薑湯清熱溫中，交通上下。今則不僅上熱盛，而下寒且虛，已非上方所宜。《傷寒論》曰：「傷寒本自寒下，醫復吐下之，寒格更逆吐下。若食入口則吐，乾薑黃連黃芩人參湯主之。」本證雖未經吐下，而久瀉傷脾，其理正同。

　　脾傷則清濁不分，陽格於上，陰沉於下，故用藥上宜有分寸；如僅用寒藥以治下，則必格拒不入，即人亦將引起上熱之加劇，皆不利於病。核上述薑參芩連湯為上盛熱、下虛寒之劑，恰合於本證，用之何疑。其方芩、連之苦寒，以通熱格，參、薑之溫補，可復正氣而逐陰邪，配合臻補瀉變化之奇。然以勝復關係，分量略有變更，以寒重熱輕，故而如此：

　　黨參15克，乾薑9克，黃芩4.5克，黃連（薑汁炒）3克，煎成緩緩服下。

先不受藥，進1劑後，藥亦不嘔，再劑可食飲。上焦餘熱未清，中焦虛寒尚盛，改進連理湯：

黃連2.4克，黨參15克，白朮（土炒）、乾薑各6克，炙甘草3克。

3劑遂得陰陽調和，上下溝通，不嘔能食。後以六君子湯平調脾胃，食慾大佳，肌肉豐潤，又健常活潑入學矣。

癲 狂

按：癲狂一證，名異而源同。同者，同在心經也。癲虛而狂實。癲為心陽之不足，神識昏迷。癲者，言語重複，喜笑無常，做事無緒，皆由心陽不足，神識不清，寒痰易生，上閉心竅，亦能使人癲癲倒倒。然專於治痰，便是捨本逐末，不可為法。交通上下，是為治本握要法，宜細心體會之。狂乃邪火之橫行，神無定主。狂者，本由邪火乘心，亂其神明，神無所主，故大叫狂妄，登高棄衣，親疏不避，治之專以下奪、清熱為主。治癲貴以養正，兼以行痰。治狂務於祛邪，滅火為要。白通、梔、豉，主於交通，陰癲、陽癲可療。大、小承氣，專行攻下，狂妄能醫，其中尚有夙孽冤憑，尤當急作善功懺悔。〔眉批〕知非氏曰：扶正治癲，下氣治狂，名論不刊。

近來市習，治癲專以祛痰安魂定魄，治狂每以清水降痰，亦多獲效。終不若握定金針，臨證有據也。

病案舉例：

癲狂——茯苓四逆湯加龍牡（摘自《中醫火神派醫案新選》）

李某，女，41歲。因和愛人爭吵而發病，初起喧擾不

寧，躁狂打罵，動而多怒，罵詈日夜不休，經醫用大劑大黃、芒硝瀉下，轉為沉默癡呆，舌白多津，語無倫次，心悸易驚，頭疼失眠，時喜時悲，四肢厥冷，六脈沉微。處方：

茯苓30克，黨參、炮附子、乾薑各15克，甘草12克，牡蠣30克，龍骨15克。

服3劑後，神志清醒，頭疼止，四肢溫，改用苓桂朮甘湯加龍骨、牡蠣，服10餘劑而癒。

【點評】此為周連三醫案。癲狂之病，多屬實熱之證，病機多為氣鬱痰火，治療多以鎮心安神、滌痰清熱、解鬱散結等法。但周氏認為：「癲狂之疾，屬熱證者有之，屬寒者亦為常見。」緣於脾氣不伸，運化失調，痰濁內生，痰氣上逆，蒙蔽清竅，正陽不足，運化無權，以致濁陰填塞於上，亦能發病，故每見沉默癡呆、語無倫次、時悲時喜、四肢厥冷、六脈沉微、汗出遺尿等陽虛之證，治療即以溫腎補土，助陽扶正，水邪痰飲伏留，故以茯苓滲濕利水，水邪去盡，神志自清。本案即為例證。

周氏常用茯苓四逆湯為基本方，若痰盛者瓜蒂散先吐之，再以上方加陳皮、半夏治之。語無倫次，時悲時喜者加代赭石、磁石潛陽安神；氣短聲微加黃蓍，汗出不止加白芍，並用金匱腎氣丸以善後。

脹　滿

按：脹滿一條，諸書分別有膚脹、腹脹、水脹、氣脹、血脹、蠱毒之名，總無一定之旨歸。予仔細推究，因太陽失職，氣化失化而致者，十居七八。因吐瀉傷中，克伐元氣而致者，十居四五。若蠱毒則另有由致。

所謂因太陽失職者何？蓋以太陽為一身之綱領，主皮膚，統營衛，臟腑、經絡、骨節，莫不咸賴焉。太陽居坎宮子位，一陽發動，散水精之氣於周身，乃眾陽之宗，一元之主也。故稱之曰太陽，至尊無二之意也。乃人不知保護，內而七情損之，外而六客戕之，以致一元傷損，運化失於皮膚，則膚脹生；運化失於中州，則腹脹作；運化失於下焦，則陰囊、腳脹起。水逆於肺，則生喘咳；水逆於腸，則生泄瀉；水注於左，注於右，留於上，留於下，留於中，化而為痰，則有五飲之說。水脹之源，皆本於斯。

至於氣脹者，乃元氣散漫之徵。多起於大病、久病，或吐瀉，或過於克伐，傷於一元。

血脹者，周身浮腫而皮色紫紅，是氣衰而陰乘於上也。亦有周身浮腫，而小腹硬滿，小便短赤，是陽衰於下，而陰不化也。

總而言之，萬病起於一元傷損。分而言之，上中下各有陰陽，十二經各有陰陽，合而觀之，一陰一陽而已。更以陰陽凝聚而觀之，一團元氣而已。至於受病，淺深各有旨歸，然分類以治之，未始不當，但方愈多而旨愈亂，若不再行推醒，拈出旨歸，將來後學無從下手。當今之際，誰非見腫治腫，見脹消脹者哉。予意此病治法，宜扶一元之真火，劍已散之陽光，俾一元氣復，運化不乖，如尤附湯、薑附湯、真武湯、桂苓尤甘湯、附子理中湯、麻黃附子細辛湯，附子甘草湯之類。以上數方，各有妙用，膚脹、水脹、氣脹、血脹、腹脹皆能奏功。〔眉批〕知非氏曰：中寒生脹滿，脹滿屬太陰，此病根也。試取譬焉，人身尤葫蘆，葫蘆有前面，腹為陰也；葫蘆有後面，背為陽也；

葫蘆有上面，頭為諸陽之首，乾也；葫蘆有下面，戌亥子
醜，兩陰交盡，二陽初生之地，坎也，坤也；斗膽言乎中，
葫蘆裡面有金丹，金者，乾也，丹者，坎為月也。月本無
光，借日而有光，蓋乾交乎坤，三索而得男哉，生明矣，三
五而盈，三五而缺，識此之故，所謂天道下濟而光明也。

脹滿本屬陰寒為病，必陽先虛而不運，斯陰始實而成
脹。欲消此脹，必先扶陽。岐伯曰：陰病治陽。仲景曰：太
陰之為病，腹脹滿而用乾薑，早為萬世之梯航，何待饒舌。
然而時醫不知身中陰陽上下往來為病之消息，不得不將古法
今朝重提起。欽安推本太陽，知非更進少陰。少陰者。君火
也，主弱則臣強，臣強必欺主。是故少陰之君火衰微，則各
路之煙塵四起。或陰明之燥金一強，主膀胱不利。或少陽之
相火一強，主胸膈脅肋脹滿。或陰明之燥金一強，主肌肉脹
滿。或太陰之濕土一強，主單腹脹滿，有大如甕者。或厥陰
之風木一強，主少腹陰囊及腳腿脹滿。獨少陰之君火一強，
則群陰見，秋陽當空，萬魔潛消矣。

故仲景以脈微細，但欲寐，稱為少陰不足之病。三急下
法存少陰將絕之陰。由此推之，六經皆能為脹，六經之方各
有治脹之妙，神而明之，存乎其人耳。

總而言之，元陽為本，諸陰陽為標。能知諸陰陽皆為元
陽所化，一元陽變而為諸陰陽。元陽即是諸陰陽，諸陰陽仍
是元陽，而又非諸陰陽之外。另有一元陽，元陽之外，另起
諸陰陽。陰陽又不是混作一團，又不能打成一片，則治病不
難而可懸壺於市矣。再能知六經中有主腦，六陰陽中有竅
妙，斯真鑿破鴻蒙，辟開太極，醫道特其餘事，又多能云
爾。

　　唯蠱毒則另有法治。然蠱有自外、自內之別。自外者何？埋蠱厭人一法，蠻方最多。或蛇，或蟲，或龜，或鱉，煉而成之，或於食物放之，或於衣被放之。人中之者，久久面黃肌瘦，腹大如鼓，不久即死。蓄蠱之人，家道順遂，自喜尢靈，而不知造孽已深，不可解也。匯參輯成《石室秘錄》，各家書上，皆有妙方，茲不具載。自內者何？若《易》云：山風蠱，為女惑男，因少男配長女，陰陽失常，尊卑紊亂，不思各正其性，艮則安止，巽則順從，久而敗壞，蠱乃生焉。治之之法，於止而不動者動之，柔而不振者振之，使之各有向背，不失其正，庶幾天地泰而陰陽不偏矣。然則治法奈何？宜苦（苦，原作「若」字，筆誤，據文意改）宜辛盡之矣。

　　予嘗治一男子，腹大如鼓，按之中空，精神困倦，少氣懶言，半載有餘。予知為元氣散漫也，即以大濟吳萸四逆湯治之，一二劑而脹鼓頓失矣。又治一男子，腹大如鼓，按之中實，堅如石塊，大小累累，服破氣行血之藥，已經數月，予知為陰積於中，無陽以化之也，即以附子理中湯加桂、蔻、砂、半、丁香，一二劑而腹實頓消。二證雖不足以蠱論，然而治蠱之法，未始不可以二證概也。另有蟲蠱一證，又不可不知也。

病案舉例：

1. 胃脹——四逆湯加味（摘自《中醫火神派醫案新選》）

　　孟某，女，42歲。胃脹3日，胃脘冷且局部發涼，不饑、不食，呃出之氣亦冷，身重難受，舌淡脈沉細。予以溫散解沉寒痼冷之劑：

　　附子150克（先煎），乾薑100克，炙甘草60克，肉

桂10克（後下），沉香5克（沖），砂仁20克，川烏30克（先煎），黑豆50克，吳茱萸20克。3劑。

藥後胃冷、呃氣、發脹等均消失。

患者係10餘年之老病號，素體陽虛陰寒偏盛，曾重用300克附子予以挽救，故首劑即予大劑溫陽散寒之品。

2. 胃脹——四逆湯合橘枳薑湯加味（摘自《中醫火神派醫案新選》）

胡某，女，33歲。素體脾腎陽虛，現胃脹難忍，不思食，畏寒。面時烘熱，發紅。舌淡，脈沉細弱。此陰盛格陽之證，由胃寒太盛致使腎陽虧虛而格陽於外。此種病例時常可見，予通脈四逆湯治之，輔以橘枳薑湯利咽：

附子70克（先煎），吳茱萸20克，乾薑100克，炮薑、炙甘草各20克，陳皮30克，枳實5克，生薑30克，蔥頭5個，白芷20克。2劑。藥後胃脹消失，戴陽證明顯好轉，繼續調之。

【點評】此案在陽虛同時，兼見氣逆而呃之證，故在四逆湯、川烏溫陽基礎上，再加理氣降逆之品如砂仁、半夏、沉香、橘枳薑湯，與上案兼濕用藥自是不同。

小兒抽搐俗作驚風

按：小兒抽搐一條，有外感內傷之別。因外感而致者，由其感受外來之風寒，閉其經絡運行之氣，現角弓反張，壯熱自汗者，風傷太陽之衛也，桂枝湯可與之。角弓反張，壯熱無汗，而畏寒者，寒傷太陽之營也，麻黃湯可與之。若壯熱，燥躁口渴，氣粗蒸手，二便不利者，熱淫於內也，白虎、調胃承氣可與之。稍輕者，導赤散加荊、防、蟲蛻、茯苓亦可與之。

　　因內傷而致者，或飲食傷中，或大吐後，或大瀉後，或久病後，或偶受外邪，發散太過，或偶停滯，消導克伐太過，積之既久，元氣日微，虛極而生抽掣。諸書稱慢脾風者是也。其人定見面白唇青，飲食減少，人困無神，口冷氣微，或溏泄日三五次，或下半日微燒、微汗，抽掣時生，此是元氣虛極，神無定主，支持失權，由內而出之候。只有扶元一法，如附子理中加砂、半，回陽飲加砂、半。昧者不知此理，一見抽掣，便稱驚風。若妄以祛風之品施之，是速其已也。

　　業斯道者，逢此等證候，務須細心斟酌陰陽實據，庶不致屈殺人命。予非言大而誇，其所目睹而親見者，不勝屈指矣。病家於此，切切不可專求捷方。〔眉批〕知非氏曰：凡視小兒之病，雖曰啞科，而望、聞、問、切四診，皆有憑據。青、黃、赤、白、黑，有神無神，形體之肥瘦厚薄，容貌之慘舒虛實，皆可目睹，所謂望也。聲音之盛衰，氣息之粗細，喘與不喘，微與不微，可以耳聽，所謂聞也。腹痛則其哭也頭必俯，項背痛則其哭也頭必仰，小便數不數，大便調不調，其父母必能稔知，可以面訊，所謂問也。燒熱不燒熱，厥冷不厥冷，有汗無汗，可以手摸，兩手之，可以指取，所謂切也。有此四診，即得病情。至於抽掣，病在筋膜，主傷風木之氣，風寒無疑，調和營衛足矣。再有他故，知犯何逆，以法救之，無不見效。欽安指示親切，分辨詳細，斷不可照市醫看法，單視虎口筋紋，定是何病，便處方藥，紫紋沖上三關峭必定是危候，尤要在小兒抽掣，勿認是風，便用驚藥，功德無量矣。況小兒陽氣嫩弱，不勝風寒作祟，或發表太過，或經誤下，往往筋惕，振振動搖，不是

驚風，養陰和陽，便不驚風。謂小兒火大者，是其父母欲自殺其兒，可辭云不治，尤為工囑。須知小兒陽弱，火又能從內發。小兒無欲，火不能從外入，此是金針。

病案舉例：

1. 急驚風——桂枝湯加粳米（摘自《中醫火神派醫案新選》）

柯某之子，1歲半，住昆明市。清晨寐醒抱出，冒風而驚，發熱，自汗沉迷，角弓反張，目上視。紋赤而浮，唇赤舌淡白，脈來浮緩，由風寒阻塞太陽運行之機，加以小兒營衛未充，臟腑柔嫩，不耐風寒，以致猝然抽搐而成急驚，此為風中太陽肌表之證。以仲景桂枝湯主之，使太陽肌腠之風寒，得微汗而解：

桂尖、杭白芍各9克，生甘草6克，生薑9克，小棗7枚，入粳米一小撮同煎，服後溫復，微汗。一劑即熟寐，汗出熱退，次日霍然。

【點評】此案認證準確，選方切當，以桂枝湯全方，力量甚足，固能效如桴鼓。仲景服桂枝湯慣例，服藥後啜熱稀粥，以助胃氣，本例則將粳米一小撮同煎，已含醫聖之意，此善用經方者也。

2. 慢驚風——四逆湯合六君子湯（摘自《中醫火神派醫案新選》）

楊某，男，3歲，住昆明市。病經半月，始發燒咳嗽，嘔吐腹瀉，經服中西藥物，燒熱漸退而腹瀉不止，嘔吐仍頻。又進清涼退熱劑，反而抽風陣作。延三日，神迷抽搐，面目指甲青暗，指紋青紫，透過三關。且自汗，便溏，嘔逆，手足厥冷。舌淡苔白，脈細微。此因發熱後，

脾胃虛弱，誤服寒涼，傷及中陽，發為慢風之症，急擬下方：

川附子（開水先煨透）、焦白朮、茯苓、黨參、法半夏各9克，廣陳皮、砂仁各3克（沖），生甘草2.1克，川乾薑4.5克，炒老米6克。

服1劑後，神迷未全蘇，抽搐尚作，而脈較起，略進飲食，啼聲不揚。此脾胃陽虛，驚風未平，原方加減：

川附子9克（開水先煨透），川乾薑4.5克，黨參、焦白朮、茯苓各9克，炒吳茱萸1.5克，砂仁3克，鉤藤2.4克，生甘草3克，炒老米6克，燒雞金1個。

上方進2劑，神識全蘇，抽搐、嘔瀉均止。手足轉溫，面色轉潤，爪甲口唇青暗全消，啼聲清揚。指紋淡紅，退至風關，舌潤，脈調。此驚風已平，中陽漸復。仍氣虛脾弱，續宜溫暖調理：

黨參、焦白朮、茯苓各9克，砂仁3克，川乾薑4.5克，炒杭白芍、生甘草各3克，大棗2枚，炒玉、老米各6克，川附子9克（開水先煨透）。

連進5劑，痊癒。

【原按】燒熱嘔瀉，誤進涼過，致脾虛氣弱，陰寒難散。心陽不振，神明不安，筋脈失濡，遂發抽搐。《內經》云：「陽氣者若天與日，失其所，則折壽而不彰，故天運當與日光明。」方投加味理中，溫寒健運，陰霾散，日照當空，病遂癒。

中　風

按：中風一證，原有中經、中腑、中臟、閉、脫之情，陳修園先生《三字經》、《從眾錄》分辨甚詳，可以

熟玩。予更細為思之，夫人身原憑一氣包羅，無損無傷，外邪何由而得入，內邪何由而得出。

凡得此疾，必其人內本先虛，一切外邪始能由外入內，一切內邪始能由內出外，閉塞臟腑經絡氣機，皆能令人死。不得概謂皆由外致也。予常見卒倒昏迷，口眼喎斜，或身軟弱，或周身抽掣。眾人皆作中風治之，專主祛風化痰不效。予經手專主先天真陽衰損，在此下手，兼看何部病情獨現，用藥即在此攸分。要知人之所以奉生而不死者，恃此先天一點真氣耳。〔眉批〕知非氏曰：此解已透，然內本先虛，所謂本實先撥，即專主先天施治，未必十治十全。須知先天之陽不易回也，先與病家說明，愈是萬幸，不癒醫不任咎。若是回陽不癒，真陰不能自生，有人能治癒此病者，願焚其書，願鏟其批。

真氣衰於何部，內邪外邪即在此處竊發。治之但扶其真元，內外兩邪皆能絕滅。是不治邪而實以治邪，未治風而實以祛風。握要之法也。若專主祛風化痰，每每釀成脫絕危候，何也？正虛而邪始生，捨其虛而逐其末。況一切祛風化痰之品，皆是耗散元氣之物，未有不立增其病者。然而淺深輕重，步步有法，貴在圓通。予不過以鄙意之管見，以與同人共商之耳。

病案舉例：

1. 腦血管意外——三生飲加味（摘自《中醫火神派醫案新選》）

徐某，女，75歲，昆明市人。痰濕素盛，常感頭眩、耳鳴、肢麻。晨起突然跌仆，不省人事，面白唇青，急來求診。症見：四肢逆冷，牙關緊閉，鼻息有鼾，痰聲轆

轆，口眼喎斜，脈弦大而滑，兩尺細弱。證屬高年陽虛，寒濕內盛，痰厥生風，方用三生飲加味：

生附子30克，生川烏、生南星、半夏各15克，陳皮6克，木香3克。

前三味藥先煨2小時，再下餘藥。為了救急，速用牙皂、細辛研末吹鼻取嚏，然後再服藥液。

二診：上方服後有頃，吐出風沫痰涎，鼾聲痰聲減少，神識稍蘇，四肢厥逆轉溫。原方加石菖蒲4.5克，代赭石9克再服。

三診：神志漸清，痰涎已少，略能張口，但言謇舌強，左側肢體偏癱。舌苔白膩，脈虛弦而滑。此為心包痰凝漸豁，經絡風邪未化，氣機不利，再用下方：

川附子30克（開水先煨透），薑南星6克，半夏9克，茯神18克，桑枝30克，鉤藤9克，石菖蒲4.5克，代赭石9克，木香4.5克，甘草3克，生薑15克，大棗3枚。

四診：服用2劑，神識全蘇，痰涎大減，稍能進食，口眼微斜，偶作咳，左側偏癱不用，舌如前，脈細弦而滑，兩尺較前有力，續以溫陽化痰祛風，養血舒絡：

炙附子30克（開水先煨透），薑南星15克，半夏9克，桑枝、茯神各15克，懷牛膝9克，首烏、當歸、黑芝麻各15克，木香9克，地龍4.5克，豨薟草9克，陳皮6克，生甘草3克，生薑片9克，三七末4.5克，大棗7枚。

五診：服用10餘劑後，漸能扶持緩步，食、眠及二便均正常，但左半身仍麻痹不靈，乃屬高年血虛，絡脈失調，此一時不易全瘥。囑用上方加倍製成丸劑，每天早晚常服。

【點評】知其陽虛痰盛之體，發病見突然跌仆，面白唇青，脈弦大而滑，兩尺細弱，四肢厥冷，故用回陽、祛風、豁痰之三生飲加味，迅速扭轉病勢。本案用三生飲係用生附子、生川烏、生南星，病重藥峻，頗見膽識。

2. 類中風——真武湯／黑錫丹（摘自《中醫火神派醫案新選》）

鄧女，50歲。因嫁女積勞，忽患類中風症，滿面青黯，痰涎如潮，從口奔流，頃刻盈盆，手足不仁，精神恍惚，遍體津津汗出，有某老醫用參、耆、歸、地等藥，病日加劇。余診之，脈浮大而緩，按之無神，即告曰：病係陰寒大證，非大劑乾薑、烏、附辛熱之品不可挽救。因所現各症顯係陰霾涵天，陽光將熄之候，若服歸、地等藥，是以水濟水也；即參、耆亦不可用，因其柔潤多液，難免不助桀為虐；故仲師回陽方中，每屏除不用，是其明證。即疏真武湯，囑其不避晨夜，頻頻多服，或有轉機。

奈家人以為與前藥大異，又非世俗所謂補藥，狐疑不決。余再三逼令進服，始勉強煎服少許。次晨病如故。即改用黑錫丹，至夜2次吞服計百粒，約3錢，其明日晨後痰涎已不上湧，汗不出，脈亦略平。足見黑錫丹之功效神而且速，余正擬用通脈四逆湯再送服若干，必可轉危為安。適逢先前主方老醫至，謂痰涎任其湧出為善，不宜引之內返，致留邪為患，且謂黑錫丹多係峻藥，斷難再服。疏方仍主參、耆、歸、地等。

病家因其年老閱歷多，信服不疑，余以年輩不敵，雖具熱腸，奈何孤掌難鳴，只得忍俊而去。後聞痰涎復如潮湧，神思日益昏聵，不旬日而死，惜哉！

【點評】此為蕭龍塲醫案，此案初以誤治而「病日加劇」，蕭氏接手認定為「陰寒大症」，處以真武湯、黑錫丹，本已見效，奈何病家迷信某老醫，終因誤治而送命，正反兩方面經驗教訓足供思考。重要的是蕭氏對此「陰霾滔天，陽光將熄之候」，明確提出「非大劑乾薑、烏、附辛熱之品不可挽救」的原則，講究單刀直入，反對養陰藥，「若服歸、地等藥，是以水濟水也」，反對補氣藥，「即參、著亦不可用，因其柔潤多液，難免不助桀為虐」。事實證明，病人確實死於參、著、歸、地類補氣養陰藥。鄭欽安所謂「甘溫固元，是薑、附、草，不是參、著、尤，學者不可不知也」。

中　痰

按：中痰一證，予思中字不甚恰切。未痰之所以生，半由太陽失運，水液不行，聚而為痰。或由中宮火衰，轉輸失職，水濕生痰。或由心陽虧損，不能鎮納濁陰，水泛於上，而痰證生。種種不一。是痰皆由內而生，並非由外而致。由外而入內，始可以言中，由內而出外，決不可以言中。

凡為痰迷之人，必素秉陽衰，積陰日盛，飲食不運，氣機不宣，忽然外邪引之，內氣滯之，陰邪竊發，寒痰上通，堵塞清道，人事昏迷，喉中痰響，脈必滑利。平素多病多痰，法宜扶陽為先，祛痰為末，如薑附湯、薑桂茯半湯、真武湯之類，皆可施之。即曰痰閉可也，何必曰中。〔眉批〕中字之義駁得倒，痰字之理認得真，治痰之法自爾超妙，非庸手所得知。患疾之人遇之病可癒，學醫之人入手不得錯，此救世之法，醫醫之意也。

中　食

按：中食一證，中字亦不恰切。夫食以養生，雖由外入內，並非食能害人，必其人素緣中氣不足，運化氣衰，陰邪已經發動，偶遇飲食入內，阻滯不進，忽然閉其清道，人事卒倒，形如死人，皆是氣機偶閉為之耳，何得謂食之能中乎。即如平常氣實之人，日日酒食厭飽，而胡不中？以此推之，內本先虛也。雖探吐之，一吐即癒，癒後急溫補脾土，自無失矣。〔眉批〕此數語包一切，掃一切，元著超超，顛撲不破，神麴、麥芽、檳榔、山楂可以掃除，而乾薑、附子又能治食矣，可發一噱。

病案舉例：

胃脹——四逆湯加味（摘自《中醫火神派醫案新選》）

鄭某，女，38歲。胃脹而冷，舌淡有痕，脈沉細，呃氣亦冷。素為脾腎陽虛之體，予以大劑溫散之品治之：

沉香5克（沖），肉桂10克（後下），附子80克（先煎），乾薑、炙甘草各40克，砂仁20克，炮薑、川烏各30克（先煎），吳茱萸20克，3劑。

藥後胃脹、冷明顯減輕。頻呃，心下痞滿。飲停阻降，且肉桂、吳茱萸雖有散寒之功，但俱向外向上，於胃降不符，因而去之，守方加桂枳薑湯：

桂枝30克，枳實10克，生薑20克，沉香5克（後下），附子80克（先煎），北細辛15克，川烏30克（先煎），法半夏20克，代赭石30克。3劑。藥後心下痞滿解除，胃氣下降，呃除。

【點評】肉桂，《本草求真》曰：體氣清陽，既能峻補命門，又能串上走表以通營衛，非若附子雖辛而兼苦，

自上達下只固眞陽。識此，陽氣外越不宜用或輕用。

脫 肛

按：脫肛一證，有下焦陽衰而不能統束者，有三焦火旺而逼出者。

因下焦陽衰而致者，由其人或房勞過度，或大吐大瀉大病後，元氣損傷，不能收束。其人定見少氣懶言，精神萎靡，面白唇青，喜食辛辣熱物者是也。法宜溫固脾腎之陽，陽回氣足，肛脫自收，如附子理中湯加葛根、黃蓍建中湯與市習之補中益氣湯之類。

因火旺逼出者，或由過食厚味、醇酒、椒、薑辛辣之物，熱毒流注下焦，或感受外熱燥熱邪，流注腸胃，熱邪從下發洩，火氣下趨，漸漸逼迫，直腸遂出。其人定見躁煩，善飲（飲，原作「分」字，據文意改）清涼，或大便不利，或小便赤熱，或善食易饑，種種病情者是也。法宜清熱，如黃連解毒湯、三黃石膏湯之類，專清腸胃之熱，熱清而腸自收矣。

〔眉批〕知非氏曰：巽為股，為風。風性屬陽，主升。平人不脫肛者，風木之氣生升不已。今病脫肛，生升之氣機失權。欽安參悟其理，指出溫升之法。所謂火旺者，火急風生，直步廣腸，肛頭順勢脫出，亦當升陽散火，桃花湯可用。必見實熱之病情，方可直折，火熄風平，遂其升達之性，其肛自舉。一二（二，原作「立」字，據文意改）劑即止，所謂中病即已，安過用以傷生氣。否則旋舉旋脫，久久遂漏，又不可不知也。

近來市習，多用補中益氣倍升麻，或用檳、麻仁搗泥塗囪門穴，亦多見效。但於陰陽攸分，全無定見，終不若

握此陰陽法度，治之庶可無差。第所列藥方，亦未盡善。不過明其理法之當然，學者從中神而明之，自然發無不中也。

痔　瘡

按：痔瘡一證，諸書分別牡痔、牝痔、氣痔、血痔、酒痔、脈痔、內痔、外痔。又俗稱：翻花痔、雞冠痔、營花痔、蜂窠痔、鼠奶痔、牛奶痔，種種不一。予謂形象雖異，其源則同，不必細分，總在陽火、陰火判之而已。

因陽火而致者，或平素喜食厚味、醇酒、椒、薑，一切辛辣之物，熱積腸胃，從下發洩。肛門乃屬下竅，終非時刻大開邪下趨，發洩不暢，蘊積而痔乃生焉。其痔定然痛甚，肛門紅腫，精神不衰，飲食如常，糞硬溺赤，喜飲清涼者是也。法宜專清腸胃之熱，如大小承氣、調胃承氣、葛根芩連等湯，皆可酌用。又或燥邪發洩不暢，辨認與上同，而時今不同，法宜清燥為主。如黃連玉竹阿膠湯、清燥湯、甘桔二冬湯之類。

因陰火而致者，或由房勞過度，君火下流，前陰發洩不暢，直逼後陰，蘊積亦能生痔。又或火病，用心過度，憂思過度，元氣虛極，渙散欲從下脫，而不得即脫，蘊積亦能生痔。

其痔多青色、黑色、白色，微痛微腫，坐臥不安，人必無神，困倦喜臥，畏寒身重，面色唇口青白，脈或浮空，兩尺或弦勁，此是元氣發洩不藏之故，不得照尋常通套等方施治。法宜收固，如附子理中湯加葛根，潛陽丹，回陽飲，封髓丹倍砂、草之類。

近來治論紛紛，愈出愈奇，理法將泯，不得不為之一

正。〔眉批〕知非氏曰：治瘡亦貴理法明晰。欽安兼習外證，的是妙人。

赤白濁

按：赤白濁一證，諸書所載，有云赤屬血，白屬氣。有云敗精流溢，乃謂白濁；血不及變，乃為赤濁。有云入房太甚，發為白淫。有云脾移熱於腎。有云白濁乃勞傷腎，腎冷所致。種種分辨，果從誰說？予謂不必拘分，握定陰陽，治之便了。〔眉批〕析言居要。

夫赤濁、白濁，俱從溺管而出，有云敗精流溢。既云敗精，不過一二次見之，未必日日見之，況精竅與尿竅不並開。即云元陽不固，關鎖不牢，而敗精有如此之多，不幾元陽有立絕之勢乎。予亦常見患濁證之人，精神不衰者亦多，可知其非敗精也明矣。

予細維此證，總緣二氣不調，中宮運化機關失職。所以然者，先天賴後天以生，水穀之精氣生血，水穀之悍氣生精，血入於營，精行於衛，皆從中宮轉輸，轉輸失權，或精或血，流注闌門，闌門乃秘清別濁之所，從此滲入膀胱，滲入者赤，溺便赤，滲入者白，溺便白，非膀胱之自能為赤白也。方書多用利水，尚未窺透此中消息。又有云濕熱流注於下，此說實為有理，卓見頗超，清熱利水，大約從此。

須知中宮不調，有寒熱之別。寒主胃陽之不足，阻滯中宮，轉輸即能失職。其人定見面白無神，飲食短少，因倦嗜臥，不問赤白，但以溫暖中宮，俾寒邪去而轉輸復常，如香砂六君、附子理中之類。〔眉批〕知非氏曰：陽虛不能運動精微，一語可補欽安之注腳。

熱主胃氣之過旺，盤踞中宮，轉輸亦能失職。其人多煩躁好動，精神不衰，言語、脈息，一切有神，不問赤白，便以清胃為主，俾熱云而轉輸復常，如導赤散加茯苓前仁、清胃散、涼膈散之類（況精穹……涼膈散之類，此段文字原本脫，據光緒五福堂刊本補）。

血證門 吐血、鼻血、牙血、毛孔血、耳血、二便血

按：血證雖云數端，究意不出陰陽盈縮定之矣。予於《醫理真傳》分辨甚詳。查近市風，一見血出，紅光遍地，人人皆謂之火，醫生亦謂之火。細閱其方，大半都是六味地黃湯、回龍湯、生地四物湯加炒芥、藕節、茜草、茅根、牛膝、大黃之類，專主滋陰降火。曷不思火有陰陽之別？血色雖紅，由其從火化得來，終屬陰體。氣從陽，法天居上。血從陰，法地居下。天包乎地，氣統乎血，氣過旺，可以逼血外越，則為陽火。氣過衰，不能統血，陰血上僭外溢，則為陰火。陽火，其人起居，一切有神。陰火，動靜起居，一切無神。陽火始可用以上市習之方，陰火決不可用，當以《醫理真傳》之法為是。〔眉批〕知非氏曰：火是陰，《內經》曰：陰病治陽，當用陽藥。夫火何以能陰？孔子曰：離為火，離是陰卦，火是紅色，血亦是紅色，故知火盛吐血，正是陰盛，必用陽藥而始能癒。此儒者之權衡，非俗子所能窺測，而醫亦是名醫，故敢論血。

要知人周身軀殼，全賴一氣一血貫注之而已，不必區分血從何出，當何治，血是某經，主某方。分解愈多，源頭即失。予治一切病證與此血證，只要無外感病形，即握定陰陽盈縮治之，見功屢屢，獲效多多，真不傳之必發秘

法，實度世之金（金，原作「食」字，據文意改）針。予經驗多年，不了隱秘，故罄（罄，原作「檠」字，據文意改）所知，以告將來。〔眉批〕老實人說老實話，知著書之婆心，更知評者之婆心，有同心焉，以為邀譽則非矣。

病案舉例：

吐血——人參四逆湯／調胃承氣湯（摘自《中醫火神派醫案新選》）

蕭某，34歲。某晨忽大吐血，先為瘀血塊狀，後係鮮紅新血，時少時多，3日未斷，服藥雜治罔效，病情日形嚴重，特來迎治：踡臥於床，血吐猶未少止，面白慘淡無神，四肢厥冷，舌胖潤無苔，身倦不欲動，口渴喜暖飲亦不多，脈細微欲絕。此陰陽衰微，將見離決之候。檢閱服方如三黃解毒湯、龍膽瀉肝湯之類，是欲止血而過服寒涼之所造成。現當生死存亡千鈞一髮，唯有回陽固本一法，當處以人參四逆湯：

人參15克（蒸兌），生附子24克，乾薑15克，炙甘草6克。

意在回陽救厥，溫經止血也。半日連服2大劑，夜半陽回，四肢微溫，血仍點滴未停，因略為易方：

人參15克，附子9克，黑薑炭（炮透）12克，炙甘草6克，水煎，沖髮炭及童便。

上方溫以止血，二劑血果止。詎知日晡身發高熱，煩躁不安，脈則洪數而軟，乃血氣來復，故現此離奇之假像，不應為所眩惑，治宜溫平補血，疏當歸補血湯加炮薑。2劑後，熱退神寧。不料夜半腹中大痛，拒按，大便已數日未行，此由陰證而轉屬陽明，在《傷寒論》中已有

調胃承氣湯法治，今特小其劑以用之：

大黃9克（酒製），芒硝（沖）、甘草各6克，1劑便下痛止，改用益氣補血之藥，逐漸安平。

【點評】吐血之證，當分陰陽。以鄭欽安看法，陽火引起的血症很少見，而陰火引起者則多見，「十居八九」。他說：「失血之人正氣實者少也，正氣一衰，陰邪上逆，十居八九，邪火所致十僅一二。」「宜苦（寒）者，十僅一二，宜辛（熱）者十居八九」《醫法圓通•卷四》，這一點確為真知灼見。

本案前醫治以苦寒，非但未能止血，且以傷陽乃至厥脫，實屬誤辨誤治，臨床多見。本案陽回血止之後，腹痛便結，視為由陰轉陽，轉予調胃承氣湯而收良效，認證準確，臨床者當知這種變局。

發　斑

按：發斑一證，有由外入而致者，有由內出而致者。

由外入而致者，由外感一切不正之氣，伏於陽明。陽明主肌肉，邪氣遏鬱，熱毒愈旺，忽然發洩，輕則疹癢，重則斑點，或如桃花瓣，或如紫雲色，大小塊片不等。其人口臭氣粗，壯熱飲冷，脈大而實，或周身疼痛，二便不利者，此為外感，陽證發斑是也。法宜隨其機而導之，如升麻葛根湯，舉斑、化斑、消斑等，皆可酌用。

因內傷而致者，或飲食傷中，克伐過度；或房勞損陽，過於滋陰；或思慮用心過度；或偶感外邪，過於發散，以致元陽外越，或現斑點，或現通體紫紅。其人懶言嗜臥，不渴不食，精神困倦。或現身熱，而卻無痛苦情狀，行動如常。或身不熱，而斑片累累，色多嬌嫩，或含

青色者是也。粗工不識，一見斑點，不察此中虛實，照三陽法治之，為害不淺。法宜回陽收納為主，如封髓丹、潛陽丹、回陽飲之類。〔眉批〕知非氏曰：斑發於陽，因外感而致，證為陽，能治者多，惟斑發於陰，因內傷而致，其證為陰，能識者少。欽安指出兩法，重在人所難識一面，學者知其所難，作者之心苦矣。

予曾經驗多人，實有不測之妙。總之，外證發斑，在三陽，宜升散。內證發斑，在三陰，宜收納。此二法乃萬病治法之要。〔眉批〕知其要者，一言而終，不知其要者，流散無窮。不僅此證，學者須知。

痿躄

按：痿躄一證，《內經》云：肺熱葉焦，五臟因而受之，發為痿躄。又云：治痿獨取陽明。陽明為五臟六腑之海，主潤宗筋，束骨利關節者也。陽明虛，則宗筋弛。李東垣、丹溪遵《內經》肺熱一語，專主潤燥瀉火，似為有理。但《內經》稱治痿獨取陽明，乃不易之定法，此中必有定見，當是肺熱葉焦之由，起於陽明也。陽明為五臟六腑之海，生精生血，化氣行水之源也。

《內經》謂陽明虛則宗筋馳。明是中宮轉輸精氣機關失職，精氣不輸於肺，則肺痿生；精氣不輸於脈，則心痿生；精氣不輸於肉，則脾痿生；精氣不輸於筋，則肝痿生；精氣不輸於骨，則腎痿生。以此分處，則治痿獨取陽明一語方成定案，即不能專以潤燥瀉火為準。〔眉批〕知非氏曰：是何意態雄且傑，高談雄辯驚四方。

要知人身三百六十骨節，無論何節，精氣一節不輸，則一節即成枯枝。《黃庭經》曰：泥丸百節皆有神，一節

無神，則陰邪起而為病，此理精粹。以此推求，方得痿證之由，肺熱葉焦之實，即此可悟。治痿獨取陽明一語，實握要之法。予思各經為邪火所侵，並未見即成痿證。即有邪火太甚，亦未見即成痿證，果係火邪為殃，數劑清涼，火滅而正氣即復，何得一年半載而不癒。東垣、丹溪見不及此，故專主潤燥瀉火，是皆未得此中三味。〔眉批〕一家之言，未窺全豹。法宜大辛大甘以守中復陽，中宮陽復，轉輸如常，則痿證可立瘳矣。如大劑甘草乾薑湯、甘草附子湯、參附湯、耆附湯、歸附湯、尤附湯之類，皆可酌選。

虛　勞

　　按：虛勞一證，諸書分別五勞七傷，上損下損。陳修園先生《三字經》、《從眾錄》分辨甚詳，可以熟玩。予思虛勞之人，總緣　虧損先天坎中一點真陽耳。真陽一衰，群陰蜂起，故現子午潮熱，子午二時，乃陰陽相交之時，陽不得下交於陰，則陽氣浮而不藏。故潮熱生，陰不得上交於陽，則陰氣發騰，無陽以鎮納，則潮熱亦生。醫者不得此中至理，一見潮熱便稱陰虛，用一派滋陰養陰之品，每每釀成脫絕危候，良可悲也。自汗盜汗出。凡自汗、盜汗皆是陽虛之徵，各書俱稱盜汗為陰虛者，是言其在夜分也，夜分乃陽氣潛藏之時，然而夜分實陰盛之候，陰盛可以逼陽於外，陽浮外亡，血液隨之，故汗出，曰盜汗。醫者不知其為陽虛，不能鎮納陰氣，陰氣外越，血液亦出，陰盛隔陽於外，陽不得潛，亦汗出。此旨甚微，學者務須在互根處理會。咳吐白痰，真陽一衰，則陰邪上逆，逆則咳嗽作。白痰雖非血，實亦血也，由其火衰而化行失職，精氣不得真火

煅煉，而色未赤也。近來多稱陳寒入肺（肺，原作「胖」字，據文意改），實是可笑。腹滿不實，陰氣閉塞，陽微不運故也。面黃肌瘦，真火衰則脾土無生機，土氣發泄，欲外亡，故面黃，土衰則肌肉消，以脾主肌肉故也。腹時痛時止，陽衰則寒隔於中，阻其運行之機，邪正相拒，故進痛時止，大便溏泄，胃陽不足，脾濕太甚故也。困倦嗜臥，少氣懶言，皆氣弱之徵。種種病情，不可枚舉，惟有甘溫固元一法，實治虛勞靈丹。

〔眉批〕知非氏曰：虛勞之人，五神無主，四大不收。夫五神者，五官之神也，五官不能自為用，其中有主之者，《仙經》曰：譬如弄傀儡，中有工機軸是也。四大者，地、水、火、風也。毛髮爪指、皮膚者，地也：津、液、涎、沫者，水也：運轉、運作者，風也：暖氣者，火也。然此四大全要元神、元氣為主宰收攝。虛勞之人，元神昏散，視聽混淆，是五神無主宰。元氣耗散，舉止疲憊，是四大（大，原作「牙」字，據文意改）不收攝。夫人身元陽為本，是生真氣，真氣聚而得安，真氣弱而成病，虛勞者，真氣耗散，元陽失走，迫至元陽盡，純陰成嗚呼死矣。欽安指出大法，惟有甘溫固元，是薑、附、草，不是參、著、朮，學者不可不知也。

昧者多作氣血雙補，有云大劑滋陰，有等專主清潤，有等開鬱行滯，不一而足，是皆殺人不轉瞬者也。予非言大而矜，妄自爭辯，實不得不辯也。

厥 證

按：厥證一條，有陽厥陰厥之別。陽厥者何？由其外邪入內，合陽（陽，原作「湯」字，據文意改）經熱化，

熱極則陰生，陽伏於內，陰呈於外，故現四肢冰冷，或脈如絲，或無脈，其人雖外見純陰，而口氣必蒸手，小便必短赤，精力不衰。法宜清熱下奪為主，如大小承氣湯、調胃承氣湯等是也。

陰厥者何？由其正氣已虛，陰寒四起，陰盛陽微，閉塞經絡，陽氣不能達於四肢，故見四肢冰冷，其人目瞑倦臥，少氣懶言。法宜回陽祛陰，如四逆湯、回陽飲之類，此陰陽生死攸關，不容不辨。

〔眉批〕知非氏曰：陰證發厥，內傷已極，諸人能認，治多不謬。惟陽證發厥，熱極成寒，仲景有厥證用白虎之條，人多不辨。欽安此論，兩兩對言，重在熱厥一面，學者能認出熱厥，評者之心亦慰矣。

病案舉例：

厥陰傷寒——烏梅丸／當歸四逆加吳茱萸生薑湯／當歸建中湯加味（摘自《中醫火神派醫案新選》）

陳某，女，34歲。1940年3月診：始因傷食感寒，發熱惡冷身痛，經服發散消導之藥2劑，雖得微汗不徹，後即氣沖上逆撞心，疼痛甚劇，晝夜煩躁不寧。顏面潮紅，咽乾喉痛，嘔吐痰涎甚多，吐甚氣即上沖，四肢厥冷，昏厥不省人事，已10餘日。屢更數醫，或謂汗出未徹，病仍在表，當以汗解；或謂氣逆嘔吐，裡寒積滯，當再消導和胃，莫衷一是。

最後延余往診，脈弦細微浮，舌苔黑，邊尖俱紅。根據症狀，此係傷寒厥陰證，陰盛格陽，兼有太陽表邪未淨，治當平肝和胃，回厥止嘔，急以仲景烏梅丸3丸，加生薑3片，大棗3枚，煎化分次灌服。

服後，嘔吐漸止，氣撞心痛較平，仍不時煩躁。肢冷，厥逆，面赤，咽乾，脈舌如前。此肝胃稍安，沖氣漸平，厥陰伏寒尚盛，格陽於外，改用下方：

當歸15克，炒杭白芍12克，桂枝9克，附子24克（開水先煨透），細辛、甘草、通草各3克，法半夏9克，黃連2.4克，吳茱萸3克，生薑3片，大棗5枚，每服點清酒10餘滴為引。

上方連服2劑，嘔止厥回，心中沖氣痛熱逐漸消失，煩躁及痰涎亦減，面轉黃瘦，稍能飲食。脈轉緩和，舌黑全退，苔薄白。此厥陰寒邪已散，肝胃漸調，惟感頭昏神倦，嗜臥，上方去掉附子，仍守原意出入，服10餘劑而癒。

【原按】本證傷寒誤用發表消導，病入厥陰，勢已垂危。若因咽痛面赤煩躁再服清涼，必致於死，即用一般方劑或純用辛溫助陽，亦恐難於挽救。余在診治本病時，根據臨床脈症，認為是病入厥陰，勢已危殆，急以烏梅丸原方調和肝胃，安中止嘔。繼用當歸四逆加吳茱萸生薑湯，回陽救逆。後以當歸建中加人參左金等藥加減，使病轉危為安，遂獲痊癒。

譫　語

按：譫語一證，有陰陽之別，不可不知。陽證之譫語，由其外邪伏熱，熱乘於心，濁火亂其神明，神明無所主，其人口中妄言，必見張目不眠，口臭氣粗，身輕惡熱，精神不衰。輕者可用導赤散加黃連，重者可用大小承氣湯、三黃石膏湯。

陰證之譫語，由其正氣已衰，陰邪頓起，神為陰氣蔽

塞，則神識不清。其人多閉目妄言，四肢無力，倦臥畏
寒，身重汗出，即有欲飲冷水一二口者，其人無神，定當
以回陽為準，切不可以為飲冷，而即以涼藥投之，則害人
多矣。須知積陰在內，生有微熱，積陰一化，熱自消亡，
此處下手，便是高一著法。予曾經驗多人，不問發熱、汗
出、譫語、口渴飲冷，但見無神，便以大劑回陽飲治之，
百治百生。

〔眉批〕知非氏曰：譫語本是神昏氣沮，此論精當，治
法絕妙，後言不問其證，決之早也。但見無神，眼之明也。
便以大劑，手之快也。百治百生，效之必也。學者先要學此
手眼。

女科門

按：女科與男子稍有不同，以其質秉坤柔，具資生之
德，而有經期、胎前、產後，病情與男子不同，其餘皆
同。諸書分辨甚詳，實可擇取。予於女科一門，亦稍有見
解，因於閒暇，又從而直切暢言之，以補諸書未言之旨，
恐見解不當，高明諒之。

〔眉批〕知非氏曰：女子之病，多於男子，奈何多多一
病耳。雖曰五漏成體一，兩耳不須治一，兩乳不須治一，經
水則其要也。治之奈何，在知本，知本於太陰，無他謬巧
矣。夫太陰者，月也。三五而盈，三五而缺。盈者，陰進，
為陽，主長。缺者，陽退，為陰，主消。陽長陽消，以陽為
運用。長者生之，徒升發不泄；消者死之，徒降下不留，月
事以時下。一月一降，為不病之恒，降下無所苦，又不爽其
期，謂曰月信。苟陽失健運，則坤中之陰精不藏，如先期而

至，是月受日魂未足，陰中陽微，不得謂為有火，而用芩、連、知、柏。如後期而至，是月受日魂未足，陰中陽虛，陽虛陰亦無準，不得謂為有寒，而用四物、桂、附。淋漓不斷者，少則非崩，崩者多而不止，皆由元陽行德不下，以致陰精流溢不守，不得僅以熱論，色紫成塊，色淡不鮮，同為陽氣不足。將行腹痛，行後腹痛，均是陽虛氣凝。

至於處子、婦人經閉不通，皆由虛損，先宜扶陽，繼須通利。通利之方，桃核承氣湯，不遺餘力，若姑息養奸，百日而勞瘵成，不可救藥矣。非醫之過而何？所有帶證，處子、婦人，皆多患此，不在經證之例，亦非帶脈為病。非白淫，即寒濕，濁惡不堪，法宜升散，不宜燥爆，致爍陰精，皆治本之決也。至於內傷外列，亦能傷太陰而有以上諸條，觸類而伸之，比類而參之，有形證，有理路，何患無治法乎。

欽安分門別類，博學而詳說之，妙在窺透陽不化陰之玄理，反覆論辯，只重一陽字，握要以圖，立法周密，壓倒從世諸家，何況庸手。知非良深佩服，而胎前不言證，歸於六經矣，產後不言，法盡於陰陽矣，知非亦可無言矣。

經水先期而至或十七八九日，二十四五日者是也

按：經水先期而來，諸書皆稱虛中有熱，為太過，為氣之盈，多以四物湯加芩、連、阿膠之類治之，以為血中有熱，熱清而血不妄動，經自如常。

予謂不盡屬熱，多有元氣太虛，血稍存注，力不能載，故先期而下。其人定見面白無神，少氣懶言，稍有勞動，心惕氣喘，脈細而微，亦或浮空。此等法當溫固元氣為主，不得妄以芩連四物治之。果係可服芩連四物者，人必精神健旺，多暴怒，抑鬱，言語、起居、動靜一切有

神，如此分處，用藥庶不錯誤。

經水後期而至或三十七八日，四五十日，及兩三月者是也

按：經水後期而至，諸書稱為虛中有寒，為不及，為氣之縮，多以桂、附之類加入四物湯治之，以為血中有寒，寒得溫而散，血自流通，經即如常。

予謂不盡屬寒。其中多有暗泄處，不可不知。暗泄者何？其人或常自汗不止，或夜多盜汗，或常流鼻血，或偶吐血，或多泄水，或飲食減少。如此之人，切不可照常通經、趕經法施治，當審其病而調之。如其人當經期將至，前四五日，常自汗出者，是氣機上浮而不下降，汗出即血出也，察其是衛陽不固者固之，如耆附湯、建中湯是也。察其係內有熱伏，熱蒸於外，而汗出者，宜涼之，如益元散、生地四物之類治之。

若是盜汗，察其係陰盛隔陽於外，陽氣不得藏，氣機上浮，故盜汗出，法宜收納，如封髓丹、潛陽丹之類。察其係血分有熱，熱蒸於外，盜汗亦作，法宜清潤，如雞子黃連湯之類。

若是鼻血、吐血，審是火旺，逼血外行，自有火形可徵，法宜清涼，如桃仁、地黃、犀角湯之類。審是陽虛不能鎮納陰氣，陰血上僭外越，自有陽虛病情可考，不得即為倒經，而妄用通經涼血止血之方，惟有扶陽抑陰，溫中固土為準，如甘草乾薑湯、潛陽、建中等湯。

若是時常泄水，飲食減少，多由元氣下泄，陰血暗耗，法宜溫中收固。況飲食減少，生化機微，天真之液不能如常流注，學者須知，切切不可見其經之後至，而即以通套等法施之。

　　其中尚有外感寒邪，閉束營衛氣機，亦能使經期後至。可按六經提綱治之。更有經期將至，偶食生冷，或洗冷水，亦能使經期後至，須當細問明白，切不可粗心。

經水來淋漓不斷

　　按：經水來淋漓不斷一證，有元氣太虛，統攝失職者；有因衝任伏熱，迫血妄行者。

　　因元氣太弱者，或由大吐、大瀉傷中，或過服宣散、克伐，或房勞憂思過度，種種不一，皆能如此。其人起居動靜，脈息聲音，一切無神，法宜溫固，如附子理中、黃蓍建中、香砂六君之類。

　　因衝任伏熱，熱動於中，血不能藏，其人起居動靜，脈息聲音，一切有神，法宜養陰清熱，如黃連瀉心湯、生地芩連湯之類，總要握其陰陽，方不誤事。

經水來多而色紫成塊

　　按：經水紫色成塊一證，諸書皆稱火化太過，熱盛極矣。多以涼血湯及生地四物加芩、連之類，法實可從，其病形定是有餘可徵。若無有餘足徵，而人見昏迷、困倦嗜臥，少氣懶言，神衰已極，又當以氣虛血滯，陽不化陰，陰凝而色故紫，故成塊。不得妄以清涼施之，法宜溫固本元為主，如理中湯加香附、甘草乾薑湯、建中湯之類，方不為害。總之眾人皆云是火，我不敢即云是火，全在有神無神處，仔細詳情，判之自無差矣。

　　病案舉例：

　　月經過多——四逆加薪艾、赤石脂（摘自《中醫火神派醫案新選》）

　　醫生潘少乾最折服我之醫學也，其妻常患月經多來，

頭眩心悸，面無華色。補氣補血之藥屢服罔效，延予往診。至其診所病人已滿，遂登樓診之。其脈沉微，先以大劑四逆加蘄艾，並以赤石脂入煎。服數劑，經水始斷。續予真武湯加蘄艾，漸趨強健焉。

【原按】此為黎疵留醫案。夫以經方劫藥，起沉疴於瞬間；薑附峻劑，回衰贏於反掌，益證長沙之術，體實而用玄，事有徵驗，非好大喜功之謀也。邵餐芝曰：「婦人病後，脈弱則用真武湯加薯蕷。其茯苓半夏皆重至二兩，薯蕷重至四兩，附子重至五錢。服後瞑眩者達半日許。每任重劑，見者咋舌，然皆復杯取效！余乃亟歎經方功用之神奇，豈金元諸家與夫吳下派所能夢見萬一者？」此言蓋針對時醫不尊仲景，而轉視長沙之門為畏途者而發，非欲黜時方於不用也。

經水來少而色淡

按：經水少而色淡一證，諸書皆稱血虛，統以四物加人參湯主之，以為血虛者宜補其血。予謂此證，明是火化不足，陽衰之徵。陽氣健則化血赤，陽氣微則化血淡。陽氣盛則血自多，陽氣衰則血自少，乃一定之理，法當扶陽以生血，即天一生水的宗旨。

何得專以四物人參湯，一派甘寒之品乎？此皆後人不識陰陽盈虛之妙，故有如此之說也。予見當以黃蓍建中湯，當歸補血湯加附子，或甘草乾薑湯合補血湯，如此治此，方不誤事。

經水將行而腹痛

按：經水將行腹痛一證，諸書皆言血中有滯也，多用通滯湯及桃仁四物湯。予思此二方，皆是著重血中有滯

也。如果屬熱滯，此二方固可治之。苟因寒邪阻滯以及誤食生冷，又當以溫中行滯為主，無專以此二方為是。如此分處治去，庶不至誤事。

經水行後而腹痛

按：經水行後腹痛一證，諸書皆云虛中有滯也，統以八珍湯加香附治之，亦頗近理。予思經後腹痛，必有所因，非外寒風冷之侵，必因內陽之弱，不概以氣血兩虛有滯為準，又當留心審察。如係外寒風冷，必有惡風畏寒，發熱身痛，仍宜發散，如桂枝湯是也。若係內陽不足，則寒從內生，必有喜揉按、熱熨之情，法宜溫裡，如附子理中加丁香、砂仁之類。

予常治經後腹痛，其人面白唇淡者，以甘草乾薑湯加丁香、官桂治之，或以補血湯加安桂治之，必效。

婦人經閉不行或四五十日，或兩三月者是也

按：閉經一證，關係最重，診視探問，必須留心。如診得六脈遲澀不利者，乃閉之證。若診得六脈流利，往來搏指，妊娠之兆，切切不可直口說出。

先要問明何人，看丈夫在家否？如丈夫在家，稱云敝內，他先請問，方可言說是喜，不是經閉。設或言寡居，或方言丈夫出外，數載未歸；設或言室女年已過大，尚未出閣。訪問的確，審無痰飲證形，痰疾脈亦多滑利。雖具喜脈，切切不可說出，但云經閉。如在三兩月內，不妨於藥中多加破血耗胎之品，使胎不成，亦可以曲全兩家祖宗臉面，亦是陰德。

即服藥不效，而胎成者，是惡積之不可掩，而罪大之不可解也。倘一朝遇此，主家向醫說明，又當暗地設法，

曲為保全，不露主角，其功更大。設或室女，於歸期促，不得不從權以墮之。不墮則女子之終身無依，醜聲揚，則兩家之面目何存？捨此全彼，雖在罪例，情有可原。自古聖賢，無非在人情天理上，體會輕重而已。

予思經閉不行，亦各有所因。有因經行而偶洗冷水閉者，有因將行而偶食生冷閉者，有因將行而偶忿氣閉者，有因素秉中氣不足，生化太微而致者，有因偶感風寒，閉塞而致者，不可不知。因洗冷水而閉者，蓋以經血之流動，全在得溫以行，得寒而凝，理勢然也。今得冷水以侵之，氣機忽然閉塞，血液不流，法當溫經，如麻黃附子細辛湯、陽旦湯，或補血湯加丁香、肉桂之類。

因食生冷而閉者，誠以天真之液如霧露之氣，全賴中宮運轉，血自流通。今為生冷停積中宮，閉其運轉之機，血液故不得下降。法當溫中，如理中湯加砂仁、丁香、肉桂，或甘草乾薑湯加丁香、胡椒之類。

因忿氣而閉者，蓋以忿爭則氣多抑鬱，抑鬱則氣滯而不舒，氣不舒，則血不流，故閉。法宜理氣舒肝為主，如小柴胡湯加香附、川芎、麥芽之類。

因素秉不足，生化太微而致者，蓋以不足之人，多病，多痰，多不食，或多泄瀉，或多汗出，元氣泄多蓄少，不能如常，應期而下。要知血注多，則下行之勢易。血注少，則下行之勢難。務宜看其何處病情為重，相其機而治之。或宜甘溫，或宜辛溫，或宜苦溫，又當留意。

因外感風寒而閉者，按六經提綱治之，自然中肯。切不可一見經閉，即急於通經，專以四物加桃仁、紅花、延胡索、香（香，原作「杏」字，據文意改）附、蘇木、丑

牛之類，胡亂瞎撞，為害非淺，學者宜知。更有寡婦、室女經閉，要不出此，不過多一思交不遂，抑鬱一層，終不外開鬱行滯而已。

崩

按：崩證一條，有陽虛者，有陰虛者。

陽虛者何？或素秉不足，飲食不健。或經血不調，過服清涼。或偶感風寒，過於宣散。或縱慾無度，元氣剝削。如此之人，定見起居動靜、言語、脈息、面色一切無神。元氣太虛，不能統攝，陰血暴下，故成血崩。實乃脫絕之徵，非大甘大溫不可挽救，如大劑回陽飲、甘草乾薑湯之類。切切不可妄以涼血、止血之品施之。

因陰虛者何？夫陰之虛，由於火之旺，或忿怒而肝火頻生，或焦思而心火頓起，或過飲醇醪，而胃火日熾。如此之人，精神飲食，動靜起居，一切有餘，緣以火邪助之也。火動於中，血海沸騰，傷於陽絡，則妄行於上。傷於陰絡，則妄行於下。卒然暴注，若決江河。急宜涼血清熱以止之，如十灰散、涼血湯之類。切切不可妄用辛溫，要知此刻邪火動極，俟火一去，即宜甘溫甘涼，以守之復之，又不可固執。須知道血下既多，元氣即損，轉瞬亦即是寒，不可不細心體會。

病案舉例：

崩漏——獨參湯／四逆湯／龜齡集／歸芍理中湯加炮薑／人參養榮丸（摘自《中醫火神派醫案新選》）

戴某，女，49歲。月經紊亂，每次經來淋漓不淨。某日忽血崩不止，頭暈眼花，冷汗如洗，卒然倒地，昏迷不省人事，其勢甚危，急來求診。症見舌淡無華，兩尺脈

苊，面色蒼白，手足逆冷。此衝任之氣暴虛，不能統攝陰血，血遂妄行。

當務之急，宜速補血中之氣。所謂「有形之血不能速生，無形之氣所當急固」，囑急取高麗參30克，濃煎服之。服後元氣漸復，神智甦醒，流血減少。續予扶陽之劑，以恢復氣血陰陽平衡。此即《內經》「陰平陽秘，精神乃治」之理。擬方用四逆湯，乾薑易炮薑：

附子90克，炮薑30克，炙甘草9克。此方溫扶元陽而固真陰，為治本之劑。

服1劑，肢厥回，冷汗收，流血止。仍感頭暈、神倦，面色尚淡白。此乃腎精虧耗，陰陽俱虛，宜補陰回陽，陰陽並治。方用龜齡集2瓶，每次服5分。

上藥服後，頭暈及精神好轉。改以溫中攝血，加固堤防之劑，方用歸芍理中湯加炮薑：

當歸15克，炒杭白芍9克，黨參15克，白朮12克，炮薑15克，炙甘草6克。

連服3劑，症狀消失，面色紅潤，惟覺神倦。繼用人參養榮丸調理而安。

【點評】此案初因病勢危急，本「血脫益氣」之旨，用人參大補元氣，挽救虛脫。繼用四逆湯回陽固陰以治本，乾薑易炮薑以止血，終獲止崩之效。崩後腎精虧耗，陰陽俱虛，故以龜齡集補腎添精。接以歸芍理中湯加強統血之功，終用人參養榮丸氣血雙補以善後。思路清晰，信是老手。

帶

按：帶證一條，諸書言帶脈傷，發為帶疾。《寶產》

云：帶下有三十六疾。《匯參》有赤白帶下、室女帶下、胎前帶下之別，《女科仙方》又分為五帶，是就五色而立五方，亦頗近理。予常用其方，多獲效驗。予思萬病不出乎陰陽，各家紛紛議論，究竟旨歸無據。後人不得不直記其方也。予細思陽證十居五六，即濕熱下注是也。陰證十居六七，即下元無火是也。

濕熱注者何？或素喜辛燥醇酒椒薑，或素多忿怒暴戾，或素多淫慾，搖動相火，合水穀之濕，與脾之濕，流入下焦，時時下降，陸續不斷，其形似帶，故名之曰帶。其人定多煩躁，精神、飲食不衰，脈必有神，其下之物，多膠黏極臭者是也。法宜除濕清熱為主，如葛根芩連湯，黃連瀉心湯加茯苓、澤瀉、滑石之類。

所謂下元無火者何？或素稟不足，而勞心太甚，則損心陽。或傷（傷，原多「傷」字，予以刪除）於食，而消導太過，則損胃脾之陽。或房事過度，而敗精下流，則損腎陽。如此之人，定見頭眩心惕，飲食減少，四肢無力，脈必兩寸旺，而兩尺弱甚，浮於上而不潛於下，其下之物，必清淡而冷，不臭不黏。法宜大補元陽，收納腎氣，如潛陽丹加補骨脂、益智，回陽飲加茯苓、安桂，或桂苓朮甘湯加附片、砂仁之類。更有五色雜下，不必多求妙方，總以大溫大甘，收固元氣為要。諸書所載，亦可擇取。

病案舉例：

白帶——完帶湯加吳茱萸／桂附理中湯；金匱白朮散
（摘自《中醫火神派醫案新選》）

王氏婦，體虛經錯，三旬猶未育，時以為憂。肝氣鬱

結，因之白帶不絕，清稀無味。脈細數而澀，食減身倦，月經38天始來，來則半月方盡，其為胞冷經寒，肝鬱脾傷，由此概見。治宜溫暖下元、調理肝脾為要，處傅氏完帶湯加吳茱萸溫經解鬱。十劑而精神稍振，食慾增進，帶則依然。脈象細數，舌苔滑潤，腹有痛感，下肢畏寒特甚，數服溫補藥而尚有如是之證，其下元虛寒、胞宮清冷至於斯極。現惟溫脾胃以健運化，暖元陽以消陰寒，改進桂附理中湯，力較前藥為勝，五劑無變化。詳審陰寒過盛，藥力猶輕，於本方加重分量：

附子24克，黨參、白朮各30克，乾薑、炙甘草各15克，肉桂9克，濃煎，日進2劑。

2日後，證情較前進步，脈覺有力，腹不痛，惡寒大減，帶下仍多。復於原方配用金匱白朮散（白朮60克，川芎15克，蜀椒21克，牡蠣45克，研散），每服18克，1日2回，酒水送下。暖胞宮，燥脾濕，以大其用。接服一旬，帶減大半，已不惡寒，一切改善。後以治帶為主，僅用白朮散（改湯）加艾葉、鹿角霜、芡實、椿皮等，大劑煎服，5日帶盡。隨進十全大補湯、養榮湯各10劑，調補氣血，溫暖衝任，以是體氣健復，經期正常，次年育一兒，喜出望外。

求嗣約言

大凡中年無子之人，宜多積善功，夫婦好生保養節欲，果然精神安舒，百脈和暢。務於天癸至三日內，乘其子宮未閉，易於中鵠，當交媾際，夫婦二人彼此留神，勿將心放他去，如此施之，百發百中。切勿多蓄媵妾，以取敗德喪身滅亡之禍。

〔眉批〕知非氏曰：人之生也，性賦於天，命懸於地，各有善惡，因緣以成報施，知非存而不論。

妊　娠

凡婦人經水不行，二三月內，腹中隱隱〔眉批〕知非氏曰：穩。微微頻動者，乃有喜之徵。設或無頻動者，可用驗胎法以驗之。驗胎方，歸、芎各三錢，為末，艾湯吞，吞後腹頻動，有胎定無疑。若是腹不動，脈息細詳求。亦有四五月始動者。

妊娠產後諸疾約言

按妊娠已確，固說著重安胎。〔眉批〕知非氏曰：要。產後已畢，固說著重補養。此皆舉世相傳至要之語。予謂胎前產後，不必執此，當以認證去病為主。

認證去病之要，外感仍按定六經提綱病情，內傷仍握定陰陽盈縮為準，如此方不見病治病了。到於胎前產後，一切病證，亦當留心。如《萬氏女科》、《女科仙方》、《女科心法》、《匯參女科》、《濟陰綱目》皆當熟玩，以廣見識。

小兒諸疾約言

按小兒初生，只要安靜，審無胎中受寒，無胎中受熱，切不可用藥以戕之，以伐生生之氣。今人每每小兒下地，多用銀花、黃連、大黃、鉤藤、甘草，取其清胎毒，小兒少生瘡癬。

此說似近有理，究竟皆是婆婆經。此說省城最重，不知山野鄉村小兒下地，大人常無藥服，何況小兒，難道皆生瘡，皆死亡了。但食乳之子，外感病多，飲食病少。設

或有虛損病出，多半從母乳上來，審其陰陽之盈縮治之。食五穀之子，多半飲食，或是外感，按定病情治之。〔眉批〕知非氏曰：好，抽掣務中業已詳論，故不復贅。

至於痘證，初發熱，以調和營衛之氣為主，桂枝湯是也。初現點，以升解發透、出透為主，升麻葛根湯是也。痘現齊，以養漿為主，理中湯是也。漿足瘡熟，以收回為主，潛陽丹、封髓丹是也。此乃痘科首尾不易之法。至於壞證，如灰黑平塌不起，空殼，無膿者，真元之氣衰也。法宜回陽，白通湯、回陽飲是也。如紫紅頂焦，煩躁口臭，氣之有餘，血之不足也，法宜清涼，如導赤散、涼血散、人參白虎、當歸補血湯之類。

近來痘科，一見痘點，專以解毒、升散、清涼，如赤芍、生地、連翹、枳殼、銀花、大力、黃芩、當歸、麥冬、花粉、荊芥之類。不知痘證，全在隨機變換，當其初發熱，氣機勃勃向外，正宜應機而助之，以發透為妙。如以上藥品，雖有升散，其中一派苦寒之品，每多阻滯向外氣機，以致痘不透發，釀出許多證候，非痘之即能死人，實藥殺之也。

予每於痘出現點，只用二三味輕清之品，多見奇功，如升麻一二錢，葛根一二錢，蟲蛻五六個，甘草一錢。即吐，亦當服之。

所謂吐者何？毒邪已壅於陽明，吐則毒邪發洩於外，故以輕清之品，助其升騰之機，使其出透。若加苦寒阻之，危亡之道也。司命者，當留意於此，方不誤人。

外科約言

外科者，瘡科謂也。凡瘡之生，無論發於何部，統以陰陽兩字判之為準。〔眉批〕知非氏曰：妙。

陰證其瘡皮色如常，漫腫微疼，瘡潰多半清水，清膿，黃水，血水，豆汁水，辛臭水。其人言語、聲音、脈息、起居動靜，一切無神，口必不渴，即渴定喜滾飲，舌必青滑，大小便必成瘡。陰盛陽微，不能化陰血以成膿，故見以上病形。

法宜辛甘化陽為主。化陽者，化陰氣為陽氣也，陰氣化去，真正自復，膿自稠黏，瘡自收斂而病即癒。初起無論現在何部，或以桂枝湯加香附、麥芽、附子，調和營衛之氣。佐香附、麥芽者，取其行滯而消凝也。加附子者，取其溫經而散寒也。或麻黃附子細辛湯、陽旦湯皆可。瘡潰而膿不稠，可用黃蓍建中湯、附子理中湯。陰最盛者，可用回陽飲、白通湯，或黃蓍、甜酒燉七孔豬蹄，羊肉生薑湯之類，皆可酌用。

陽證其瘡紅腫痛甚，寒熱往來，人多煩躁，喜清涼而惡熱，大便多堅實，小便多短赤，飲食精神如常，脈息有力，聲音響亮，瘡潰多稠膿。此等瘡最易治，皆由邪火伏於其中，火旺則血傷。法宜苦甘化陰為主。化陰者，化陽氣為陰氣也，陽氣化去，正氣自復，瘡自收斂而病自癒。初起無論發於何部，或以桂枝湯倍白芍，加香附、麥芽、栀子治之。或麻杏石甘湯，或人參敗毒散加連翹、花粉之類。瘡潰可用當歸補血湯加銀花、生地、白芍之類；或補中益氣湯加生地、銀花之類，皆可用也。

　　總之，陰陽理明，法自我立，藥自我施，不無妙處也。

　　更有一等真陽暴脫之徵，其來驟然，無論發於何部，其瘡痛如刀劈，忽然紅腫，其色雖紅，多含青色，人必困倦無神，脈必浮大中空，或大如繩，或勁如石，其唇口舌必青黑。務在脈息、聲音、顏色四處搜求，使能識此等證候，切勿專在瘡上講究。凡此等證，每多旦發夕死，惟急於回陽收納，庶可十中救二三。若視為尋常之瘡治之，則速其死矣。不可不慎歟。

　　知非氏曰：欽安先生，性敏而巧，學博而優，運一縷靈思妙緒，貫諸名家之精義，不啻若自其口出，認證只分陰陽，活人直在反掌，高而不高，使人有門可入，可謂循循善誘矣。知非之評，乃一意孤行，空諸倚傍，恐詞義多未精核，議論太涉放縱，然紫不能奪朱，鄭不能亂雅，閱者諒之（知非氏曰：……閱者諒之一段，原本與正文同，按文意當為眉批，雖保留原貌，但應明之）。

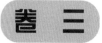

傷寒溯源解

仲景為醫林之祖，著《傷寒》一書，以開渡世津梁，揭出三陽三陰，包含乾坤二氣之妙，後賢始有步趨。無奈相沿日久，注家日多，紛紛聚訟，各逞己見，捨本逐末，已至於今，故讀《傷寒》書者寡矣，亦並不知「傷寒」何所取義也。取注《傷寒》者，亦只是照原文敷衍幾句，並未道及《傷寒》宗旨，與萬病不出《傷寒》宗旨，教後人何由得入仲景之門。予特直解之。

夫曰傷寒者，邪傷於寒水之經也。太陽為三陽三陰之首，居於寒水之地，其卦為坎。陽為陰根（根，原作「恨」字，據文意改）。坎中一陽，即人身立極真種子，至尊無二，故稱之曰太陽。〔眉批〕考之即在六合之中。卷之即在坎中一點，以坎中一點示氣在血中，皆喻言也。如天之日也，太陽從水中而出，子時一陽發動，真機運行，自下而上，自內而外，散水精之氣於周身，無時無刻無息不運行也。故《經》云：膀胱者，州都之官，津液藏焉。

氣化二字乃《傷寒》書一部的真機。要知氣化行於外，從皮膚毛竅而出水氣，水即陰，氣即陽，外出是氣上而水亦上也。氣化行於內，從溺管而出水氣。內出是水降而氣亦降也。外出者，輕清之氣，如天之霧露也。內出者，重濁之氣，如溝渠之流水也。

太陽之氣也無乖，一切外邪無由得入。太陽之氣偶衰，無論何節何候中，不正之氣乾之，一年六氣，即風、寒、暑、濕、燥、火。六氣乃是正氣，六氣中不正之氣，才是客氣。六氣，每司六十日有零，一年中三百六十日，而一年之事畢，循環之理寓矣。必先從毛竅而入，閉其太陽運行外出之氣機，而太陽之經症即作，故曰傷寒。

今人只知冬月為傷寒，不知一年三百六十日，日日皆有傷寒，只要見得是太陽經證的面目（目，原本作「日」字，據文意改），即是傷寒也。太陽為六經之首，初為外邪所侵，邪尚未盛，正未大衰，比際但能按定太陽經施治，邪可立去，正可立復。

因近來不按經施治，用藥不當，邪不即去，正氣日衰，邪氣日盛，勢必漸漸入內，故有傳經不傳腑，傳腑不傳經，二陽並病，三陽並病，兩感為病，漸入厥陰，邪苟未罷，又復傳至太陽。遷延日久，變證百出，邪盛正衰，釀成陰陽脫絕種種危候。

仲景立三百九十七法，一百一十三方，以匡其失而輔其正，邪在太陽經腑，則以太陽經腑之法治之。邪在陽明經腑，則以陽明經腑之法治之。邪在少陽經腑，則以少陽經腑之法治之。邪在（在，原本脫，據文意補）太陰、少陰、厥陰，或從本化，或從中化，或從標化，按定標本中法治之。舉傷寒而萬病已具，揭六經，明六氣，而一年節候已該。論客邪由外入內，剝盡元氣，能令人死，步步立法，扶危為安，似與內傷無涉。不知外邪入內，剝削元氣，乃是六經。

七情由內而戕，剝削元氣，毋乃非六經乎？不過外邪

之感，有傳經之分，七情之傷，無經腑之變。由外入內固有提綱，由內出外，亦有考據。不過未一一指陳，未明明道破，總在學者深思而自得之。〔眉批〕客邪由外入內，以升散清解，不使入內為要。元氣由內出外，以溫固而收納，不使外出為要。只此兩法，誠為度世金針。

予謂一元真氣即太陽。太陽進一步不同，又進一步不同，退一步不同，退兩步又不同。移步換形，移步更名，其中許多旨歸。外感內傷，皆本此一元有損耳。最可鄙者，今人云仲景之方，是為冬月傷寒立法，並非為內傷與雜證立法。

試問內傷失血肺痿，有服甘草乾薑湯而癒者否？嘔吐泄瀉，有服理中湯而癒者否？抑鬱肝氣不舒，兩脅脹痛，有服小柴胡而癒者否？夜夢遺精，有服桂枝龍牡湯而癒者否？腎臟不溫，水泛為痰，有服真武湯而癒者否？寒濕腰痛，有服麻黃附子細辛湯而癒者否？少氣懶言，困倦嗜臥，咳嗽潮熱，有服建中湯而癒者否？溫病初起，有服麻杏石甘湯、雞子黃連湯、四逆湯而癒者否？痢證，有服白頭翁湯、桃花湯而癒者否？腹痛吐瀉霍亂，有服理中湯、吳茱萸湯而癒者否？婦人經期、妊娠，有服桂枝湯而癒者否？痘證初起，有服桂枝湯、升麻葛根湯而癒者否？老人便艱澀，有服麻仁丸而癒者否？陽虛大便下血，有服四逆湯而癒者否？陰虛大便膿血，有服雞子黃連湯而癒者否？今人不體貼，只記時行幾個通套方子，某病用某方，倍其味，某病用某方，減某味，如此而已。

究其陰陽至理，全然莫曉，六經變化，罕有得知，愈趨愈下，不堪問矣。

附七絕一首：

傷寒二字立津梁，六氣循環妙理藏，不是長沙留一線，而今焉有作醫郎。

問曰：冬傷於寒，春必病溫，其故何也？

夫曰：冬傷於寒者，傷於太陽寒水之氣也。冬令乃陽氣潛藏，正天一生水之際。少年無知，不能節欲。〔眉批〕節欲二字，不專指房勞，兼一切耗神耗氣之事。耗散元精，元精即天一。元精一耗，冬不藏精也。不能化生真水，即不能克制燥金之氣，故當春之際，溫病立作。二月屬卯、卯酉陽明，燥金主事。苟能封固嚴密，指冬能藏精者。元精即能化生真水，而燥金自不敢橫行無忌，春即不病溫矣。此刻辛溫固本之藥，未可遽施，當從二日傳經之法治之，未為不可。雖然如此，又當細求，而清涼之品亦不可妄用。病人雖現大熱口渴飲冷，譫語，又當於脈息，聲音之有神無神，〔眉批〕無神非溫，有神乃是。飲冷之多寡，大便之實與不實，小便之利與不利。有神者，可與麻杏石甘湯，無神者，可用回陽收納之法治之，庶不致誤人性命也。

辨溫約言

今人於春令偶感外邪，發熱，身疼，口渴飲冷，汗出譫語，便閉，惡熱等情。舉世皆云溫病，動用達原飲、三消飲、升解散、三黃石膏、大小承氣、普濟消毒散，種種方法。予思此等施治，皆是治客邪。〔眉批〕客邪二字，春為風客，夏為火客，夏為濕客，按六氣候可。由太陽而趨至陽明，伏而不傳，漸入陽明之裡，以此等法治之，實

屬妥帖。切切不可言溫,但言風邪傷了太陽,由太陽趨至陽明。風為陽邪,合陽明之燥熱,化為一團熱邪,熱盛則傷陰,故現氣實、脈實、身輕氣粗,只宜清涼滋陰攻下等法。至於溫病,乃冬不藏精,根本先壞,這點元氣隨木氣發洩,病情近似外感,粗工不察,治以發散清涼,十個九死。予業斯道三十餘年,今始認得病情形狀,與用藥治法,一併敘陳。

病人初得病,便覺頭昏,周身無力,發熱而身不痛,口不渴,昏昏欲睡,舌上無苔,滿口津液,而舌上青光隱隱;即或口渴,而卻喜滾,即或飲冷,而竟一二口;即或譫語,而人安靜閉目。即或欲行走如狂,其身輕飄無力;即或二便不利,倦臥,不言不語;即或汗出,而聲低息短;即或面紅,而口氣溫和,六脈洪大,究竟無力;即或目赤咽乾,全不飲冷,大便不實,小便自利。即服清涼,即服攻下,即服升解,熱總不退,神總不清,只宜回陽收納,方能有濟。

予經驗多人,一見便知,重者非十餘劑不效,輕者一二劑可了。惜乎世多畏薑、附,而信任不篤。獨不思前賢云,甘溫能除大熱,即是為元氣外越立法,即是為溫病立法。

今人不分陰陽病情相似處理會,一見發熱,便云外感,便用升解。一見發熱不退,便用清涼滋陰、攻下。一見二便不利,便去通利。把人治死尚不覺悟,亦由其學識之未到也。茲再將陰虛、陽虛病情錄數十條,以與將來。

辨認邪盛熱熾血傷病情

乾嘔不止

病人二三日，發熱不退，脈息、聲音一切有神，乾嘔不止者，此熱壅於陽明也。法宜解肌清熱。

張目譫語

病人四五日，發熱惡熱，煩躁不寧，張目不眠，時而妄言，脈健者，此熱邪氣盛，氣主上升，故張目不眠，譫語頻臨，屬邪熱乘心，而神昏也。法宜清熱。熱清而正復，張目譫語自已。若瞑目譫詰，脈空無神，又當回陽，不可養陰。

口渴飲冷不止

病人六七日，發熱不退，脈洪有力，飲冷不止者，此邪熱太甚，傷及津液也。法宜滅火存陰為主。

大汗如雨

病人或六七日，發熱汗出如雨，脈大有力，口臭氣粗，聲音洪亮，口渴飲冷，此乃熱蒸於內，胃火旺極也。法宜急清肌熱。此有餘之候，並非久病亡陽可比。

舌苔乾黃煩躁不寧

病人或七八日，發熱不退，舌苔乾黃，煩躁不寧，脈健身輕，腸胃已實。此胃火太甚，津液將枯，急宜滋陰攻下為主。

狂叫不避親疏

病人或八九日，發熱不退，氣粗身輕，脈健，狂叫，目無親疏，棄衣奔走。此邪火旺極，亂其神明，神無所主也。急宜清涼攻下，滅云邪火，不可遲延。

二便不利

病人或七八日，發熱惡熱，煩躁不寧，口渴飲冷，脈健身輕，二便不利。此邪熱傷陰，血液不能滋潤溝渠，通體皆是一團邪火，急宜攻下，不可遲延。

鼻如煤煙

病人或八九日，發熱不退，煩躁飲冷，胸滿不食，口臭氣粗，忽現鼻如煤煙。此由邪火旺極，炎薰於上也。急宜攻下。

肛門似烙

病人或十餘日，發熱不退，脈健氣粗，煩躁不寧，飲水不已，自覺肛門似烙。此邪熱下攻於大腸，真陰有立亡之勢（勢，原作「熱」字，據文意改）。急宜攻下，不可因循姑惜。

小便涓滴作痛

病人或八九日，發熱惡熱，煩渴飲冷，舌黃而芒刺滿口，脈健身輕，小便涓滴痛者。此邪熱下趨小腸，結於膀胱也。急宜清熱利水。

食入即吐

病人發熱惡熱，口臭氣粗，脈健，食入即吐者。此是邪熱伏於胃口，阻其下行之機，熱主上升，此刻邪熱為崇，升多降少，故食入即吐。急宜攻其邪火，邪火一滅，食自能下矣。

昏沉不省人事

病人或八九日，身（身，原作「鼻」字，據文意改）熱不退，氣粗舌乾，小便短赤，大便極黃而溏，或清水、血水，脈健有力，或脈細如絲，或四（四，原作「日」

字，據文意改）肢厥逆（逆，原作「立」字，據文意改），人雖昏沉，其口氣蒸手，舌根必紅活，即舌黑起刺。

此是邪熱入裡，伏於其內。急宜攻下清裡，切不可妄用辛溫。

日晡發熱飲冷妄言鬼神

病人或八九日，十餘日，外邪未解，入於裡分，身雖發熱，日晡更甚，飲冷不已，妄方言鬼神。

此是熱甚傷血，神昏無主。急宜養血滋陰。並非陰火上騰，元氣外越可比。

呃逆不止

病人或八九日，發熱不退，口渴轉增，飲水不輟，忽見呃逆連聲。此由邪熱隔中，阻其交通之氣機也。法宜攻下。

鼻血如注

病人發熱煩躁，二便不利，口臭氣粗，忽見鼻血如注，發熱更甚者。此由邪火太甚，逼血妄行也。法宜清熱攻下，苟血出而熱退便通，又是解病佳兆。

斑疹頻發

病人發熱不退，煩躁不寧，飲冷氣粗，脈健神健，忽發現斑疹。此邪熱盡越於外，解病之兆，急宜隨機而升解之。

喉痛厥逆

病人或八九日，發熱不退，或不身熱，脈健身輕，品氣極熱，小便短赤，神氣衰減，肌膚乾粗，忽見喉痛厥逆。此邪入厥陰，熱深厥深，上攻而為喉痹是也。急宜清

潤瀉火養陰為主。

乾咳無痰吐涎膠黏

病人或七八日，發熱不退，或熱已退，舌上乾粗，脈健聲洪，煩渴飲冷，人時恍惚，乾咳不已，吐涎膠黏。此乃火旺津枯，熱逼於肺，宜潤燥清金瀉火為要。

膿血下行不止

病人或八九日，身熱不退，或身不熱，時而煩渴，時而厥逆，煩躁不寧。此厥陰邪熱，下攻於腸也。法宜清火養陰為主。

皮毛乾粗

病人或七八日，發熱不退，或身不熱，必煩氣衰，小便短而咽中乾，忽見皮膚乾粗，毛髮枯槁。此邪火傷陰，血液失運，急宜瀉火養陰為主。

筋攣拘急

病人或七八日，或十餘日，發熱不退，或不身熱，煩渴咽乾，小便短赤，惡熱喜冷，忽然四肢拘急不仁。此由邪火傷陰，血液不榮於筋，故見拘急。法宜滋陰瀉火為主。

陰囊如斗

病人或十餘日，身熱未退，或不身熱，脈健身輕，心煩口渴，聲音洪亮，忽見陰囊紅腫，其大如斗，疼痛異常。此熱邪下攻宗筋，宗筋之脈，貫於陰囊，急宜瀉火養陰滋肝為主。

周身紅塊

病人身熱脈健，煩躁不寧，忽現周身紅塊，痛癢異常。此是邪熱壅於肌肉也。宜解肌清熱瀉火為主。

身冷如冰形如死人

病人或八九日，初發熱口渴飲冷，二便不利，煩躁譫語，忽見身冷如水，形如死人。此是熱極內伏，陽氣不達於外，證似純陰。此刻審治，不可粗心，當於氣口中求之，二便處求之。予經驗多人，口氣雖微，極其蒸手，舌根紅而不青，小便短赤，急宜攻下，不可因循姑惜，切切不可妄用薑、附。

頭面腫痛

病人或二三日，頭面腫痛，此邪熱壅於三陽也。急宜宣散清熱為主。

以上數十條，略言其概，其中尚有許多火證情形。有當用甘寒養陰法者，有當用苦寒攻下存陰法者，有當用清涼滋陰法者，有當用利水育陰法者，有當用潤燥救陰法者，有當用甘溫回陽救陰法者。種種不一，全在臨時變通。總之正氣生人，邪氣死人，用養陰等法，皆為陽證邪火立說，而非為陰氣上騰之陰火立說。當知陽證邪火，其人脈息、聲音一切有神。若陰氣上騰之陰火，脈息，起居一切無神，陰象全具。此乃認證關鍵，不可不知。

辨認陰盛陽衰及陽脫病情

頭痛如劈

素稟陽虛之人，身無他苦，忽然頭痛如劈，多見唇青爪甲青黑，或氣上喘，或脈浮空，或勁如石。此陽竭於上，急宜回陽收納，十中可救四五。

目痛如裂

察非外感，非邪火上攻，或脈象與上條同，病情有一

二同者，急宜回陽。若滋陰解散則死。

耳癢欲死

審無口苦咽乾，寒熱往來，即非肝膽為病。此是腎氣上騰，欲從耳脫也，必有陰象足徵，急宜回陽收納。

印堂如鏡

久病虛極之人，忽然印堂光明如鏡，此是陽竭於上，且夕死亡之徵。若不思而救之，急宜大劑回陽收納，光斂而飲食漸加，過七日而精神更健者，即有生機。否則未敢遽許。

唇赤如硃

久病虛極之人，無邪火可徵，忽見唇赤如硃。此真陽從唇而脫，且夕死亡之徵。急服回陽，十中可救二三。

兩顴發赤

久病與素秉不足之人，兩顴發赤。此真元竭於上也。急宜回陽收納，誤治則死。

鼻涕如注

久病虛極之人，忽然鼻涕如注。此元氣將脫，且夕死亡之徵。急宜回陽收納，或救一二。

口張氣出

久病虛極之人，忽見口張氣出。此元氣將絕，且夕死亡之徵。法在不治，若欲救之，急宜回陽收納，以盡人事。

眼胞下陷

久病之人，忽見眼胞下陷。此五藏元氣竭於下也，且夕即死。法在不治。若欲將之，急宜大劑回陽，十中或可救一二。

白眼輪青

久病虛損之人，忽見白睛青而人無神。此真陽衰極，死亡之徵。急宜回陽，十中可救五六。

目腫如桃

久病與素秉不足之人，忽見目腫如桃，滿身純陰，並無一點邪火風熱可險。此是元氣從目脫出，急宜回陽收納，可保無虞。

目常直視

久病虛極之人，忽見目常直視。此真氣將絕，不能運動，法在死例。若欲救之，急宜回陽，或可十中救一二。

目光如華

久病與素秉不足之人，目前常見五彩光華。此五臟精氣外越，陽氣不藏，亦在死例。急宜回陽收納，十中可救五六。

面色光彩

久病虛損之人，忽見面色鮮豔，如無病之人，此是真陽已竭於上，旦夕死亡之客。若欲救之，急宜回陽，光斂而神稍健，過七日不變者，方有生機。否則不救。

面如枯骨

久病虛極之人，忽見面如枯骨。此真元已絕，精氣全無，旦夕死亡之徵，可預為辦理後事，急服回陽，十中或可救得一二。

面赤沭如朱。面赤如瘀，面白如紙，面黑如煤，面青如枯草。

久病虛極之人，並無邪火足徵，忽見面赤如朱者。此真陽已竭於上也。法在不治，惟回陽一法，或可十中救一

二。更有如瘀、如紙、如煤、如枯草之類，皆在死列，不可勉強施治。

齒牙血出

素秉陽虛之人，並無邪火足徵，陰象全具，忽見滿口齒牙血出。此是腎中之陽虛，不能統攝血液，陰血個溢，只有扶陽收納一法最妥。若以滋陰之六味地黃湯治之，是速其危也。

牙腫如茄

凡牙腫之人，察其非胃火風熱，各部有陰象足徵。此是元氣浮於上而不潛藏，急宜回陽收納封固為要。若以養陰清火治之，是速其亡也。

耳腫不痛

凡耳腫之人，其皮色必定如常，即或微紅，多含青色，各部定有陰象足徵，急宜大劑回陽。切勿謂肝膽風熱，照常法外感治之，是速其死也。

喉痛飲滾

凡喉痛飲滾之人，必非風熱上攻，定見脈息、聲音一切無神，陰象畢露，急宜回陽之藥冷服以救之，其效甚速。此是陽浮於上，不安其宅，今得同氣之幽幽以引之，必返其舍。若照風熱法治之，是速其危矣。

咳嗽不已

久病與素秉不足之人，或過服清涼發散之人，忽然咳嗽異常，無時休息，陰象全具。此是陰邪上乾清道，元陽有從肺脫之勢（勢，原作「熱」字，據文意改），急宜回陽祛陰，陽旺陰消，咳嗽自止。切不可仍照滋陰與通套治咳嗽之上方治之。若畏而不回陽，是自尋其意也。

氣喘唇青

久病與素秉不足之人，忽見氣喘唇青，乃是元氣上浮，脫絕之徵，法在難治。急宜回陽降逆收納。俟氣喘不作，唇色轉紅，方有生機。苟信任不專，聽之而已。

心痛欲死

凡忽然心痛欲死之人，或面赤，或唇青，察定陰陽，不可苟且。如心痛面赤，飲冷，稍安一刻者，此是邪熱犯於心也，急宜清火。若面赤而飲滾，兼見唇舌青光，此是寒邪犯於心也，急宜扶陽。

腹痛欲絕

凡腹痛欲死之人，細察各部情形，如唇舌青黑，此是陰寒凝滯，陽不運行也，急宜回陽。如舌黃氣粗，二便不利，周身冰冷，此是熱邪內攻，閉其清道，急宜宣散通滯，如今之萬應靈通丸，又名兌金丸，又名靈寶如意丸，又名川督普濟丸，又名玉樞萬靈丹。一半吹鼻，一半服，立刻見效，不可不知也。

腸鳴瀉泄

凡久病與素秉不足之人，有腸鳴如雷，泄瀉不止者，此乃命門火衰，臟寒之極，急宜大劑回陽，若以利水之藥治之，必不見效。予曾經驗多人。

大便下血

凡久病與素秉不足之人，忽然大便下血不止，此是下焦無火，不能統攝，有下脫之勢，急宜大劑回陽，如附子理中、回陽飲之類。

小便下血

此條與上大便下血同。予曾經驗多人，皆是重在回

陽，其妙莫測，由其無邪熱足徵也。

精滴不已

大凡好色之人，與素秉不足之人，精常自出，此是元陽大耗，封鎖不密，急宜大劑回陽，交通水火為主。予嘗以白通湯治此病，百發百中。

午後面赤

凡午後面赤，或發燒，舉世皆謂陰虛，不知久病與素秉不足之人，陽氣日衰，不能鎮納其陰，陰邪日盛，上浮於外，況午後正陰盛時，陽氣欲下潛藏於陰中，而陰盛不納，逼陽於外，元氣升多降少，故或現面赤，或現夜燒。此皆陰盛之候。若按陰虛治之，其病必劇。予常以回陽收納，交通上下之法治之，百發百中。

身癢欲死

久病與素秉不足之人，身忽癢極，或通身發紅點，形似風疹，其實非風疹。風疹之為病，必不癢極欲死，多見發熱身痛，惡寒惡風。

若久病、素不足之人，其來者驟，多不發熱身痛，即或大熱，而小便必清，口渴飲滾，各部必有陰象足徵，脈亦有浮空、勁急如繩可據，此病急宜大劑回陽收納為要。若作風疹治之，速其亡也。

大汗如雨

久病與素秉不足之人，忽然大汗如雨，此亡陽之候也。然亦有非亡陽者。夫大汗如雨，驟然而出，片刻即汗止者，此非亡陽，乃陰邪從竅而出，則為解病之兆。若其人氣息奄奄，旋出而身冷者，真亡陽也，法則不治。若欲救之，亦只回陽一法。然陽明熱極，熱蒸於外，亦有大汗

如雨一條，須有陽證病情足徵。此則陰象全具，一一可考。

大汗呃逆

久病與素秉不足之人，與過服克伐清涼之人，忽然大汗呃逆，此陽亡於外，脾腎之氣絕於內，且夕死亡之徵也。急宜回陽降逆。服藥後，如汗止呃逆不作，即有生機。若仍用時派止汗之麻黃根、浮小麥，止呃之丁香、柿蒂，未有不立見其死者也。

身熱無神

久病與素秉不足之人，或偶勞心，忽見身大熱而不疼，並無所苦，只是人困無神，不渴不食。此是元氣發外，宜回陽收納，一劑可癒。若以為發熱，即照外感之法治之，是速其危也，世多不識。

吐血身熱

凡吐血之人，多屬氣衰，不能攝血。吐則氣機向外，元氣亦與之向外，故身熱，急宜回陽收納為主。以不可見吐血而即謂之火，以涼劑施之。

大吐身熱

《經》云：吐則亡陽。吐屬太陰，大吐之人，多緣中宮或寒或熱，或食阻滯。若既吐已，而見周身大熱，並無三陽表證足徵。此屬脾胃之元氣發外，急宜收納中宮元氣為主。切不可仍照藿香正氣散之法治之。予於此證，每以甘草乾薑湯加砂仁，十治十效。

大泄身熱

久病與素秉不足之人，忽然大泄，漸而身大熱者，此屬陽脫之候。大熱者，陽竭於上。大泄者，陰脫於下。急宜溫中收納為主。切不可一見身熱，便云外感，一見大泄，便云

飲食。若用解表、消導、利水，其禍立至，不可不知。

午後身熱

《經》云：陰虛生內熱。是指邪氣旺而血衰，並非專指午後、夜間發熱為陰虛也。今人全不在陰陽至理處探取盈縮消息，一見午後、夜間發熱，便云陰虛，便云滋水。推其意，以為午後屬陰，即為陰虛，就不知午後、夜間正陰盛之時，並非陰虛之候。即有發熱，多屬陰盛隔陽於外，陽氣不得潛藏、陽浮於外，故見身熱。

何也？人身真氣從子時一陽發動，歷丑寅卯辰巳，陽氣旺極，至午未申酉戌亥，陽衰而下潛藏。今為陰隔拒，不得下降，故多發熱。此乃陰陽盛衰，元氣出入消息，不可不知也。

予於此證，無論夜間、午後發燒熱，或面赤，或唇赤，脈空，飲滾，無神，即以白通湯治之，屢治屢效。

皮毛出血

久病與素秉不足之人，忽見皮毛出血，此乃衛外之陽不足，急宜回陽收納，不可遲延。

陰囊縮入

久病與素秉不足之人，忽然囊縮腹痛，此厥陰陰寒太甚，陽氣虛極也，急宜回陽。或用艾火燒丹田，或臍中；或以胡椒末裹塞臍中，用有力人口氣吹入腹中，痛即止，亦是救急妙法。

兩腳大燒

久病與素秉不足之人，或夜臥，或午後兩腳大燒，欲踏石上，人困無神。此元氣發騰，有亡陽之勢，急宜回陽收納為主。切不可妄云陰虛，而用滋陰之藥。

兩手腫熱

凡素秉不足之人，忽然兩手腫大如盂，微痛微紅，夜間、午後便燒熱難忍。此陰盛逼陽，從手脫也，急宜回陽收納為主。

兩乳忽腫

凡素秉不足之人，忽然兩乳腫大，皮色如常，此是元氣從兩乳脫出，切勿當作瘡治，當以回陽收納為主。

瘡口不斂

凡瘡口久而不斂，多屬元氣大傷，不能化毒生肌，只宜大劑回陽。陽回氣旺，其毒自消，其口自斂。切忌養陰清涼，見瘡治瘡。

痘瘡平塌

凡痘瘡平塌，總原無火，只宜大劑回陽，切不可兼用滋陰。

肛脫不收

凡素秉不足之人，或因大泄，或因過痢，以致肛脫不收。此是下元無火，不能收束，法宜回陽，收納腎氣。或灸百會穴，亦是良法。

小便不止

久病與素秉不足之人，忽見小便日數十次，每來清長而多。此是下元無火也，急宜回陽，收納腎氣，切不可妄行利水。

腹痛即泄

久病與素秉不足之人，多有小腹一痛，立即泄瀉，或溏糞，日十餘次。此屬下焦火衰，陰寒氣滯，急宜回陽。切不可專以理氣分利為事。

身疼無熱

久病與素秉不足之人，忽見身疼，而卻不發熱者，是裡有寒也，法宜溫裡。但服溫裡之藥，多有見大熱身疼甚者，此是陰邪潰散，即癒之徵，切不可妄用清涼以止之。

身熱無疼

久病與素秉不足之人，與服克伐宣散太過之人，忽見身熱，而卻無痛苦，並見各部陰象足徵。此是陽越於外也，急宜回陽收納，不可妄用滋陰、升散。

身冷內熱

久病與素秉不足之人，身外冷而覺內熱難當，欲得清涼方快。清涼入口，卻又不受，舌青滑而人無神，二便自利。此是陰氣發潮，切不可妄用滋陰清涼之品，急宜大劑回陽，陽回則陰潮自滅。若果係時疫外冷內熱之候，其人必煩躁，口渴飲冷，二便不利，人必有神，又當攻下，回陽則危。

身熱內冷

久病之人，忽見身大熱而內冷亦甚，疊褥數重。此是陽越於外，寒隔於內，急宜回陽，陽氣復藏，外自不熱，內自不冷。切不可認作表邪，若與之解表，則元氣立亡。此等證多無外感足徵，即或有太陽表證，仍宜大劑回陽藥中加桂、麻幾分，即可無虞。

身重畏冷

久病與素秉不足之人，忽見身重畏冷者，此是陰盛而陽微也，急宜回陽。

身強不用

久病與素秉不足之人，與過服克伐宣散之人，忽然身

強不用。此是真陽衰極，陽氣不充，君令不行，陰氣旺甚，阻滯經脈，宜大劑回陽，陽旺陰消，正氣復充，君令復行，其病自已。世人不識，多以中風目之，其用多以祛風，每每釀成壞證，不可不知也。

腳輕頭重

久病與素秉不足之人，人忽見腳輕頭重。此是陰乘於上，陽衰於內也。急宜回陽，收納真氣，陽旺陰消，頭重不作，便是生機。

腳麻身軟

久病與素秉不足之人，多有腳麻身軟者。此是陽氣虛甚，不能充周，急宜甘溫扶陽。陽氣充足，其病自已。

氣喘脈勁

久病之人，忽見氣喘脈勁，此陽竭於上，旦夕死亡之候，急急回陽，十中可救一二。但非至親，切切不可主方，即主方亦必須批明，以免生怨。切不可見脈勁而云火大，便去滋陰降火。

吐血脈大

凡吐血之人，忽見脈來洪大（大，原作「太」字，據文意改）。此陽竭於上，危亡之候也。今人動云：吐血屬火，脈大屬火，皆是認不明陰陽之過也。〔眉批〕人能知得血是水，氣是火，便知得滋陰之誤，薑、附之效也。

虛勞脈動

凡虛損已極之人，脈象只宜沉細。若見洪大細數，或弦，或緊，或勁，或如擊石，或如粗繩，或如雀啄、釜沸，皆死亡之候。切切不可出方。果係至親至友，情迫不已，只宜大甘大溫以扶之。苟能脈氣和平，即有生機。切

切不可妄用滋陰。要知虛損之人，多屬氣虛，所現證形，多有近似陰虛，其實非陰虛也。

予嘗見虛損之人，每每少氣懶言，身重嗜臥，潮熱而口不渴，飲食減少，起居動靜，一切無神，明明陽虛，並未見一分火旺陰虛的面目。

近閱市習，一見此等病情，每稱為陰虛，所用藥品，多半甘寒養陰。並未見幾個膽大用辛溫者，故一成虛勞，十個九死。非死於病，實死於藥，非死於藥，實死於醫。皆由醫家不明陰陽至理，病家深畏辛溫，故罕有幾個得生，真大憾也。

以上數十條，揭出元氣離根，陽虛將脫危候，情狀雖異，病源則一。學者苟能細心體會，胸中即有定據，一見便知，用藥自不錯亂。雖不能十救十全，亦不致誤人性命。但病有萬端，亦非數十條可盡，學者即在這點元氣上探求盈虛出入消息，雖千萬病情，亦不能出其範圍。

予更一言奉告，夫人身三百六十骨節，節節皆有神，節節皆有鬼，神者，陽之靈，氣之主也。此言節節，皆正氣布護。鬼者，陰之靈，血之主也。此言節節，皆真陰布護。故前賢云，鬼神塞滿宇宙。宇宙指天地，指人身也。無論何節出現鬼象，即陰邪也。即以神治之。神，陽也，火也，氣也。以陽治陰，即益火之源，以消陰翳。即扶南瀉北之意，即補火治水義。用藥即桂、附、薑、砂，一承是也。無論何節現出邪神為殃，言邪神者，明非即正氣之盛，指邪氣之盛，邪氣即邪火也。乾坤以正氣充塞，正氣不能害人，氣始能害人，故曰邪神。又可以鬼伏之。鬼，陰也，血也，水也。邪神，邪火也。鬼伏神，即以水治火，滋陰降

火。用藥即三黃石膏、大小承氣一派是也。今人動云滋陰降火，皆是為邪火傷陰立說，並未有真正陰虛。即謂陰虛，皆陽虛也。何則？陰陽本是一氣，不可分也。故《經》云：氣旺則血旺，氣衰則血衰，氣升則血升，氣降則血降，氣在則血在，氣亡則血亡。明得此理，便知天一生水之旨歸，甘溫、辛溫回陽之妙諦。

學者不必他處猜想，即於鬼神一語，領會通身陰陽，用藥從陰從陽法度，認得邪正關鍵，識得諸家錯誤，便可超人（人，原作「入」字，據文意改）上乘，臻於神化。

辨脈切要

浮脈、主風，洪脈、主火，實脈、主熱，數脈、主熱，緊脈、主寒，滑脈、主痰，沉脈、屬陰，遲脈、屬寒，細脈、不足，微脈、不足，虛脈、不足，弱脈。不足。

以上脈象，諸書言：浮主風也，洪與實、數、緊、滑主火、主熱、主寒、主痰也。予謂浮脈未可遽概為風。洪、大、實、數、緊、滑未可遽概為火、為熱、為寒、為痰也。沉、遲、細、微與虛、弱，亦未可遽概為陰、為寒、為不足、為虛損也。

要知外感脈浮，而病現頭疼身痛，發熱惡風、自汗、鼻築流清，始可以言風也。若內傷已久，元氣將脫之候，脈象亦浮，猶得以風言之乎？洪、大、實、數之脈，而病現發熱惡熱，煩躁，口渴飲冷，譫語，口臭氣粗，二便閉塞之類，始可以言火、言熱也。若內傷已久，元氣將脫之候，脈象有極洪、極長、極實、極數、極勁之類，又尚得以時行火熱證言之乎？緊寒、滑痰之脈，而病現身疼，發

熱畏寒，與吐痰不體之類，始可言寒邪痰濕也。若內傷已久，元氣將脫之候，脈象亦有極緊、極滑之形，又尚得以寒痰目之乎？沉、遲、細、微、虛、弱之脈，而病現面白唇青，少氣懶言，困倦嗜臥之類，乃可以言不足，言虛寒，言陰陽兩傷。若外邪深入，協火而動，閉其清道，熱伏於中，陽氣不達於四末，四肢冰冷，惟口氣蒸手，小便短赤而痛，此為陽極似陰，又尚得以氣血虛損言之乎？

總之，脈無定體，認證為要，陰陽內外，辨察宜清。雖二十八脈之詳分，亦不過資顧問已耳。學者苟能識得此中變化，便不為脈所圍矣。

切脈金針

夫脈者，氣與血渾而為一者也。其要在寸口，百脈皆會於此。其妙在散於周身，隨邪之淺深、臟腑之盛衰，人性之剛柔、身體之長短、肌肉之肥瘦、老幼男女之不同，變化萬端。其綱在浮、沉、遲、數，其妙在有神、無神。即有力、無力也。有神無神者，即盈縮機關，內外秘訣。他如浮、洪、長、大、數、實，皆為盈，為有餘之候。果病情相符，則為脈與病合，當從有餘立法施治。如脈雖具以上等象，而病現不足已極，則為脈不合病，當捨脈從病，急宜扶其不足，培其本源。切勿惑於浮風、洪火之說。若按浮風、洪火治去，則為害非淺。

沉遲、細、微虛、弱皆為縮，為不足。果病情相符，則為脈與病合，當照不足立法施治。如脈雖具以上等象，而病現有餘以極，又當捨脈從病。切勿惑於沉、遲、細、微為虛損。若按虛損治去，則為禍不淺。予恆曰：一盈一

縮,即陰陽旨歸,萬病繩墨。切脈知此,便易進步,便易認證,庶不為脈所囿矣。

相舌切要

舌上白苔

病人雖舌現白苔,並未見頭疼身痛,發熱惡寒,惡熱等情,切不可認為表證,認為瘟證。當於脈息,聲音、起居動靜,有神無神處探求病情,自有著落。切切不可猛浪。如果有表證足徵,始可照解表法施治。

舌上黃苔

病人雖舌現黃苔,無論乾黃色、潤黃色、老黃色、黑黃色,並未見口渴飲冷,煩躁,惡熱,便閉等情,切不可便謂大旺熱極,當於陽虛,真氣不上升處理會,病情上理會,治法即在其中。

如果見便閉,口臭氣粗,身輕惡熱,心煩飲冷,精神有餘等情,便當攻下,不可遲延。

舌上黑苔

病人雖舌現黑苔,無論乾黑色、青黑色、潤黑色,雖現陰象,切不可即作陰證施治。如其人煩躁,口渴飲冷,惡熱身輕,氣粗口臭,二便閉結,即當攻下,不可遲延。如其人安靜懶言,困倦,不渴不食,二便自利,即當回陽,不可遲延。

舌上紅黑色　舌上潤白苔　舌根獨黃色　舌上白黃色　舌上黃芒刺　舌尖獨青色　舌上黑黃色　舌上黑芒刺　舌根獨黑色　舌上青黃色　舌上白芒刺　舌尖慘紅色　舌上粉白苔　舌上青紅色　舌心獨黃色　舌上乾白苔　舌上

淡黃色　舌邊獨白色　舌裂而開瓣　舌如豬腰色

　　舌之分辨，實屬繁冗，亦難盡舉。姑無論其舌之青、黃、赤、白、黑、乾潤、燥裂、芒刺滿口、紅白相間、黃黑相兼，統以陰陽兩字盡之矣。是陰證則有陰象足徵，是陽證則有陽證可憑。識得此旨，則不專以舌論矣。諸書紛紛論舌，言某舌當某藥，某舌當某方，皆是刻舟求劍之流，不可為法。學者務於平日，先將陰陽病情，真真假假，熟悉胸中，自然一見便知，亦是認證要著。

萬病一氣說

　　病有萬端，發於一元。一元者，二氣渾為一氣者也。一氣盈縮，病即生焉。有餘即火，不足即寒。他如脈來洪大，氣之盈也，脈來數實，脈來浮滑，氣之盈也。間亦不足。脈來洪大數實浮滑，乃邪實火盛，此為有餘。久病暴脫，亦有此脈象，不可不知。脈來遲細，氣之縮也，脈來短小，脈來虛弱，氣之縮也。間亦有餘。脈來遲細短小虛弱，皆為不足。若溫病熱極脈伏，亦有此脈，不可不知。脈來劈石，脈來魚尾，脈來雀啄，脈來釜沸，脈來掉尾，脈來散亂，氣之絕也。

　　推之面色如珠，氣盈之驗。亦有縮者。素平面赤，不作病看。新病面赤惡熱，則為邪實火旺。久病無神，虛極之人而面赤，則為陽竭於上，脫絕之候，色如雞冠者吉，色如瘀血者死。

　　面青有神，氣盈之驗。亦有縮者。素平面青有神，不作病看。有病而始面青，則為肝病。有神主肝旺，無神主肝虛。色如翠羽者吉，色如枯草者凶。

　　面白有神，氣盈之驗。亦有縮者。素乎面白，不作病

看。有病而始見面白者，方以病論。白而有神，肺氣嘗旺。白而無神，肺虛之徵。自如豬膏者吉，色如枯骨者危。

面黃有神，氣盈之驗。亦有縮者。素平面黃，不作病看。有病而始面黃，方以病論。黃而有神，胃積之盛。黃而無神，氣弱之徵。黃而鮮明者吉，黃如塵埃色者凶。

面黑有神，氣盈之驗。亦有縮者。素平面黑，不作病看。有病而始面黑，方以病論。黑而有神，腎氣尚旺。黑而無神，腎氣衰弱。黑如烏羽者吉，色如炭煤者危。

此論五色之盛衰，其中尚有生剋。額屬心，而黑氣可畏。鼻屬土，而青色堪驚。骸下黃而水病，腮左白而肝傷，腮右赤兮火灼，唇上黑兮水決。氣色之變化多端，明暗之機關可據。

至若審音察理，五音細詳。五音指宮、商、角、徵、羽，以應人身五臟也。聲如洪鐘，指邪火之旺極。素來音洪，不作病看。有病而始見聲洪，則為邪實火旺，法宜瀉火為主。語柔而細，屬正氣之大傷。素來聲細，不作病看，有病而始見聲低息短，則為不足。忽笑忽歌，心脾之邪熱已現。笑主心旺，歌主脾旺。或狂或叫，陽明之氣實方張。狂叫乃胃熱極。瞑目而言語重重，曰神曰鬼。瞑目而妄言鬼神，是正氣虛極，神不守舍也。張目而呼罵叨叨，最烈最橫。肝火與心胃邪旺，其勢其不可撲滅。

曰飲食，曰起居也，須考證。食健力健，言氣之盈，食少力少，本氣之縮。飲冷飲滾兮，陰陽之形蹤已判。好動好臥兮，虛實之病機畢陳。

至於身體，更宜詳辨。肌肉豐隆，定見胃氣之旺。形瘦如柴，已知正氣之微。皮膚乾潤，判乎吉凶。毛髮脫

落，知其正敗。要知風氣為殃，春溫之名已播。火氣作祟，暑熱之號已工。濕氣時行，霍亂之病偏多。燥氣行秋，瘧痢之病不少。又乃冬布嚴寒，傷寒名著。一年節令，病氣之變化無窮，六氣循環，各令之機關可據。

六氣，即是六經，六經仍是一經。五行分為五氣，五氣仍是一氣。揭太陽以言氣之始，論厥陰以言氣之終，晝夜循環，週而復始。病也者，病此氣也。周身骨節、經絡皆是後天有形之質，全賴一氣貫注。雖各處發病，形勢不同，總在一氣之中，神為氣之宰，氣傷則神不安，故曰病。氣也者，周身軀殼之大用也。身中無氣則無神，故曰死。用藥以治病，實以治氣也。

氣之旺者宜平。正氣不易旺，惟邪氣易旺，須當細分。氣之衰者宜助，衰有邪衰、正衰之雖，當知。氣之升者宜降，瀉其亢盛。氣之陷者宜舉，氣之滯者宜行，氣之鬱者宜解，氣之脫者宜固，氣之散者宜斂。知其氣之平，知其氣之變，用藥不失宜，匡救不失道，醫之事畢矣。

胎元圖

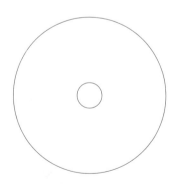

胎元圖說

今以一大圈，喻人一身之真氣，中有一小圈，喻人身受胎之始基。始基之謂，胎元之消息也，稱為祖氣，號曰先天。先天，即父母精血中一點真氣。〔眉批〕陽精陰血，各具真氣，故曰真氣寓於凡精凡血之中。二氣渾為一氣，一氣中含五氣，五氣，即青、黃、赤、白、黑，秉天也。五氣即金、木、水、火、土，秉地也。在人即心、肝、脾、肺、腎。《經》云：二五之精妙合二凝是也。五氣發生萬物。陰陽配合，迭相運用，化生五臟六腑，百脈經絡，天地所有，人身皆具。然未生以前，五行在乾坤之中。既生以後，乾坤即在五行之內。五氣生萬物，一物一太極，一物一陰陽。陽之用從畫，陰之用從夜，此坎離之功用所由分，而萬物之功用所由出，由一而萬理攸分，由萬而一元合聚。故曰：一粒粟藏大千世界，即此之謂也。孟子云：萬物皆備於我，皆是由明善復初，以知得個中這一點機關，這一點胎元消息也。其中這一點真消息，逐日運行，無刻休息。子時發動，由下而中而上，陽根於陰，故由下而發上。由上而中而下，陰根於陽，故由上而趨下，此陰陽互為其根，一元之消息也。循環不已。然由下而中而上，三陽已分，下、中、上為三部，陽主上升，一氣分為三部，即太陽、陽明、少陽也。由上而中而下，三陰已定，上中下為三部。陰主下降，陽從背面，陰從腹面。三陰即太陰、少陰、厥陰是也。合之二三如六，故曰六步而成位。六爻之義於此分，六氣六經之所由判，亦無非這一點胎元，流行充周之所化育也。

仲景知得六步之精義，移步換形，移步更名，變化萬端，不出範圍。予初業斯道，即聞諸師云，萬病不出六經，不出陰陽。終不了了。冥心之餘，忽得此胎元消息，始識師言之不謬，仲景之骨髓如見矣。

用藥須知

外感風寒忌收納也

凡一切外邪初入，切不可攻下，攻下則引邪入裡，變證百出。切不可妄用溫固收納，收納為關門捉賊，延禍匪輕。切不可妄用滋陰，滋陰則留戀陰邪，病根難除。只宜按定六經提綱病情施治，庶不誤人。

內傷虛損忌發散也

凡內傷之人，多半咳嗽，由清陽不升，濁陰不降，閉塞清道而成，只宜辛甘化陽之品，蕩去陰邪，清升濁降，咳嗽自已。昧者不識，稱為陳寒入脫，純用一派搜寒宣散之品，每每釀成脫證。不知病既內傷，正虛無疑，而更用此宣散，則一線之正氣，又為大傷，豈能久延時刻，而不脫絕者乎。

凡內傷之人，多半胸滿不食，痰多。由中宮氣衰，轉輸失職，陰邪痰水堵塞胸中，只宜溫中醒脾助正，胸滿、痰水自去也。昧者不察，多用一派推蕩破滯之品，每每釀成腹脹不治之病，不可不知。

凡內傷之人，多有身熱而卻不疼，雖然內熱，而口不渴。如此等病情，近似外感，近似火症，只宜回陽收納。收納則陽不外越，而身熱自已。陽回則鎮納陰邪，而陰潮不作。

　　諸書稱內熱由陰虛，不知陽衰而陰鬼立出，即晝夜亦可知也。昧者不識，一見發熱，稱為外感，便以發散投之必危；一見內熱，稱為陰虛，滋陰降火必殆。

陽虛吐血忌滋陰也

　　凡吐血之人，由正氣已衰，中宮不運，陰邪僭居陽位，久久積聚，陽無力以施運行之權，陽無力以申乾剛之令，一觸即發，血所以出也。只宜甘溫扶陽，以申其正氣，正氣日申，陰血自降，一定之理。昧者不察，一見吐血，便以滋陰止血之品，希圖速效，究竟釀成死證。含糊有年，真憾事也。

陰虛吐血忌溫補也

　　凡陰虛吐血之人，多半精神有餘，火伏於中，逼血妄行。吐後人不困倦，此乃有餘之候，百中僅見一二。只宜清涼，平其有餘。若照陽虛吐血治之必殆，不可不知。

陽虛一切病證忌滋陰也

　　凡陽虛之人，多屬氣衰血盛，無論發何疾病，多緣陰邪為殃，切不可再滋其陰。若更滋其陰，則陰愈盛而陽愈消，每每釀出真陽外越之候，不可不知。

陰虛一切病證忌溫補也

　　凡陰虛之人，多屬氣盛血衰，無論何部發病，多緣火邪為殃，切不可再扶其陽。若扶其陽，則陽愈旺而陰愈消，每每釀出亢龍有悔之候，不可不知。

病有宜汗者

　　太陽病，發熱身疼，自汗，惡風者，當發汗。太陽病外症未解，脈浮弱者，當微發汗。太陽病表證未罷，發汗未過，脈浮數者，仍可發汗。陽明病脈遲汗出多，微惡寒

者，表未解也，可發汗。太陰病脈浮者，可發汗。太陰病汗後不解，仍發熱，脈浮者，當復汗之。傷寒發汗本無體，隨邪之淺深，本氣之盛衰，有大發汗，復發汗，微發汗，更有和解，亦得汗而解，溫經亦得汗而解，回陽亦得汗而解，不可不知。

病有不宜汗者

仲景云：陽盛陰虛，下之則癒，汗之則死。發熱身疼，脈浮緊者，當發汗。假令尺脈遲弱者，不可發汗，以贏弱血少故也。咽燥喉痹者，不可發汗，津液現已傷也。咳而小便利，若失小便者，不可發汗，下元虛也。下利，雖有表證，不可發汗，發汗則水濕必散於周身，而成浮腫脹滿。淋家不可發汗，發汗則津液內亡，客熱更增。衄血亡血家，不可發汗，以其血液虛也。瘡家不可發汗，發汗則痙。表虛熱盛故生瘡，汗之則表愈虛而熱愈熾，熱則傷血，熱則生風，故變為痙。少陰病，脈沉細數。沉為在裡，不可發汗。大便素難便者，不可發汗，發汗則譫語，以其血液既少，而復奪之，表虛裡實，故譫語。汗家不可重發汗，發汗則心神恍惚，蓋以汗為血液也，心液大耗，神無所主，故見恍惚。虛人發熱，無身疼者，不可發汗，發汗則陽亡。蓋以發熱乃陽越於外，收之唯恐不及，今誤汗之，陽必亡。

血氣欲絕，手足厥冷，引衣蜷臥，不可發汗，發汗則殆。厥證脈緊，不可發汗，汗則聲絕咽嘶舌萎。要知陽厥宜下，即熱深厥深是也。陰厥宜回陽，即四逆湯法之也。脈弦細，頭痛發熱者，屬少陽，宜和解，不宜發汗，發汗則變證百出。

太陽與少陽並病，頭項（項，原作「頂」字，據文意改）強痛，或眩冒，時加結胸，心下痞硬者，不可發汗。風溫證不可發汗，汗之則熱盛，汗則血傷也。濕溫證不可發汗，汗之衛陽虛，津液竭，熱必盛也。虛煩證不可發汗，汗之則心血虛，而煩愈盛也。午後熱，不可發汗，汗之則陽亡。久病陽虛陰虛，一切諸證，不可擅發汗。

病有宜吐者

病如桂枝證，頭不疼，項不強，寸脈微浮，胸中痞硬，氣上沖咽喉，不得息者，此為有寒。一云內有久痰，宜吐之。病人胸中菀菀而痛，不能食，欲使人按之，而反有涎唾，下利日十餘行，其脈反遲，寸口微滑。此宜吐之，吐之則利止。少陰病，飲食入口即吐，心下溫溫欲吐，復不能吐者，宜吐之。宿食在上脘者，當吐之。病手足逆冷，脈乍結，以客氣在胸中，心下滿而煩，欲食不能，病在胸中，當吐之。凡病在膈上，脈大胸滿多痰者，食在胃口，脈滑者，俱宜吐之。

病有不宜吐者

脈虛、脈微者，不可吐。太陽病乾嘔，嘔逆者，不可吐。吐之則傷胃。四肢厥逆者，不可吐。膈上有寒飲乾嘔者，不宜吐，當溫之。凡中下二部之病，切不可吐，吐則為逆。

病有宜下者

發汗不解，腹滿痛者，急下之。下利，三部脈皆平，按之心下硬者，急下之。下利，脈遲滑者，內實也，利未欲止，當下之。脈滑而數者，有宿食也，宜下之。寸脈浮大，按之反澀，尺中亦微而澀，知有宿食也，宜下之。下

利，不欲食者，以有宿食故了，當下之。不利，見譫語者，有屎燥也，宜下之。下利瘥，至其年月日時復發者，病不盡故也，當下之。

傷寒六七日，目中不了了，睛不合，無表裡證，大便難，身微熱者，此為實也。急下之。陽明病，發熱汗出多者，急下之。二陽並病，太陽證罷，但發潮熱，手足漐漐汗出，大便難而譫語者，下之則癒。少陰病得之二三日，口燥咽乾者，急下之，此邪未深入，便作口燥，腎水將乾，宜急下之，以救欲絕之水也。

少陰證六七日，腹脹不大便者，急下之，此少陰邪熱入胃府也，土勝則水乾，宜急下以救腎水。少陰病，自利清水，色純青，心中必痛，口中燥者，急下之。青為肝色，肝邪乘腎，故下利。陽邪上攻，故口燥，此亦少陰傳陽明腑證也。厥陰證，舌捲囊縮，宜急下之。此證有寒極而縮者，宜溫。此由陽明之熱，陷入厥陰，陽明主潤宗筋，宗筋為熱所攻，弗榮而急引舌睪丸，故舌捲囊縮，此為熱極，故宜急下以存陰也。

須知胃為五臟之大源，凡胃受熱，處處皆可傳及。總之，土燥則水易虧，故陽明與厥陰皆有急下法。法雖不同，其入腑之理則一也。

病有不宜下者

仲景云：陰盛陽虛，汗之則癒，下之則死。太陽病外證未解者，不可下，下之則引邪入裡也。脈浮大者，不可下，浮大為在表也。惡寒者，不可下，邪尚在表也。嘔多，雖有陽明證，不可下，邪在上焦也。陽明病不能食，攻其熱必噦，胃中虛冷故也。陽明病應發汗，反下之，則

為大逆。太陽陽明合病，喘而胸滿，不可下，宜麻黃湯。寒散肺清，胃邪亦自散也。脈細數者，不可下。細數為血虛有熱，下之熱邪入裡，恐亡陰。惡水者，不可下，下之則內冷，不嗜食，完穀出。頭痛目黃者，不可下，邪在上也。陽微者，不可下，下之痞硬，陰盛而陽不宣也。寒厥者，不可下，下之則死。腹脹可按而減者，不可下，裡虛而邪未實也。咽中祕塞者，不可下，邪未上也。陽明病，面赤，心下雖微滿，不可下，邪未實也。腹中上下左右有動氣者，不可下。結胸證，脈浮大者，不可下，邪在表也。臟結無陽證，舌上苔滑，安靜不渴者，不可下。大便硬，小便數者，不可下，乃脾約丸證也。陽明病，自汗出，若發汗小便自利者，不可下，此為津液內竭，雖硬不可攻，宜蜜煎導之。

　　凡病之當汗與不當汗，當吐與不當吐，當下與不當下，淺深各有定據，不得胡行妄為。務宜詳察病情，診視脈象有神無神，聲音微厲，飲熱飲冷，喜按畏按，各處搜求，自然有下手處也。

服藥須知

　　大凡陽虛陰盛之人，滿身純陰，雖現一切證形，如氣喘氣短，痰多咳嗽，不食嗜臥，面白唇青，午後、夜間發熱，咽痛，腹痛泄瀉，無故目赤，牙疼，腰痛膝冷，足軟手弱，聲低息微，脈時大時勁，或浮或空，或沉或細，種種不一。皆宜扶陽，驅逐陰邪，陽旺陰消，邪盡正復，方可用扶陽之品。

　　但初服辛溫，有胸中煩躁者，有昏死一二時者，有鼻

血出者，有滿口起泡者，有喉乾痛、目赤者。此是陽藥運行，陰邪化去，從上竅而出也。以不思冷水吃為準，即吃一二口冷水，皆無妨。服辛溫四五劑，或七八劑，忽咳嗽痰多，日夜不輟。此是肺胃之陰邪，從上出也，切不可清潤。服辛溫十餘劑後，忽然周身面目浮腫，或發現斑點，痛癢異常，或汗出，此是陽藥運行，陰邪化去，從七竅而出也，以飲食漸加為準。

　　服辛溫十餘劑，或二十餘劑，或腹痛泄瀉。此是陽藥運行，陰邪化去，從下竅而出也。但人必困倦數日，飲食懶餐，三五日自已。其中尚有辛溫回陽，而周身反見大痛大熱者，陰陷於內，得陽運而外解也，半日即癒。

　　凡服此等熱藥，總要服至周身、腹中發熱難安時、然後與以一劑滋陰，此乃全身陰邪化去，真陽已復，即與以一劑滋陰之品，以斂其所復之陽，陽得陰斂，而陽有所依，自然互根相濟，而體健身輕矣。雖然邪之情形，萬變莫測，以上所論，不過略陳大意耳，學者須知。

卷 四

失血破疑說

今人一見失血諸證，莫不稱為火旺也。稱為火旺，治之莫不用寒涼以瀉火。舉世宗之而不疑，群醫信之而不察。所以一得失血證，群皆畏死，由其一經失血，死者甚多，不知非死於病，實死於瀉火之涼藥耳。然則，涼藥其可廢乎？非即謂涼藥之可廢，但失血之人，正氣實者少也，正氣一衰，陰邪上逆，十居八九，邪火所致十僅一二。不可不慎。

予有見於今之失血家，群皆喜服清涼而惡辛溫，每每致死，豈不痛惜。予故為當服辛溫者，決其從違焉。不觀天之日月，猶人身之氣血乎。畫則日行於上，而月伏於下，夜則月行於上，而日伏於下，人身氣血同然。失血之人，血行於上，而氣伏不升可知。欲求血之伏於下，是必待氣之升於上，氣升於上，血猶有不伏者乎。知得此中消息，則辛溫扶陽之藥，實為治血之藥也。

又可怪者，人人身中本此氣血二物，氣為陽，法天，火也；血為陰，法地，水也。故曰人非水火不生活。水火二字，指先天先地真氣，非凡世之水火也。愚夫愚婦，固說不知，而讀書明理之士，亦豈不曉。明知血之為水，水既旺極而上逆，何得更以滋水之品助之。此其中亦有故，故者何？惑於血色之紅也，不知血從火裡化生出來，經火

煆煉，故有色赤之象。豈得以色紅，而即謂之火，即宜服涼藥乎？此處便是錯誤關頭。毒流有年，牢不可破，予不憚煩，又從而言之，願與後之來者作一臂力焉。幸甚。

附：七絕一首

吐血都傳止血方，生軍六味作主張。甘寒一派稱良法，並未逢人用附薑。薑、附，陽也。血，陰也。以陽治陰，即益火之源，以消陰翳。血水如潮本陽虧，陽衰陰盛敢僭為。陰盛，即君弱臣強，夫弱妻強的章本。人若識得升降意，陽主升，陰主降，乃是定理。今陰升而陽不升，更以陰藥助之，陰愈升而陽愈降，不死何待。宜苦宜辛二法持。宜苦者，十僅一二，宜辛者十居八九。

益火之源以消陰翳辨解

前賢云：益火之源，以消陰翳，陽八味是也。此方此語相傳已久，市醫莫不奉為準繩，未有幾個窺透破綻，予不能無疑也。疑者何？疑方藥之不與命名相符（符，原作「孚」據文意改）。既云益火之源，以消陰翳，必是在扶助坎中一點真氣上說，真氣一衰，群陰四起，故曰陰翳。真氣一旺陰邪即滅，故曰益火。

方中桂、附二物，力能扶坎中真陽，用此便合聖經。何得又用熟地、棗皮之滋陰，陰邪即盛，就不該用此。丹皮之瀉火，益火而反瀉火，實屬不通。山藥、茯苓、澤瀉之甘淡養陰則利水乎？推其意也，以為桂、附之辛熱屬火，降少升多，不能直趨於下，故借此熟地、棗皮，沉重收斂之品，而使其趨下。又以丹皮之苦寒助之，更以苓、澤利水，使陰邪由下而出，〔眉批〕孰知五味下喉，其氣

味立刻周遍，呼吸立刻上下交通，何待此。似為有理，獨不思仲景治少陰病，四肢厥逆，腹痛囊縮。爪黑唇青，大汗淋漓，滿身全是陰翳，何不重用此熟地、棗皮、丹皮、苓、澤之品，而獨重用薑、附、草三味起死回生，其功迅速。

由此觀之，仲景之白通、四逆，實益火之源，以消陰翳者也。若此方而云，益火消陰，斷乎不可。予非固為好辨，此是淆亂聖經之言。毒流已久，禍延已深，不得不急為剪除也。

壯水之主以制陽光辨解

前賢云：壯水之主，以制陽光，六味丸是也。此方此說，相傳有年，舉世宗之而不疑，群醫用之而不辨，予不能無說也。竊思此方，必是為邪火傷陰立說，並不是言坎中陽旺立說。今人動云陰虛火旺。陰虛便說是腎水虛，通身血水皆屬腎，言腎虛亦可。火旺便說是腎火旺，通身之氣，皆本腎中一點真火生來，即云腎火旺亦可。但有邪正，不可混淆。統以六味丸治之，其蒙蔽有年矣。予特辨而明之。陰者，水也。陽者，火也。水火互為其根，合而為一，不可分為二也。水從火裡生來，故曰天一生水，先天真氣，號曰真火、真氣，即真金所化。陽旺一分，指真氣。陰即旺一分；指真陰。陽衰一分，陰即衰一分。試問陰虛火旺何來？〔眉批〕陰陽，一氣耳。豈有陽虛而陰不虛，陰虛而陽不虛者乎？千古疑團，一語道破，仲景一生全在邪正上論偏盛，今人在一氣上論偏盛，相隔天淵，源頭錯亂。今得此說，方知前人之錯誤不少。

所謂制陽光者，明是教人瀉邪火也。邪火始能傷陰，真火實能生陰，此邪正關鍵，用藥攸分區處，豈堪混淆莫辨。要知邪火竊發，無論在於何處，皆能傷血，即以三黃、白虎、承氣，與此六味丸，按定輕重治之，皆是的對妙法。今人不明陰陽一氣，不明邪正機關，專以此方滋腎中之元陰，瀉腎中之元陽，實屬不通。

申明陰盛扶陽陽盛扶陰的確宗旨

萬古一陰陽耳。陰盛者，扶陽為急，陽盛者，扶陰為先。此二語實治病金針、救生寶筏，惜乎人之不得其要耳。今人動以水火二字喻天平，水火不可偏盛，偏盛則為病。予謂不然。人自乾坤立命以來，二氣合為一氣，充塞周身，上下四旁，毫無偏倚。火盛則水盛，此火指真火，水指真陰。言火盛、水盛者，即五六月之寸水可知。火衰則水衰，即十冬月雨水可知。此正氣自然之道，不作病論，亦無待於扶。

所謂偏盛者何？偏於陰者宜扶陽，是言陰邪之盛，不是言腎中之真陰偏盛也。偏於陽者，宜扶陰，是言邪火之盛，不是言腎中之真陽偏盛也。前賢立陽八味、六味丸，以言治元陰元陽之方。此說一倡，俱言真陰真陽之果有偏盛也，此語害世非淺。今人又不讀聖經，無怪乎六味、八味之盛行，而承氣、四逆之莫講也。

邪正論

凡天地之道，有陰即有陽，有盈即有虛，有真即有偽，有邪即有正。試問邪正之道若何？邪也者，陰陽中不

正之氣也。〔眉批〕不正之氣，四時皆有，六經分為六氣。不正之氣流行於中，故曰六客。不正之氣，傷於物則物病，傷於人則人病。治之調之，皆有其道。欲得其道，必明其正。正也者，陰陽太和之氣也。〔眉批〕太和者，真陰真陽渾然一氣，氤氳化育之消息也。太和之氣，彌綸六合，萬物皆榮。人身太和充溢，百體安舒。太和之氣有虧，鬼魅叢生，災異疊見，諸疾蜂起矣。

天地之大，生化消長，不能全其太和，人生逐利逐名，亦不能全其固有。正日衰，則邪日盛。欲復其正，必治其邪。邪有陰邪、客邪在臟，或在裡之謂也。陽邪之名，言客邪在表、在腑之謂也。〔眉批〕風寒暑濕燥火六氣，乃是六經的本氣，六氣中不正之氣，方是客氣。邪正原有分別，無奈今人含含糊糊而不察也。

正有外傷、言六節之客邪，由外入內也。內傷之別。言七情之客邪，由內而出外也。正自外傷，邪自外入。衛外之正氣衰，外來之客邪作。正自內傷，邪自內出。或勞精損心陽，飲食傷脾陽，房勞損腎陽，皆是內傷根底。

從陰從陽，邪之變化無方。邪由外入，或從風化、從燥化，從熱化，從濕化，從寒化，隨邪變遷，原無定向。內傷不然，或損於脾，或損於胃，或損於肝，或損於心，或損於腎，病情有定向，用藥有攸分。曰臟，曰腑，邪之居處各異。邪居氣分，表分，呼為陽邪。陽，火也。陽旺極，則凡血傷，凡血傷，則真陰真氣，亦與之俱傷，皆能令人死。仲景立白虎、承氣，早已為陽邪備法也。邪居血分，裡分，呼為陰邪。陰水也，陰旺極，則凡氣傷。凡氣傷，則真陽真陰，亦與之俱傷，皆能令人死。仲景立白通、四逆，早

已為陰邪備法矣。今人以偏盛歸於元陰元陽，是不知邪正之有區分。雖醫書萬種，其立正立言，是袪邪扶正。知袪邪扶正，則知偏盛屬客邪之盛衰，非元陰元陽之自能偏盛也。

仲景垂方，本袪邪以輔正，六經畫界，誠調變之旨歸。有餘言氣分之邪旺。不足言血分之陰邪旺，而正衰也。陽旺是正衰，陽不足，亦是正衰。都是邪蹤。陽明偏盛，俱非正體。真陰真陽，原無偏盛之理。元陰元陽，今人之偏盛在茲。世人知水火之有偏盛，而不知是客邪傷正之為偏盛也。同盛同衰，一元之旨歸不謬。二氣渾為一氣，不可分為二道看，故同盛同衰，一定不易。

論天道，則日月有盈虛。論人身，則秉賦有強弱。究意循環盛衰之理，不作病看。舉世藉為口實，真乃功力未深。茲特反覆推詳，願後之來者，相參砥礪，恐未道根株處，尚祈再加潤色。

客問參著歸地辨論

客有疑而問曰：予觀先生之方，鮮用參、著、歸、地。夫參、著、歸、地，補氣補血之藥也，先生何用之罕歟？曰：大哉！問也。予以參、著、歸、地為補藥。予謂仲景一百一十三方，皆補藥也，豈僅參、著、歸、地已哉，何子之不察耶？曰：先生欺予哉。予亦嘗觀《本草》矣，知麻黃、桂枝，主發散也；澤瀉、豬苓，主利水也；柴胡、黃芩，主和解也；甘草、乾薑，主溫中也；附子、吳萸，主回陽也；黃連、阿膠，主養陰也。各方各品，各有功用。先生皆謂之補藥，母乃欺人太甚耶？曰：子以予為欺子也，予實非欺子也。請少坐，予實告子。夫人身受

生以來，本父母真氣，渾合化育，成象成形，五官百骸具備，全賴這一團真氣育周。真氣無傷，外邪不入，內邪不作，何待於藥，何待於補。況這團真氣，也非草木靈根所能補得出來。

醫聖仲景，立言立法，揭出三陽三陰，是明真氣育周運行之道。如邪傷太陽，則以及陽之方治之，太陽邪去，則太陽之氣復。邪傷陽明、少陽及三陰，即從陽明、少陽、三陰之方治之，邪立去，則正立復。正復神安，其病立去，即是平人。予故曰，一百一十三方，皆補藥也，以此而推，予欺子乎，予未欺子乎。曰：誠如先生所言，則參、蓍、歸地，可以無用也。曰：亦何可廢哉。如白虎湯則人參可用矣，建中湯則黃蓍可用矣，四逆散則當歸可用矣，炙甘草湯則地黃可用矣。仲景亦何常棄而不用。獨可怪者。

眾人謂人參補氣。夫氣，陽也，火也。何仲景不用參於四逆湯內以回陽，而卻用參於白虎湯內以瀉火。豈有陽明邪火正盛，人參又是補火，茲胡不更助其火，而反瀉其乎？究其由來，皆是惑於李時珍之《本草》，有能回元氣於無何有之鄉。此話一出，參即盛行，〔眉批〕細查李時珍云，人參能回元氣於無何有之鄉，這一句話不為無理，當是為亢龍有悔，真陰將盡之際說法，庶與仲景用人參白虎湯之意混合。今人不識此語，而於陽虛陰盛之人，一概用之，以冀回陽，百治百死。景岳不明此語，而曰陽虛倍人參，陰虛倍熟地。後世宗之，咸為定論，究竟貽害千古，諸公察之，切不可為之惑，況《神農本草經》皆云人參主補五臟，是五臟屬陰，人參補陰，其非補陽也，明甚。一切調和之

藥，皆不究也。如無人參，以高麗參代之，高麗參來路遠，而價又貴。虛勞之人，有參在家，便有幾分足恃，誰知竟不可恃也。全不思仲景為醫林之孔子，所立之方，所垂之法，所用之藥，專意在祛邪以輔正，不聞邪去之後，另有補藥。此皆後人之不明，姑惜己身之太過，日月積累，釀出別證，以致死亡，尚不覺悟，良可衰也。

今與諸公約，病無論乎男女老幼，藥無論乎平常奇異，價貴價廉，只求先生認得陰陽，用得恰當，則盡善矣，何必多求。

分脾腎為先後二天解

聖經云：知所先後，則近道矣。〔眉批〕聖人以大道示人，欲人知明善復初，故曰知所先後，則近道矣。先者何？人身立命之祖氣也。祖氣，即父母真氣渾而為一者也。性命由此立。後者何？人身血肉軀殼也。凡世上一切有形之質。皆屬後天，不獨人身，故道家稱為臭皮囊。今人以腎為先天，脾為後天，此二語舉世宗之，傳為定論。

予竊謂不然。夫人自乾坤顛倒化育以來，先天即乾坤，乾破為離，坤孕為坎，故曰顛倒乾坤化作身，即此。先天純粹之精，升於人身，渾然一氣，是言父精母血中之真氣，合而為一，即太極真體，先天祖氣根源。今人不知此中消息，妄以兩腎形似太極，即以腎為先天，此是混淆聖經之言，理應急正。但先天真氣，化生真水，灌溉周身，腎配水臟，雖說有理，究竟不是腰中兩腎之謂。〔眉批〕腎配水皆是喻言。流行六合，六合，即周身上下四旁也，即三陽三陰旨歸也。一氣充周，無方不在，故曰水無一臟不潤，火無

一臟不燒。水何嘗獨在兩腎。況兩腎有形有質，皆先天所生。如何它他是先天。知其要者，便知得此身無處非先天，亦無處非後天，先與後又渾然一太極也。包羅三界，三界，即天、地、水，上元、下元是也。人身分為三焦，上焦、中焦、下焦是也。發育萬物，萬物皆一所所生。根於呼吸，呼則為辟，陽之用以，吸則為闔，陰之用也。故《易》曰：闔戶為之坤，辟戶為之乾。混元破體，水火即在此區分。世人欲復先天一元之真氣，即在此處下手可也，毋他求。號曰宥密。這一點真竅，乃真氣立極之所，萬物發育之處，古聖每每秘而不宜，故稱之曰宥密。又曰元門，又曰天根月窟，又曰黃庭黃中，更喻無數名目，人能知此，接命延年。

　　先天也，先天一氣，造成五官百骸。後天也，先天一氣，即寓於中。先天為體，先有這一團真氣，而後始有人身。後天為用。先天無為、無臭、無聲，後天有為、有形、有質，不易定理。先天立命自二五凝聚，人之性命已立。後天成形，形合乎命，命合乎形，神宰乎中，性命乃成。合之則生，真氣與軀殼合一也。散之則亡。真氣亡於軀殼之外也。脾呼後天，今人所云，今人不知周身軀殼，皆屬後天，而獨曰脾為後。推斯意也，以為人之奉生而不死者，以其賴有飲食也。飲食下喉一刻，即入胃脾，人七日不食則死，故以脾胃為後天。試問：飲食入脾，是自己能化汁以養生，還是要真氣運動，不要真氣運動？真氣運動，還是只養脾胃，還是能養周身？知運動所養在周身，可知後天非僅在脾胃也。予故曰：先天立命，後天成形，形命合一，先後稱名。〔眉批〕先天先地，二物渾為一氣，無多無少，不

倚不偏，故曰中。立極在中，《易》曰：黃中通理。又曰：
美在其中。《書》曰：允執厥中。以脾為中，借喻也。即以
八卦方位論之，坤艮為茂己土，一在西南角，一在東北角。
而又曰：中五寄坤，特虛位耳。誰知錯誤，不足為憑。天
之功用，全在於地。地生萬物，故曰土為萬物之母。人身軀
殼，包藏百脈、臟腑、經絡、骨節，不易乎地，故曰脾為後
天。中脾屆，予以為皮字之皮，非脾字之脾也。惟此皮乃能
包藏萬象，統束氣血。若脾字之脾，乃僅一臟也，何能包藏
萬有。或曰是脾也，古人配之中央。取其運化精微而灌溉四
旁，不得謂脾字全非。予曰：人之運動，全在先天一團真氣
鼓動耳。飲食雖入於脾胃，非真氣鼓動，不能腐熱水穀。真
氣鼓動，則一切飲食，立刻消溶，臟腑一身，立刻俱受其
澤，又何嘗是脾之功乎。觀於朝食暮吐之病，是賴脾乎，是
賴氣乎。古人無非借物寓理，借角著名，今人不識一氣渾合
軀殼之道，先後互賴之理，認脾為宗，其謬已甚。學者切不
可執定脾腎，以論先後，當於無形並有質上以求理，以言先
後可也。相傳有年，奉為準繩。予今剖析，質之高明。是
是非非，尚祈指陳。

六客辨解

　　今人動云六淫之氣所傷。六淫之氣，即風、寒、暑、
濕、燥、火是也。予謂六氣，乃是六經之本氣，每氣各司
六十日，以成一歲。何得稱之曰客？所謂客者，是指六氣
節中不正之氣也。不正之氣在風令中，則曰風客；在寒令
中，則曰寒客；在暑令中，則曰暑客；在濕令中，則曰濕
客；在燥令中，則曰燥客；在火令中，則曰火客；非指六

氣即是六客也。

邪正之間，今人每多混淆。予所以辨而明之。更為之進一解曰：如邪傷太陽，則曰寒客；寒邪傳至陽明，則曰燥客；燥客傳至少陽，則曰暑客；暑客傳至太陰，則曰濕客；濕客傳至少陰，則曰火客；火客傳至厥陰，則曰風客。此六客。乃是論邪從太陽入內，氣機流行之謂，非節令之謂。流行與節令，皆宜明辨，亦無容辨，只消按定仲景六經提綱病情，便知客之所處。論節令也可，論氣機流行也可。總之一令之中，主病亦有一定，不可不知。

胎前忌服藥品解

近來有妊之婦，多有忌服藥品。如半夏、大黃、巴豆、丑牛、檳榔、大戟、芫花、甘遂、麝香、三棱、莪朮、附子、紅花、三七之類，稱為墮胎之品。凡有妊者，切不可服。今人死死記著，毫不敢易。予以為皆可服也，不必忌慮，總在看病之若何。如病果當服，半夏、大黃、附子一切藥品，皆是安胎。病不當服，即參、茸、膠、桂亦能墮胎。奈世人之不講理何，予故為有胎者勸。凡婦人有妊三四月，即當慎言語，節飲食，戒房勞，皆是保生之道。設或有病外感，須按定六經提綱，不必問乎藥品。內傷認定陽虛陰虛，亦不必問乎藥品。飲食氣滯，仍帶推蕩，亦不必問乎藥品。

總之，邪去則正復，即是安胎。何今人之不察病情，而只計忌服藥品，此皆醫方捷徑，一家之私言，未明變化神而明之之道也。學者切切不可為藥所惑，而釀成死亡之候。病家更要明白，醫家亦不可大意。還有一等妊婦，專

意墮胎，竟不能墮，從可識也。〔眉批〕難道不去覓些三七，麝香，一切破血之藥乎。

食氣篇

夫人之所以奉生而不死者，惟賴有此先天一點真氣耳。真氣在一日，人即活一日，真氣立刻亡，人亦立刻亡。故曰人活一口氣。氣即陽也，火也。又曰：人非此火不生。此火一存，凡後天一切食物，下喉一刻，立刻煆煉。食物之真氣，皆稟諸先天、先地之真氣，與人身之真氣，本同一氣也，借食物之真氣，以輔人身之真氣，故人得食則生，不得食則死。所以飲食健旺之人，肌肉豐隆，精神倍加，由其盜得天地生物之真氣獨厚也。

今人只知飲酒、食肉以養生，誰知還是天地之真氣，日日在灌溉，呼吸不住在充周也。

人不能保全身內之真氣，則疾病叢生。疾病者何？邪為之也。邪氣之來，無論內邪外邪，皆是阻隔天地之真氣，不與人身之真氣相合，身即不安，故曰病。必待邪去，而天地之真氣與人身之真氣，仍舊貫通合一，始言無病。故曰聖出而立法垂方，祛邪為急。明人身臟腑之由來，五行分佈，陰陽充周，天人一氣之道，借草木之真氣以勝邪。邪居在上，上字又作表字看。則以能制在上邪之品以攻之，邪去自然正復。推之在中，在下，在內，在外，在臟，在腑，在經，在絡，藥品皆有定主，內含生化之機，調變之妙。總在學者留心討理，明陰陽消長之變化，達順逆吉凶之趨向。便知得天地即我身，我身即萬物之身。萬物、我身、天地，原本一氣也。服食與服藥，皆

保生之要也。

一氣分爲六氣圖

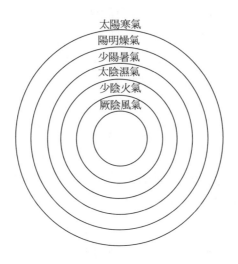

太陽寒氣
陽明燥氣
少陽暑氣
太陰濕氣
少陰火氣
厥陰風氣

一氣分爲六氣圖説

今以一圈分爲六層，是將一元真氣分爲六氣。六氣，即六經也。氣機自下而上，自內而外，真氣充滿周身，布護一定不易。外邪入內，先季外之第一層。

第一層乃太陽寒水氣化出路，故畏風惡寒，法宜宣散。治之不當，邪不即去，漸至第二層。

二層乃陽明所主，陽明主燥，外邪至此，化爲燥邪，故惡熱，法宜清涼，不可妄用溫燥。治之不當，邪不即去，漸至第三層。

三層乃少陽所主，居半表半裡之間，法宜和解。治之不當，邪不即去，漸至第四層。

　　四層乃太陰所主，太陰主濕，邪與濕合，化成濕邪，濕多成瀉，故吐瀉病居多，法宜溫中。治之不當，邪不即去，漸至第五層。

　　五層乃少陰所主。少陰有兩法，一邪從少陰心火為病，則火證居多，法宜清潤。一邪從少陰腎水為病，則陰寒為重，法宜溫經散寒。治之不當，邪不即云，漸至第六層。

　　六層乃厥陰所主。厥陰有兩法，一邪從風化為病，風為陽邪，故曰熱深厥深，下攻而便膿血，上攻而為喉痹，法宜養陰清熱。一邪從陰化為病，多見爪甲青黑，腹痛，法宜回陽。

　　仲景分配六經，標出六經，提綱病情，為認邪之法。又立出六經主方，為治邪之法。其間隨邪變化，亦難盡舉。學者細讀三百九十七法，一百一十三方，便得步步規矩之道。茲再將六經主方，圓通活潑之妙，略言一二。庶學者不執於方，明理為要，則得矣。

太陽用藥圖

仲景原文治自汗惡風，體痛頭疼，脈浮緩者，名曰中風。

桂枝湯 太陽衛分主方也，以自汗，惡風，為大眼目。

調和陰陽第一法

風為陽邪，善動，從毛竅而入。風動於中，血液不藏，毛竅疏而不實，故見自汗出，惡風。

桂枝湯圓通應用法

按：桂枝湯一方，乃調和陰陽，徹上徹下，能內能外之方，非僅治仲景原文所論病條而已。想仲景立法之日，當是邪在太陽衛分時說法，就未言及別證皆可以用得。今人不明聖意，死守陳法，不敢變通，由其不識陰陽之妙，變化之機也，予亦粗知醫，常於臨證時多用此方，應手輒效。因思仲景之方，原不僅治傷風證，凡屬太陽經地面之病，皆可用得。

茲特將經驗病形略舉一二於下，以便參究。

一治胸腹痛背亦徹痛者。蓋太陽之氣，由下而上至胸腹，寒邪逆於太陽，則氣機不暢，故胸腹痛而背亦徹痛。太陽行身之背，因腹中之氣不暢，而背亦受之，故桂枝湯治之而癒。

一治通身寒冷。寒為太陽之本氣，今見通體惡寒，是邪犯太陽之本氣也。桂枝湯能扶太陽之氣，故治之而癒。

一治小兒角弓反張，手足抽掣。太陽行身之背，因風中於背，太陽之經氣不舒，經氣卒閉，故見角弓反張。桂枝湯力能宣太陽之風邪，故治之而癒。

一治腦後生瘡。腦後者，太陽經脈之所貫注者也。風寒之邪逆於腦後，抑鬱而成瘡。桂枝湯宣散太陽之邪，故治之而癒。

一治周身皮膚作癢，時而惡風。周身毛竅乃太陽寒水氣化出路，風寒之邪外乾而不得入，逆於皮膚，抑鬱生

熱，故周身作癢。桂枝湯能宣太陽抑鬱之氣，故治之而癒。

一治足跟痛，痛徹腰股。足跟與腰背，皆太陽經循行之道，因寒客之，邪閉之，故見以上病形。桂枝湯力能輸太陽之氣，故治之而癒。

一治小兒兩腮腫，發熱惡風。夫兩腮近耳下，乃少陽陽明地面，似不可與桂枝湯，今竟以此方治之而癒者，因其發熱惡風，知太陽之邪逆於此也。

一治小兒發熱痘出。蓋痘本胎毒，欲出於外，必得太陽真氣鼓動，方能引痘外出。桂枝湯扶助太陽之氣，氣伸而毒盡越於外，不遺於內，故此方又能治痘也。

一治婦人妊娠惡阻。婦人初妊，經氣卒然不舒，營衛之氣不暢，故見惡阻。桂枝湯能宣營衛，協和陰陽，故治之而癒。

一治發熱惡風、下痢，日數十次。風邪犯於太陽，則表氣不通，表氣不通，則裡氣不順，邪陷於下，故見下痢。桂枝湯宣風外出，表氣順則太陽之氣升而不陷，故痢可癒。

按：此方，傷寒門尚有數症可用，至於加減變通，實多奇異，仲景已言之矣。學者細讀仲景《傷寒》書，明其理而通其變，則得活潑之妙，內外兼備之道也。

太陽經腑用藥圖

寒為陰邪，從毛竅而入，寒主靜而不動，毛竅密而不疏，故見無汗惡寒。

邪不傳經而傳腑，故見口渴，小便不利。五苓散功專

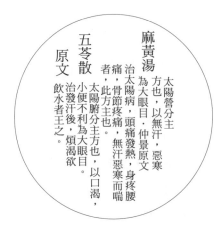

五苓散
原文
治太陽腑分主方也，以口渴，
小便不利為大眼目。
治發汗後，煩渴欲
飲水者王之。

麻黃湯
治太陽病，頭痛發熱，身疼腰
者，此方主也。
痛，骨節疼痛，無汗惡寒而喘
方也，以無汗，惡寒
為大眼目。仲景原文

太陽營分主

利水，水道利則太陽氣舒，邪亦從此而解。

桂麻二方，是祛邪從上出者也。五苓散是祛邪從下出者。惟此三方，可稱太陽首尾專主之方也。

麻黃湯五苓散圓通應用法

一治痘初出而忽隱，壯熱，無汗者。蓋痘之初出，全借太陽一點真氣鼓動，運毒外出，今壯熱而痘忽隱，是因其感受外寒，閉束氣機，抑鬱生熱。麻黃湯能開腠理，祛寒外出，邪去則正安，痘自外出，而人自平安。若壯熱太熱，煩躁飲冷者，又可於方內加石膏。

一治肩背沉重，覺內冷者。蓋肩背之沉重，寒之滯也。寒滯於內，故覺內冷。麻黃湯輕清屬陽，力能祛寒外出，肩背正屬太陽所主，故治之而癒。

一治兩腳彎發起紅塊痛甚。腳彎地面，乃太陽經循行之道，今為寒邪閉束，阻其氣機，遏鬱而起紅塊痛甚。麻黃湯力能散太陽之寒，故治之而癒。

一治大便瀉水，而小便全無者。此病夏月居多，由暑邪拂鬱，擾亂正氣，以致闌（闌，原作「聞」字，據文意改）門失職，津液不行於膀胱，而直趨大腸。五苓散力能化膀胱之氣，故治之而癒。

一治頭暈咳嗽，嘔吐腹脹，小便短。病形雖現頭暈、咳嗽、嘔吐，總緣膀胱氣化不運，水濕之氣不得下降，氣機必返於上，上乾清道，故現以上病形。五苓散功專利水，水氣下降，氣機自順，故病自癒。

一治霍亂吐瀉，思飲冷水者。此病上吐下瀉，理應著重太陰，其所以用五苓者，蓋以吐瀉之病，無小便也。又見渴而思水，正是太陽腑證提綱，故五苓為要藥。其所以致吐瀉者，皆由太陽氣化失運。中宮失職，此刻先治太陽，然後理中，庶為正治，亦經權之道也。

二方傷寒門尚有數症當用，至於加減變通，仲景言之甚詳，茲不贅。

陽明經證用藥圖

本經以胃家實三字為提綱，此方是言其邪初入而之也。

是因邪在太陽之經輸而設，其實又治太陽，與陽明合病必自下利。

葛根湯

蓋太陽主開，陽明主闔。今陽明為太陽之邪所逼，不從本經之闔，而從太陽之開，開於下，故下利也。

葛根湯圓通應用法

一治周身發熱，發現斑點，嘔吐。夫周身肌肉皆屬陽明，陽明主發熱，不惡寒，今為外邪抑鬱，壅於陽明，故發熱而現斑、嘔吐者，皆邪毒上壅外出之故。葛根湯力能祛邪外出，隨其邪之所向而祛之，故癒。

一治兩眼皮紅腫痛甚。眼皮上下皆陽明所主，今為風熱所閉，抑鬱而為紅腫痛甚。葛根湯力能解陽明風熱，故治之而癒。

一治兩乳紅腫發熱。兩乳地面，乃陽明所主。今外感之邪，伏於兩乳間，故見紅腫痛甚。葛根湯專祛陽明之邪，治之故癒。

一治小兒痘初現點。夫痘毒自內出外，即在現點，此刻毒邪盡在肌肉之間，肌肉屬陽明，葛根湯力能宣通肌肉之邪，不使痘毒遺留於內，發透為佳。然後另行養漿之法。若已發透，即不可用此。

此方功用頗多，加減法亦多，仲景《傷寒》書言之甚詳，茲不復贅。

陽明經用藥圖

此方本列於太陽篇中，而又曰治陽明腑證者，蓋以太陽之邪，服桂枝湯大發汗，表邪既解，而陽明之血液已傷。陽明乃氣多血多之腑。今血液驟傷，陽明之內熱立作。若不急用白虎以清熱，人參以養血液，邪火益盛，即

陽明腑分主方也。

白虎湯

服桂枝湯大汗出後，大煩渴不解，脈洪大者主之。又云渴欲飲水，無表證者，此方主之。

有不要撲滅之勢，故白虎又是陽明之腑方也。

白虎湯圓通應用法

一治上消證。夫上消者，渴而多飲也。由邪火在胃，血液大傷。血為陰，陰傷而引水以救者，陰與陰相親也。白虎湯力能滅火以有陰，故治之而癒。

一治心下一寸間發生瘡疾，紅腫痛甚。按心下一寸，乃胃之上口也。因邪熱結於胃之上口間，故發生瘡疾。白虎湯專清胃熱，故治之而癒。

一治牙齦紅腫痛甚，飲冷。夫牙齦乃陽明所主，今胃火聚於上，故見紅腫痛甚，又見飲冷，知其邪火傷陰。白虎湯力能清胃之熱，故治之而癒。

一治兩乳紅腫痛甚。兩乳乃陽明脈過之所，今見紅腫痛甚，是胃中之邪熱壅滯所致也。白虎湯專清胃熱，熱邪去而腫自消，故治之而癒。

一治譫語遺尿，口不仁而面垢，三陽並病。譫語者，

邪熱入於陽明之腑也；遺尿者，邪熱合於太陽之腑也；口不仁而面垢者，邪熱合於少陽之腑也。白虎湯力能清熱，一熱清而三病立解，故治之而癒。

此方功用頗多，加減變通亦多，《傷寒》書言之甚詳，其中尚有背寒一證，亦用之。學者當辨而明之。

陽明裡證用藥圖

原文

陽明病脈遲，雖汗出不惡寒者，其身必重，短氣腹滿而喘，有潮熱者，此外欲解，可攻裡也，手足濈然汗

大承氣湯

出者，此大便已硬也，大承氣湯主之。若汗多微發熱，惡寒者，外未解也。其熱不潮，未可與大承氣，若腹大滿不通者，可與小承氣湯微和胃氣，勿令大泄下。

凡用此方，必須審察的確，總要知道胃家實三字提綱。何謂胃家實？如大小便不通是也；大便硬，腹滿是也；狂妄奔走，叫罵不避親疏是也；潮熱譫語是也。種種不一，務宜斟酌，不可猛浪。

大承氣湯圓通應用法

一治咳嗽，聲如洪鐘。夫咳嗽之病，似不可以與此方。其所以必用此方者，誠以咳嗽聲洪，乃邪火旺極之徵，火刑於肺。若不亟用此方，以撲滅其火，肺有立壞之

勢，故不得不用之也。

一治食入即吐。夫食入而出，亦非可下之候，其所以可下者，癥以吐則為逆，非寒即火。今食入而出，是胃中之火逆行於上，其食故不得下降也。但寒與火雖辨明，方可用此。

一治頭暈，人昏亂無主，三五日一發，夫頭暈之症，原非應下之候。其所以應下者，蓋以陰血虛極，不能制其亢龍，龍奔於上，則濁火亂其神明，故昏昏無主。大承氣湯力能制其亢龍，故治之而癒。

此方吳又可《溫疫論》條中，可用此方有三十餘症，《傷寒》陽明本篇可用六七症，少陰篇急下可用有三症，茲不備舉。學者務宜熟讀仲景《傷寒》書，但得圓通應用變化之道，切不可死守原文，當以明理為要。

少陽經用藥圖

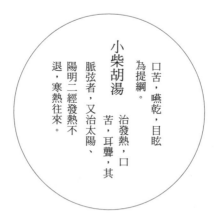

小柴胡湯

口苦，嚥乾，目眩為提綱。 治發熱，口苦，耳聾，其脈弦者，又治太陽、陽明二經發熱不退，寒熱往來。

此方雖名為少陽方，究竟總是太陽經所感受的這一點邪氣種子，不能從胸出去，逆於胸脅之間，阻其少陽升降

之機，故少陽之經症作。其方治少陽，實是治太陽也。

小柴胡湯圓通應用法

一治兩脅脹痛。夫兩脅乃少陽所主，今見脹痛，是少陽之氣抑鬱不舒也。柴胡湯力能舒少陽之氣，故治之而癒。

一治頭響兩側脹。夫頭之兩側，乃少陽所主。今見脹而響，是少陽之火浮於上也。柴胡湯力能治少陽之經，倍黃芩力能清少陽之火，故治之而癒。

一治兩耳紅腫痛甚。夫兩耳前後。俱屬少陽所主。今見紅腫痛甚，是風熱之邪，聚於少陽也。柴胡湯力能治少陽之風熱，故治之而癒。

一治瘧疾。夫瘧之為病，多緣外邪伏於少陽，不能從轉輸而出，少陽居半表半裡，邪欲從陽明而出則熱，欲從太陰而入則寒。諸書云瘧不離少陽，皆是明少陽之經氣不舒，轉樞失職，邪故伏而不去。小柴胡湯力能伸少陽之氣，少陽之氣伸，轉樞復運，邪自從此而出，病自癒而人自安也。

一治吐酸不食。夫不食而吐之症，屬於太陰，理宜溫中健脾，今見不食吐酸，明是木氣不舒，上剋脾土，土畏木剋，故不食。酸屬木，乃是稟少陽熱氣所化，土木相凌，故見以上症形。小柴胡力能舒少陽之氣，少陽之氣舒，即不剋制脾土，兩經之氣平，而病自不作矣。

一治婦女熱入血室譫語。夫肝乃藏血之所，肝與膽相為表裡，膽移熱於肝，熱入血室，故見譫語。柴胡湯力能治肝膽邪熱，故治之而癒。

按：此方功用頗多，加減變化亦無窮，《傷寒》書言之甚詳，茲不贅。

太陰經用藥圖

理中丸
治霍亂吐瀉，寒多不
飲水者。

以腹滿而吐，食不
下，時腹自痛自利，
不渴為提綱。

太陰篇內有桂枝加芍藥湯，桂枝加大黃湯，皆是太陽
誤治，邪陷於太陰而設，不得謂為太陰主方。學者須知。

理中湯圓通應用法

一治吐血。夫吐血之症，多由中州失運，陰血遂不歸
經，瘀滯閉塞清道，以致清陽不升，陽血僭上，便成血
逆。理中湯才能調中州之氣，中州健運，血自歸經，其病
自已。

一治四肢浮腫。夫四肢屬土，土虛則元氣發洩，不能
潛藏，故見四肢浮腫。理中湯力能溫暖脾胃，脾胃有權，
元氣不致漫散，故治之而癒。

一治心下嘈雜吐水。夫心下一寸，乃胃之上口。胃主
納，而脾主運。脾氣衰而不運，津液上逆於胃口，以致心
氣不寧，故嘈雜吐水，即是明驗。理中湯力能溫暖中宮，
脾土健運，水氣下行，嘈雜吐水自已。

一治咳嗽吐清水。夫咳唾之病，屬於肺經，理應從肺於治。今獨用理中者，原由中州失運，水聚於上，肺氣欲下降而不能，故咳唾清水。理中湯力能健脾，脾土健而水濕下趨，肺氣降而咳唾自已。

一治唾水不休。夫唾水之病，多屬胃冷。理中湯能溫暖中宮，土暖而水濕自消病立癒。

一治呃逆不休。夫呃逆之病，原有寒熱之分。果屬胃寒而呃逆不休。理中湯能溫中，中寒去而呃逆自已。

一治手足微冷少神。夫四肢逆冷之症，原有四逆之法。此乃微冷、少神。明係中州氣衰，不能充周四肢。理中湯大能溫暖中宮。中州氣旺，肢冷自癒。

按：此方功用最多，加減變通更多，姑舉數條，以便學者參悟。

少陰經用藥圖

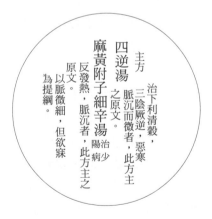

麻黃附子細辛湯　治少陽病，反發熱，脈沉者，此方主之原文。

四逆湯　治下利清穀，三陰厥逆，惡寒脈沉而微者，此方主之之原文。

主方　原文以脈微細，但欲寐為提綱。

按：少陰乃水火交會之地，元氣之根，人身立命之主也。病至此際，是元氣衰極，剝至於根。仲景立四逆，究

竟是專為救這點元氣說法。主方卻又云：治三陰厥逆，可知這一點元氣，徹上徹下。包羅天地。此方不獨專為少陰立法，而上中下三部之法俱備。知得此理，便知得薑附之功也。今人不知立極之要，不知薑附之功，故不敢用也。非不敢用也，不明也。

麻黃附子細辛湯四逆湯圓通應用法

一治噴嚏不已。夫嚏之為病，多緣少陰受寒。麻黃附子細辛湯力能祛少陰之寒，故治之而癒。蓋腎絡通於鼻，嚏屬腎，故知病在少陰也。

一治腰痛難於轉側。夫腰痛之症，原有數端。今見轉側難者，明是腎藏不溫，陰寒滯於內也。麻黃附子細辛湯力能溫經散寒，故治之而癒。

一治周身皮膚浮腫，內冷自重。夫周身浮腫，內冷身重者，蓋以先天之陽衰於內，寒濕之邪，即生於內，故見身重內冷。寒濕太盛，則真氣不藏，散於周身，無陽以運化，故又見浮腫。麻黃細辛附子湯力能溫腎扶陽，祛陰逐寒，故治之而癒。

一治頭腦冷。夫腦為元神之腑，清陽聚會之處，如何得冷。其所以致冷者，由命門火衰，真氣不能上充。四逆湯力能扶先天真陽，真陽旺而氣自上充，故治之而癒。

一治氣喘痰鳴。夫氣喘之症，舉世皆謂肺寒。不知先天這一點真氣衰，即不能鎮納濁陰之氣，陰氣上騰，漸乾清道，故見痰喘。四逆湯力能溫下焦之陽，故治之而癒。

一治耳腫皮色如常。夫耳腫之症，每多肝膽風火。今見皮色如常，明是陰氣逆於上也。四逆湯力能扶陽祛陰，

治之故癒。

一治舌黑唇焦，不渴，少神。夫舌黑唇焦之症，多困陽明胃火而作。果係陽明胃火，必現煩躁，口渴飲冷，二便閉塞等情。此則舌黑唇焦，其人並不口渴，卻又少神，明是真陽衰極，不能薰騰津液於上。當知陽氣縮一分，肌肉即枯一分。此舌黑唇焦所由來也。四逆湯力能回先天之陽，陽氣一回，津液復升，焦枯立潤，故治之而癒。

一治喉痛畏寒腳冷。按喉痛一症，原非一端。此則畏寒腳冷，明是少陰受寒，逼出真火浮於喉間，故喉痛而腳冷。四逆湯力能溫少陰之氣，逐在裡之寒，故治之而癒。

一治喉痛，身大熱，面赤目瞑，舌冷。夫喉痛，面赤身熱，似是陽證，又見目瞑舌冷，卻是陰盛隔陽於外之徵。四逆湯力能驅逐陰寒，迎陽歸舍，故治之而癒。

一治吐血困倦。夫吐血一症，總緣地氣上騰，升降失職。人身氣為陽，主升。血為陰，主降。今當升者不升，不當升者而反升，明明陰血太盛，上乾清道。古人云：益火之源，以消陰翳。是教人補火以治水也。又云：壯水之主，以制陽光，是教人補水以治火也。四逆湯力能補火，故治之而癒。

一治齒縫流血。夫齒乃骨之餘，本屬腎，腎為水臟，先天之真陽寄焉，以統乎骨分中之血液。真陽不足，不能統攝血液，故見血出。四逆湯力能補腎中之陽，治之故癒。

一治朝食暮吐，完穀不化。夫飲食入胃，固以胃主。然運化之機，全在先天命門這一點真火，始能運化。真火一衰，即不能腐熟穀水，而成完穀不化，朝食暮吐者。暮

為陰盛之候，陰氣上僭，心肺之陽不能鎮納，故聽其吐出也。四逆湯力能補命門下火，故治之而癒。

一治足心夜發熱如焚，不渴，尿多。夫足心發熱如焚，人皆謂陰之虛也。夫陰虛由於火旺。火旺之人，尿必短赤，口必飲冷，理勢然也。今則不渴而尿多，明是下焦無陽，不能統束腎氣，以致陰火沸騰，故見足心發熱如焚也。四逆湯力能補火，火旺即能統束群陰，故治之而癒。此病予親身患過，並治好多人，此法即是丙奪丁光之義也。知得丙奪丁光，便知得陽衰不能鎮陰的旨歸也。

一治面赤發熱，汗出抽掣。夫面赤發熱，汗出抽掣，近似中風，其實不是，務必仔細斟酌。如其人本體有陰象足徵，即不可當作風熱，須知面赤（赤，原作「亦」字，據文意改）發熱者，陽越於外也。汗出抽掣者，陽亡於外，不能支持四維也。四逆湯力能回陽，陽回則諸症自已。

一治大便下血，氣短少神。夫大便下血，固有虛實之分。此則氣短少神，必是下焦之陽不足，不能統攝血液。四逆湯力能扶下焦之陽，陽旺則開闔有節，故治之而癒。

一治頭搖，面白少神，夫頭搖之症，人皆目之為風。而予於此症，察其人面白少神，如其為清陽不升，元氣虛極，不能鎮定也。四逆湯力能扶陽，真陽一旺，即能鎮定上下四旁，故治之而癒。

一治背冷目瞑。夫背為陽中之陽，不宜寒冷。今又背冷而目瞑，明是先天真陽衰極，陰寒內生，陰盛則陽微，故目瞑而背冷也。四逆湯力能扶先天真陽，故治之而癒。

一治舌腫硬而青。夫舌腫一症，似乎心火旺極，不知

舌腫而青，此乃陰寒太盛，逼出真火，欲從舌尖而出，故見腫硬青滑。四逆湯力能補火，驅逐陰寒，故治之而癒。

一治唇腫而赤，不渴。夫唇腫之症，近似胃火，胃火之腫，口必不大渴。今見病人唇腫而口並不渴，可知陰火出於脾間。四逆湯功專補陽，陽旺則陰火自消，故治之而癒。

一治鼻涕如注，面白少神。夫鼻涕一症，原有外感、內傷之別。此則面白無神，明是真陽衰於上，不能統攝在上之津液。四逆湯力能扶坎中真陽，陽旺自能統納，故治之而癒。

一治尿多。夫尿之多，由於下焦之火弱，不能收束故也。惟四逆湯力能補下焦之火，故治之而癒。

一治周身發起包塊，皮色如常，夫周身發起包塊，疑似風熱陽邪，此則皮色如常，卻是陰邪僭居陽位。四逆湯力能扶陽，陽旺則陰邪自伏，故治之而癒。

一治周身忽現紅片如雲，不熱不渴。夫周身發現紅雲，人孰不謂風火鬱熱於皮膚。夫風火鬱熱之症，未有不發熱而即作者，亦未有口不渴，而即謂之火者，此處便是認症機關。予每於此症，認作陽衰，陰居陽位，以四逆湯治之而癒。

一治發熱譫語，無神不渴。夫發熱譫語，世人皆謂熱伏於心，神無所主也。不知陽證熱伏於心，精神不衰，口渴冷飲，小便亦必短赤。此則無神不渴，明是真陽衰極。〔眉批〕在無神二字上定案。發熱者，陽越於外也。譫語者，陰邪乘於心，神無所主也。不渴、無神，非邪火也。四逆湯力能回陽，陽回則神安，故治之而癒。

一治兩目白睛青色。夫白輪屬肺，金也。今見純青（青，原作「責」字，據文意改），目無白色，是金氣衰而肝木乘之也。妻乘於夫，是乾剛不振，純陰無陽之候。〔眉批〕坎中一點真金即真陽也，人活的即此。多在死列。四逆湯力扶坎中之金，金氣一旺，目睛自然轉變，故治之而癒。

一治兩目赤霧縷縷，微脹不痛。夫目窠，乃五臟精華所聚之地，原著不得一毫客氣。今見赤霧縷縷，疑是陽火為殃，不知陽邪痛甚、脹甚，此則微脹不痛，明是陽衰於上，不能鎮納下焦濁陰之氣，地氣上騰，故見此等目疾。四逆湯力能扶陽祛寒，陽光一照，陰火自滅，故治之而癒。

按：此方功用頗多。得其要者，一方可治數百種病。因病加減，其功用更為無窮。予每用此方，救好多人。人咸目予為薑、附先生，不知予非專用薑、附者也，只因病當服此。難道予不會寫幾個參、地、歸、芍，芩、連、梔、柏之方乎，只因世風日下，不究病之陰陽，專究方藥之平穩。不知水懦弱，民狎而玩之，多死焉。火猛烈，民望而畏之，鮮死焉。總之，水能生人，亦能死人；火能生人，亦能死人。予非愛薑、附，惡歸、地，功夫全在陰陽上打算耳。學者苟能洞達陰陽之理，自然頭頭是道，又奚疑薑、附之不可用哉。

厥陰經用藥圖

按：厥陰為陰經，陰極則生陽，故多寒熱錯雜。又肝主宗筋玉莖，人性多思淫，心火一動，玉莖必舉，發洩不

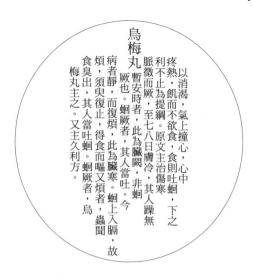

烏梅丸

以消渴，氣上撞心，心中疼熱，飢而不欲食，食則吐蚘，下之利不止為提綱。原文主治傷寒，其人躁無脈微而厥，至七八日膚冷，其人躁無暫安時者，此為臟厥，非蚘厥也。蚘厥者，其人當吐蚘。今病者靜，而復煩，此為臟寒。蚘上入膈，故煩，須臾復止，得食而嘔又煩者，蟲聞食臭出，其人當吐蚘。蚘厥者，烏梅丸主之。又主久利方。

遂，多生邪熱，亦多見寒熱錯雜。此受病之源。人多不察。仲景立烏梅丸，寒熱並投，大有灼見，並非專為蟲立法。凡厥陰一切症候，莫不備具。舒馳遠先生謂此方不是，未免執一。

烏梅丸圓通應用法

一治巔頂痛。夫厥陰之脈會於巔頂，今見巔頂痛者，是厥陰之邪侵於上也。烏梅丸專主厥陰，故治之而癒。

一治睪丸腫痛。夫睪丸，俗稱為外腎。世人多以腎目之。不知此乃木之餘氣所生。故賢配之☳卦，震，木也。二陰一陽，二睪丸為偶，玉莖一為奇，奇居腹面，丸居背面，所配確乎不爽，而世人蓋未之細求其理也。予每於此處病，多以烏梅丸治之而癒。

一治腹痛飲冷。夫腹痛，爪甲青，明是厥陰陰寒之氣，阻其真陽運行之機，邪正相攻，故見腹痛。即云寒

邪，何得飲冷，必是陰極陽生，見此寒熱錯雜。烏梅丸寒熱並用，故治之而癒。

　　按：此方功用最多，頗難盡舉，姑列一二條，以備參究。其中之精義，修園先生言之甚詳，學者可熟讀而深思之，便得立法立方之意，而於厥陰一切症候，莫不應手輒效也。